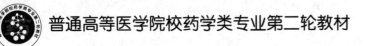

普通高等医学院校药学类专业第二轮教材

U0297197

临床药学概论

（供药学、临床药学及相关专业用）

主　编　唐富山　张毕奎
副主编　谭亲友　郭　凤　徐　萍　王　凌　王婧雯
编　者（以姓氏笔画为序）

王　凌（四川大学华西药学院）　　　　　王婧雯（空军军医大学西京医院）

叶林虎（毕节市第一人民医院）　　　　　冯碧敏（西南医科大学附属医院）

朱　蕾（遵义医科大学）　　　　　　　　孙银香（暨南大学附属珠海医院）

杨继红（贵州医科大学附属医院）　　　　杨婉花（上海交通大学医学院附属瑞金医院）

张　华（石河子大学）　　　　　　　　　张毕奎（中南大学湘雅二医院）

张建萍（暨南大学）　　　　　　　　　　宫　建（沈阳药科大学）

姚　晖（佛山市第二人民医院）　　　　　徐　萍（中南大学湘雅二医院）

郭　凤（中国医科大学）　　　　　　　　唐富山（遵义医科大学）

黄小容（遵义医科大学附属医院）　　　　褚燕琦（首都医科大学宣武医院）

谭亲友（桂林医学院附属医院）

中国健康传媒集团
中国医药科技出版社

内容提要

　　本教材是"普通高等医学院校药学类专业第二轮教材"之一，根据药学类专业教学标准的基本要求和课程特点编写而成，内容上涵盖临床药学相关的基本概念、基本理论及主要实践与服务内容。本书由从事临床药学教学、科研和实践工作的一线教师和临床药师编写而成，将临床药学相关基本理论和实践服务内容进行了有效的梳理和整合，可以更好地适应药学类专业教学和学生未来临床药学相关职业发展的需要，具有基本概念准确、理论概括性和实用性较强的特点。本教材为书网融合教材，即纸质教材有机融合电子教材，包括教学配套资源（PPT、微课、视频等）、题库系统、数字化教学服务（在线教学、在线作业、在线考试）。

　　本教材主要供药学、临床药学及相关专业使用，也可作为临床药学相关专业研究生、药学专业工作者以及临床医学专业人员的参考书。

图书在版编目（CIP）数据

临床药学概论/唐富山，张毕奎主编 . —北京：中国医药科技出版社，2021.7
普通高等医学院校药学类专业第二轮教材
ISBN 978 – 7 – 5214 – 2479 – 9

Ⅰ.①临…　Ⅱ.①唐…　②张…　Ⅲ.①临床药学 – 医学院校 – 教材　Ⅳ.①R97

中国版本图书馆 CIP 数据核字（2021）第 128172 号

美术编辑　陈君杞
版式设计　易维鑫

出版　**中国健康传媒集团** | 中国医药科技出版社
地址　北京市海淀区文慧园北路甲 22 号
邮编　100082
电话　发行：010 – 62227427　邮购：010 – 62236938
网址　www. cmstp. com
规格　889 × 1194mm $\frac{1}{16}$
印张　17
字数　533 千字
版次　2021 年 7 月第 1 版
印次　2021 年 7 月第 1 次印刷
印刷　廊坊市海玉印刷有限公司
经销　全国各地新华书店
书号　ISBN 978 – 7 – 5214 – 2479 – 9
定价　**45. 00 元**

获取新书信息、投稿、为图书纠错，请扫码联系我们。

出版说明

全国普通高等医学院校药学类专业"十三五"规划教材，由中国医药科技出版社于 2016 年初出版，自出版以来受到各院校师生的欢迎和好评。为适应学科发展和药品监管等新要求，进一步提升教材质量，更好地满足教学需求，同时为了落实中共中央、国务院《"健康中国 2030"规划纲要》《中国教育现代化 2035》等文件精神，在充分的院校调研的基础上，针对全国医学院校药学类专业教育教学需求和应用型药学人才培养目标要求，在教育部、国家药品监督管理局的领导下，中国医药科技出版社于 2020 年对该套教材启动修订工作，编写出版"普通高等医学院校药学类专业第二轮教材"。

本套理论教材 35 种，实验指导 9 种，教材定位清晰、特色鲜明，主要体现在以下方面。

一、培养高素质应用型人才，引领教材建设

本套教材建设坚持体现《中国教育现代化 2035》"加强创新型、应用型、技能型人才培养规模"的高等教育教学改革精神，切实满足"药品生产、检验、经营与管理和药学服务等应用型人才"的培养需求，按照《"健康中国 2030"规划纲要》要求培养满足健康中国战略的药学人才，坚持理论与实践、药学与医学相结合，强化培养具有创新能力、实践能力的应用型人才。

二、体现立德树人，融入课程思政

教材编写将价值塑造、知识传授和能力培养三者融为一体，实现"润物无声"的目的。公共基础课程注重体现提高大学生思想道德修养、人文素质、科学精神、法治意识和认知能力，提升学生综合素质；专业基础课程根据药学专业的特色和优势，深度挖掘提炼专业知识体系中所蕴含的思想价值和精神内涵，科学合理拓展专业课程的广度、深度和温度，增加课程的知识性、人文性，提升引领性、时代性和开放性；专业核心课程注重学思结合、知行统一，增强学生勇于探索的创新精神、善于解决问题的实践能力。

三、适应行业发展，构建教材内容

教材建设根据行业发展要求调整结构、更新内容。构建教材内容紧密结合当前国家药品监督管理法规标准、法规要求、现行版《中华人民共和国药典》内容，体现全国卫生类（药学）专业技术资格考试、国家执业药师职业资格考试的有关新精神、新动向和新要求，保证药学教育教学适应医药卫生事业发展要求。

四、创新编写模式，提升学生能力

在不影响教材主体内容基础上注重优化"案例解析"内容，同时保持"学习导引""知识链接""知识拓展""练习题"或"思考题"模块的先进性。注重培养学生理论联系实际，以及分析问题和解决问题的能力，包括药品生产、检验、经营与管理、药学服务等的实际操作能力、创新思维能力和综合分析能力；其他编写模块注重增强教材的可读性和趣味性，培养学生学习的自觉性和主动性。

五、建设书网融合教材，丰富教学资源

搭建与教材配套的"医药大学堂"在线学习平台（包括数字教材、教学课件、图片、视频、动画及练习题等），丰富多样化、立体化教学资源，并提升教学手段，促进师生互动，满足教学管理需要，为提高教育教学水平和质量提供支撑。

数字化教材编委会

前言

　　临床药学是一门药学和临床医学之间的交叉学科，学科任务是培养合理用药人才、解决临床用药问题。经济社会深入发展和医药体制改革不断推进，尤其药品零差率销售政策和人们对健康日益增进的关注，给药学教育和药学从业人员带来了前所未有的机遇和挑战。《医疗机构药事管理规定》明确指出，医院应当开展临床药学工作，药师应当参与临床药物治疗方案设计；对重点患者实施用药监护，指导合理用药；收集药物安全性和疗效信息，开展循证药学及药物综合评价等工作。临床药学正越来越成为药学科学和实践的重要核心学科。从药学专业教育领域的情况看来，不仅开办专门的临床药学教育的院校不断增加，而且药学大类的培养方案也越来越重视和强调合理用药理论和技能的培养。基于此，在药学类专业中开设临床药学概论课程成为院校的必然选择。

　　本教材旨在概述性介绍我国临床药学学科基本理论及主要的临床药学实践内容，由全国十多所医学院校和教学医院从事临床药学教学、科研和实践工作的教师学者悉心合作编写。本教材全面介绍了临床药学的基本理论、工作任务、服务技能等。编写力求简洁、准确，每章开头通过学习引导，明确该章知识、能力和素质要求，正文中插入课堂互动、知识链接、实例解析、知识拓展等模块，每章末均附有适量选择题和思考题。本书同时配套数字教学资源，包括教学配套资源（PPT、微课、视频等）、题库系统、数字化教学服务（在线教学、在线作业、在线考试）。编者为经验丰富的一线临床药师和临床药学教学、科研教师，使本书内容不仅涵盖了临床药学最新研究进展，更侧重阐述临床药学的实际工作内容、热点问题。许多内容也源自各位编者多年教学、科研或临床工作的积累，具有较强的理论性和实用性。

　　本教材为医学院校药学类专业本科规划教材，同时可作为临床药学专业本科的导论教材，亦可作为临床药学相关专业研究生和医院药学工作者以及临床医学专业人员的参考书，可以帮助有关专业人员宏观地了解临床药学专业和临床药师职业及合理用药相关学科架构。

　　本教材的编写得到各编者院校、教学医院等有关单位的大力支持与帮助，其中遵义医科大学药学院朱蕾博士不仅参与了部分编写工作，而且为本书编者联络及书稿校对做了大量工作，在此一并表示感谢。

　　由于受编者学识所限，疏漏之处在所难免，恳请广大读者批评指正，以便再版时完善。

编　者

2021 年 4 月

第一章

PPT

绪 论

学习导引

知识要求

1. **掌握** 临床药学与临床药师的基本概念。
2. **熟悉** 临床药学的学科特色及其与相关学科的关系；临床药师的工作范畴。
3. **了解** 临床药学产生的背景和临床药学的职业发展方向。

能力要求

1. 明晰临床药学的基本概念和学科框架基本知识，初步形成解决合理用药实践问题的技能。
2. 尝试构建临床药学思维模式，具备初步的临床药学服务能力。

素质要求 养成珍视生命、关爱患者的情怀，初步形成强烈的合理用药事业使命感，意识到创新、有效沟通、团队合作及终身学习和自主学习的重要性。

药品在人类与疾病抗争并保证生息繁衍中发挥了重要作用。随着经济社会的发展，越来越复杂的疾病及相应药物治疗使得合理用药成为当今社会各行各业关注的焦点之一。随着人类经济社会的发展和对药品应用规律认识的不断深入，临床药学产生并发展起来。临床药学工作者通过合理用药实践，不断实现并升华着自身的价值，同时也实现和拓展着药学学科的价值。合理用药，已经成为临床药学乃至全体药学工作者保障人类健康的光荣使命。

课堂互动

1. 临床药学是如何产生的？临床药学能解决什么问题？
2. 为什么要学习临床药学？

第一节 临床药学产生的背景

微课

一、人类的健康需求

健康（health）是指人与自然、社会和谐共处，人在身体、精神和社会适应等方面的良好状态。健康人的生理、心理和社会适应性均处于生命存在的最佳状态。而疾病（disease）则是健康的对立面，疾病患者在生理、心理和社会适应性等方面处于生命存在的不良状态。健康是人类永恒的追求之一，而层出不穷的疾病挑战则使得人们对健康的需求越来越强烈。人类日益增长的健康需求是临床药学产生的根本原因。

以心脑血管疾病、恶性肿瘤、糖尿病、慢性呼吸系统疾病为代表的慢病是迄今威胁人类健康的最主要疾病，也成为世界上最主要的公共卫生问题。据世界卫生组织（World Health Organization，WHO）的报告，2012 年全球共死亡 5600 万人，其中 3800 万人（68%）死于慢病。据《中国居民营养与慢性病状况报告（2020）》，2019 年我国因慢病导致的死亡占总死亡 88.5%，其中心脑血管病、癌症、慢性呼吸系统疾病死亡比例为 80.7%，防控工作仍面临巨大的挑战。2019 年我国居民因心脑血管疾病、癌症、慢性呼吸系统疾病和糖尿病四类重大慢病导致的过早死亡率为 16.5%。

按《中国心血管病报告 2018》的分析，近几十年中国心血管疾病患病率处于持续上升阶段。预计心血管病现患人数 2.9 亿，其中脑卒中 1300 万，冠状动脉粥样硬化性心脏病（冠心病）1100 万，肺源性心脏病 500 万，心力衰竭 450 万，风湿性心脏病 250 万，先天性心脏病 200 万；2016 年城乡居民死亡构成比中，心血管病死亡率仍居首位，高于肿瘤及其他疾病。农村心血管疾病死亡率从 2009 年起超过并持续高于城市水平。2016 年农村心血管疾病死亡率为 309.33/10 万；城市心血管疾病死亡率为 265.11/10 万。

据 2015 中国癌症统计数据报道，2015 年中国新发 429.2 万例癌症患者，因癌症死亡 281.4 万。国家癌症中心 2019 年 1 月发布的最新一期全国癌症统计数据显示，恶性肿瘤死亡占居民全部死因的 23.91%。近十几年来中国恶性肿瘤的发病死亡呈持续上升态势，每年恶性肿瘤所致的医疗花费超过 2200 亿。平均每天超过 1 万人被确诊为癌症，每分钟有 7.5 人被确诊为癌症，防控形势十分严峻。

糖尿病的发病率在全球范围内持续上升。据非传染性疾病危险因素协作组报告，成人糖尿病的年龄标准化患病率男性为 10%，女性为 8.8%。2015~2017 年，中国 18 岁及以上人群中，根据美国糖尿病协会（ADA）标准诊断的总糖尿病和糖尿病前期的估计患病率分别为 12.8% 和 35.2%。糖尿病在中国是一个重要的健康问题，据估计，中国大陆糖尿病患者总人数估计至少为 1.298 亿（男性 7040 万，女性 5940 万）。需要持续监测和有效控制，以减轻其负担。

疾病不仅严重威胁人类生命与健康，也是人类社会发展的巨大障碍和沉重负担。健康不仅是个人的追求，也是社会文明的标志。在人类发展的历史长河中，保护人类健康、防控和消除疾病都是永恒的主题。药物治疗是疾病处置中最重要、最常用的方法之一。人类对健康的无尽追求，不仅要求优质高效的药品保障，也对优质高效的药学服务提出了明确需求。新时代的药学学科需要从药品保障和药学服务两个方面促进人类健康与社会和谐发展，这就有力地催生和促进了临床药学的产生与发展。

二、药品应用面临严峻的问题

人类的疾病谱不断变化，疾病谱的改变对药物治疗提出了更高的要求，而相应的药品与药物信息也在快速增加，使药物治疗面临日新月异的困难。越来越复杂的疾病和药物治疗，对药物临床应用技术提出了越来越大的挑战。人类面临的严峻用药问题是临床药学产生的主要推动因素。

20 世纪初，威胁人类健康的主要疾病是急性和慢性传染病、营养不良性疾病以及寄生虫病等。而以心脑血管疾病、恶性肿瘤、糖尿病、慢性呼吸系统疾病为代表的慢病逐渐成为当前人类健康的最主要威胁，也是现代世界最重要的公共卫生问题。慢病表现为长期存在的疾病状态，器官功能呈渐进性减退，治疗效果不显著，相当部分慢病很难治愈。慢病具有通常终身患病、患病人数多、医疗成本高、患病时间长、防控更加依赖于合理用药等特点。慢病为主的疾病的药物治疗中存在长期用药、多药联用等特点，使用药安全问题愈加严峻，加大了药品应用的技术难度。针对慢病的特殊性，医疗保健体系正在从治疗疾病的急性发作转向预防控制，预防与治疗的逐渐融合使得药物治疗手段变得更加复杂。

近几十年来，随着科学技术的进步，药品研究与开发能力得到长足发展，新药的品种和数量快速增加，药学研究文献浩如烟海。临床药物治疗面临的药品选择越发丰富并且困难。面对复杂的疾病及高难度的药物治疗，药品应用的安全性问题日渐严峻。药源性疾病的死亡人数已经远超主要传染病死亡人数，且有逐年增长的趋势。2019 年全国药品不良反应监测网络收到《药品不良反应/事件报告表》151.4 万份。从报告的药品类别上看，抗感染药报告数量依然居首位，但占比延续了多年以来的下降趋势；肿瘤用药占比呈上升趋势，其中严重报告构成比居首位。1999~2019 年，全国药品不良反应监测网络累计收到《药品不良反应/事件报告表》1519 万份。

WHO 统计资料显示，各国住院患者药物不良反应发生率为 10% ~ 20% ，5% 因用药不当而死亡。2012 年 3 月 16 日，时任 WHO 总干事的陈冯富珍在哥本哈根会议上向全世界发出了滥用抗生素的风险警告："由于抗生素的滥用，有许多细菌产生了对抗生素的耐药性。受耐药性细菌感染的疾病死亡率比原来增加了 50% 。如果不制止抗生素的滥用，人类将面临擦破膝盖都可能致命的风险。"

上述情况清晰地表明，药品应用面临严峻的问题，合理用药已是当务之急。针对药物应用中出现的各种问题开展研究工作，在医疗机构中构建结构合理的多学科医疗团队以促进药物的合理使用，尽可能降低药物安全性问题带来的威胁，已成为社会发展的需求。正是这种社会需求促使临床药学学科与临床药师职业迅速发展起来。临床药师开展药物应用方法研究，参与药物治疗活动，在医疗团队中为患者提供专业的药学服务，为促进合理用药、提高医疗水平发挥着积极独特的作用。

三、医院药学工作模式的转变

医院药学工作是医院医疗工作的重要组成部分，是落实药品供应、药学服务以实现合理用药的主要保障。以药物提供为特点的传统医院药学工作模式，曾经为解决缺医少药背景下的药物治疗问题发挥了积极的作用。但是，面对药品应用的新挑战，传统的医院药学工作内容与模式已经不能适应社会发展的要求。现代医学模式和医药科技的发展，以及医疗体制改革和公众健康需求的发展，要求医院药学工作重心从"药"转移到"人"；工作模式从传统的"供应保障为主"向"技术服务为主"转变；医院药学工作者的主要工作内容向临床药学服务转变，由此产生了药学监护工作模式。药学监护（pharmaceutical care）是以维护用药者健康、改善其生活质量为目的而提供的直接的、负责的、全程的药学服务。因此，以服务于患者为宗旨的临床药学工作内容和药学监护工作模式逐渐成为医院药学的主要发展方向，促使医院药学工作融入医疗机构的医疗实践主流。

医院药学工作由传统的药物供应转变为直接面向患者和医疗团队的药学技术服务，其目的是提供负责的药物治疗。负责的药物治疗需要临床药师作为多学科医疗团队的主要成员，必须具备正确选择和评价药物治疗方案的能力，拥有拟定药学监护计划并实施的能力，从而体现临床药学工作的高技术性特点；临床药师必须与患者、医师、护士及医疗管理人员建立良好的合作关系，具备法律与法规、伦理、心理、哲学及经济学等方面的必要知识和理念，从而表现出临床药学工作的人文科学与社会科学特征。

医院药学工作内容与工作模式的转变是临床药学产生和发展的促成因素。

四、药学学科的自身发展

药学是一个充满生机活力与蓬勃朝气的学科，需要积极吸纳相关学科发展所取得的成果，寻求新的关注点和研究内容，实现自身的发展与完善，从而担负起促进社会发展和科学技术进步的学科责任。临床药学的产生和发展是药学学科自身发展的必然选择。

药学作为生命科学的重要组成部分，在药学研究中，越来越多地选择生命科学的研究思路、方法与技术，利用生命科学的研究成果，讨论药物与机体的相互关系问题。在科学发展的大环境下，更多地关注疾病、关注药物在疾病处置中的作用规律和作用结果，已成为药学学科发展的必然选择。在药学学科发展的现阶段，其与医学尤其是临床医学的联系越来越密切。临床药学将药学学科的关注点由药品转移到人，将学科视野扩大到药物应用环节与应用结果，为药学学科提供了更加广阔的发展空间。临床药师越来越多地参与药物临床应用工作，加速了临床医学与药学的学科融合，这种融合在药学研究的思路、方法及内容上都将产生出新的学科增长点。

其次，临床药学实践对临床药师的需求，从药学教育的角度对药学学科定位提出了改革要求。药学是一个综合性的应用技术学科，其职业领域涵盖从药物发现、研究开发、生产、流通、使用、质量控制到药品管理等不同特点的药学实践环节，药品的研发生产与临床合理使用由同一个专业的学生去承担，将面临极大的困难。传统的药学教育定位为学"药"，通过对药品特性的了解，实现为人类健康提供优良药品的目标，以研究型、创新型专业人才培养为主，重视学生在药品研究开发、质量控制、生产流通等环节的能力培养，但对药品应用与应用结果关注不足。临床药学教育则定位为学"用药"，通过对药品与机体疾病相互关系的了解，实现对人类健康提供优良药学服务的目标，以应用型和技能型专业人才培养为主，强调服务意识与责任意识，突出职业需求的特点。临床药学教育提倡生物－心理－社会模式，既强调良好的科学精神与技能培养，又强调良好的人文素养培养。

第三，在临床药学发展过程中产生和发展起来的临床药物治疗学、临床药理学、临床药动学、生物药剂学、药物经济学、药物流行病学、循证药学等新的学科，一方面完善了药学学科体系，促进形成更加完整的药学概念。另一方面，这些新学科的研究方法、研究思路与研究结果对药学学科基础理论的完善也将起到积极的推动作用。

第二节　临床药学与临床药师

一、临床药学与临床药师的概念

临床药学（clinical pharmacy）是以提高临床用药质量、改善患者生活质量为目的，探索药物与机体、疾病相互关系，研究和实践药物临床合理应用方法的综合性应用技术学科。学科的基本社会任务是提供药学服务，促进合理用药。

临床药师（clinical pharmacist）是具备系统临床药学专业知识，熟悉疾病治疗要求和特点，精通药物性能与应用，参与药物治疗方案制定、实施与评价的专业技术人员。

临床药学作为医药结合的桥梁，是药学领域中产生的新学科，以探索药物与机体、疾病相互关系作为学科的科学内涵，关注用药者，关心用药方法与用药结果。临床药师则是以系统的临床药学知识为背景，以满足人们日益增长的健康需求，适应医疗机构药学工作模式转变而产生的药学新职业。他们参与药物临床应用，关注药物应用结果，提高临床用药水平。

临床药学学科与临床药师职业是社会发展与科学技术进步的必然结果，尽管发展的过程漫长而艰难，但其作为新学科与新职业显现的蓬勃生机与科学诱惑力是显而易见的。目前，临床药学已成为药学学科最具活力的方向之一，临床药师也正在成长为药学学科发展的中坚力量。

二、临床药学的发展

（一）国外临床药学的发展简况

美国是临床药学的主要发源地，美国药学院校联合会（American Association of Colleges of Pharmacy，AACP）在1948年提出以合理用药为核心的临床药学体制和设立临床药师岗位的建议。1957年，美国密歇根大学药学院 Donald Francke 教授建议，医院药师需要实行6年制药学博士（Doctor of Pharmacy，Pharm. D）培训计划，并强调生物医学的教学内容，临床药学专业就此设立。1990年，美国的 Hepler 和 Strand 两位专家提出了药学监护的概念，倡导"以患者为中心"的药学服务模式代替"以药物为中心"的传统医院药学工作模式。美国药学教育委员规定从2000年起，全面实施 Pharm. D 教育，并要求经过认证的所有药学院都要在2004年前将传统的4年制药学教育改为6年制的 Pharm. D 学位教育，并在2005年后停止传统的药学教育，至此，6年制的 Pharm. D 教育成为美国药学教育的主流。Pharm. D 成为美国执业药师的准入学位要求。美国医院药师协会（American Society of Health－System Pharmacists，ASHP）将美国临床药学的发展过程分为医院药学被动服务（1950～1980年）、临床药学（1980～1990年）和药学监护（1990～）三个阶段。

在英国，临床药学的开展与国民医疗保障体制和报销制度结合紧密。英国国家保健服务系统（national health service，NHS）管理着全英国的公立医院。由于英国实行全民享受免费的医疗服务，所以，保证患者生命健康安全和充分合理使用 NHS 预算，是英国公立医院高度重视的问题。而临床药学工作的开展，对提高医疗技术水平，保障药物合理使用，节约医疗卫生资源都具有积极的作用。因此，临床药学在医院的开展受到高度重视。1978 年，英国第一个临床药学硕士培训班在 Manchester 创立。药学本科毕业后继续学习 1~2 年的课程，学生可获得临床药学研究生文凭（PG certificate/ diploma of clinical pharmacy）。20 世纪 90 年代，英国设立了药学硕士荣誉学位 M. Pharm，大学本科直接攻读，学制为 4~5 年，学生毕业后直接参加皇家药学会的药师资格认证。2005 年一份调查显示，NHS 管辖的公立医院中，94% 的医院提供临床药学服务，对所有的病房进行药师查房的医院占 2/3；大多数的医院许可药师对处方中药物的名称、剂量、用药途径进行修改而不需事前与处方者联系。

日本临床药学的发展基本上是效仿了美国的做法。1962 年，日本引入美国药物信息服务的理念，并逐渐意识到药师的真正角色和专业职责。根据日本《国家卫生保险标准》，临床药学服务包括检查药物制度、药物治疗监测、指导患者用药、为住院患者配药等内容。2002 年，日本公立、私立药学院协会和日本药学会筹划新的药学教育课程，侧重临床药学，包括实习训练。2004 年，日本政府通过立法增加了 6 年制药学教育模式，开始了药学教育的新纪元。新的药学教育体系分为两个方向：临床药学和药学科研。前 4 年的课程相同，4 年级结束时分流为临床药学和药学科研两个方向。只有选择临床药学类型的学生毕业后可以考取药师执照。二者的主要区别是 4 年后的实践课程内容，临床药学方向必须完成 6 个月的临床实习训练，以医疗活动中的药学服务为主，培养临床药物应用的技能，以适应医疗卫生事业发展对药师社会职责提出的新要求。

（二）我国的临床药学发展简况

我国早在 1964 年的全国药剂学研究工作经验交流会上，老一代医院药学工作者就提出了在医院开展临床药学工作的建议。在 20 世纪 70 年代末至 80 年代初，一些医院开始开展临床药学工作，药师开始到病房了解药物使用情况并给予一定的用药建议。1978 年，国内正式提出了"以患者为中心、以合理用药为核心"的临床药学发展方向。1982 年，卫生部在"全国医院工作及医院药剂条例"中首次列入临床药学的内容。1983 年，中国药学会在黄山召开了全国首届临床药学学术研讨会。在 20 世纪 80 年代，原华西医科大学、原上海医科大学、原北京医科大学、原南京药学院等医药院校举办了多届临床药学学习班，积极地推动了我国医院临床药学工作的开展。1989 年，原华西医科大学药学院（现为四川大学华西药学院）开始探索 5 年制临床药学本科教育。1991 年，原卫生部在医院分级管理中首次规定三级医院必须开展临床药学工作，并将其作为考核标准之一。

21 世纪以来，临床药学学科和临床药师职业进入快速发展阶段。21 世纪初是我国临床药学学科确立和临床药师职业产生的时期。2012 年 9 月教育部正式颁布实施的《普通高等学校本科专业目录（2012 年）》中，将 5 年制临床药学专业作为国家特设专业和国家控制布点专业列入，2018 年 5 月，我国教育部高等学校药学类专业教育指导委员会颁布了首个《临床药学专业教学质量国家标准》，对临床药学专业课程体系、毕业考核体系及临床实践基地标准等做了明确规定，至 2020 年，经教育部备案，招收临床药学专业本科学生的院校达到 52 所。目前，大部分药学院校招收临床药学专业的学术型或专业型硕士研究生。2010 年 11 月，原卫生部启动了国家临床重点专科建设项目，首次将临床药学作为临床专科来发展。2011 年 9 月，中南大学李焕德教授牵头，联合我国首批临床药学重点专科建设单位，创建"临床药学湘雅论坛"，首届论坛上，讨论确定了"以病人为中心、合理用药为目标、科学研究为手段、解决临床用药问题为核心，实践、教学、科研协同发展"的我国临床药学学科发展方向。2011 年，我国颁布的《医疗机构药事管理规定》中提出："医疗机构应当建立由医师、临床药师和护士组成的临床治疗团队，开展临床合理用药工作；临床药师应当全职参与临床药物治疗工作，对患者进行用药教育，指导患者安全用药"。针对我国严重缺乏临床药师的问题，原卫生部自 2005 年底，设置了 19 个医院作为临床药师培训基地，开始了临床药师培训试点工作，自 2005~2020 年在全国 31 省市自治区建立临床药师培训基地 264 家、临床药师师资培训基地 17 家；培训专业 16 个；培训临床药师 14498 名、培训临床药师师资 2071 名。

（三）临床药学学科的可持续发展

1. 临床药学教育体系构建　建设一支具有系统临床药学知识结构和实践能力的人才队伍，是临床药学可持续发展的基本条件。人才队伍建设取决于教育体系的构建与完善。在我国现有的高等药学教育与医疗机构工作状况下，系统的临床药学教育体系至少包括学校（学历）教育、毕业后教育、岗位培训和继续教育。临床药学学校教育中，本科教育是临床药学人才培养的基础，研究生教育是培养学科带头人的有效途径。毕业后培训是临床药学专业的学生向临床药师或临床药学工作者转变的重要环节。而岗位培训则是针对医疗机构其他药学岗位专业人员向临床药师岗位转变的重要手段。继续教育是临床药师提高专业竞争力和学科可持续发展的重要举措。临床药学工作者唯有在完善的临床药学教育体系中践行终身学习的理念，方能不断提升自我，进而推动学科快速发展。

（1）临床药学学校教育 美国于1993年将Pharm. D学位作为药师的唯一上岗资格；2000年起，所有药学专业改为6年制Pharm. D。近年大多学生是相关专业本科毕业后，经入学考核，进入药学院进行4年的Pharm. D课程和实习。美国药学教育基于以"药学服务"为核心的药学人才培养目标，围绕药师职业发展目标确定并改进和优化培养过程及课程体系，教学模式上注重人文关怀、立足药师职业能力培养，教学过程重视现代教育技术和多样化教学方法的应用，对学生实施严格的形成性评价以考核教学效果。

我国现行的临床药学的学校教育主要包括5年制临床药学专业本科、3年制临床药学学术型硕士研究生/临床药学方向药学硕士专业学位硕士研究生、临床药学博士研究生。面临的主要问题包括临床药物治疗相关医、药学课程的有机整合和各阶段实习内容和模式的优化。我国可借鉴美国Pharm. D项目的成功经验，明确服务型药学人才的培养目标，围绕职业发展目标优化临床药学专业的培养过程和课程体系，注重职业能力和人文关怀培养，积极利用现代教育技术和多样化教学方法，逐渐将形成性评价与终结性评价相结合，并最终过渡到以形成性评价为中心的评价体系，以培养出符合我国实际需求的服务型药学专业人才。

（2）临床药师培训 规范化培训是培养临床药师的重要环节，其占据了临床药学终生教育承前（学校教育）启后（继续教育）的重要地位，是临床药师队伍形成过程的关键所在。

美国的药师培训（pharmacy residency training）分为毕业后第一年通科培训（postgraduate year one，PGY-1）和毕业后第二年专科培训（postgraduate year two，PGY-2）。Pharm. D、PGY-1、PGY-2是一个衔接紧密的针对医疗机构临床药学工作岗位专业人员培养的过程，各阶段有各自不同的目标与要求。

我国针对临床药师岗位进行培训的工作在2005年底才开始，且以医疗机构药学人员的转岗培训为主。我国临床药师的培训除基础培训项目（通科临床药师）外，另有16个专业，每个专业都有各自的培训指南；培训内容主要由综合素质培训、临床知识与技能培训、药物知识与临床用药实践技能培训、沟通与交流技能培训、专业理论知识培训等组成。所有培训内容以药物临床用药实践技能为中心，以此为原则对在临床科室实践轮转的类别和时间做出相应的规定，培训内容与要求紧密结合临床药物治疗的实际需求，培训时间为通科半年、专科一年，期满后培训考核由培训过程评估、床旁考核、培训作业评估、案例考核等四个部分组成。

2. 临床药师制建设 广泛参与药物临床应用，建设临床药师制，促进合理用药，让临床药学工作融入医疗活动的主体，是学科发展的基本条件，也是实现学科发展目标的基本条件。

临床药师制（system for clinical pharmacist）是指为规范和保障临床药师参与临床药物治疗工作，以提高医疗水平、保障医疗安全的相关管理办法和制度。在医疗机构中推行临床药师制，可以改变医院药师的工作职责，促进医院药学融入医疗主体。为了在医疗机构中推行临床药师制，培养高素质的临床药师、制定临床药师工作规范、明确临床药师工作职责与内容、探索临床药师参与临床药物治疗的工作方式、研究提高药物治疗水平的新理论与新方法、培养临床药师快速获得药品信息的能力均已成为目前临床药学学科的重要任务。

医疗机构应该以推动临床药学学科建设和临床药师队伍建设为契机，带动医院药学各环节工作的转变，树立新时期医院药学的新形象。临床药师应该与医院药学其他岗位工作人员密切配合，相互学习，共同提高。临床药师有责任为医院药学其他岗位工作人员药品应用能力培养、处方审核能力培养及其他药学服务能力培养做出努力，带领医疗机构药师队伍走专业化的药学服务之路，使医院药学工作融入医疗活动的主体，这应该是医疗机构发展临床药学的重要使命。

3. 针对临床用药问题开展临床药学研究　积极开展针对临床用药问题的研究是临床药学学科实现可持续发展的必然要求。

临床药学的研究，以探索药物与机体、疾病相互关系为基础，药物临床应用方法为核心。临床药学研究的特点主要表现在：研究内容是针对临床用药问题，从宏观到微观地揭示影响药物应用结果的影响因素与影响规律；研究方法则更多地运用生物学、临床医学和社会学方法探索药物与机体的相互作用；研究中的观察指标更多的是药物应用结果。临床药学科学研究主要涉及的领域包括：①研究重点患者的药学监护计划、主要疾病的治疗指南。②开展循证药学研究工作，为临床药物治疗决策、医院处方集制定和基本药物目录制定提供科学依据。③针对患者药物治疗依从性、用药教育的内容与方法等开展研究工作。④联合用药的基础研究，尤其是体内药物相互作用、药物损伤及防治机制研究等，获取合理的临床联合用药依据。⑤结合临床开展临床药动学和药效学研究，揭示药物在患者体内的药动学和药效学规律，为患者设计个体化给药方案提供科学依据。⑥研究临床药学工作模式、临床药师工作业绩评估指标与方法、药学伦理、职业道德，促进临床药学服务质量提高。⑦开展药物流行病学研究和药品不良反应监测，对上市药物进行全面的再评价。⑧利用药物经济学研究方法，结合临床疗效，评价疾病的处置方法和药物治疗方案，为提高药物治疗水平、节约卫生资源、制定国家药品政策提供科学依据。⑨根据临床实际需要，进行新制剂、新剂型研究，对医院所用药品质量评价进行研究。⑩利用转录物组学（transcriptomics）、蛋白组学（proteomics）、基因组学（genomics）、代谢组学（metabolomics）和代谢物组学（metabonomics）等新学科的研究方法，探索个体化用药的分子生物学基础和临床合理用药方法。针对临床药物应用问题开展研究，是完善和提高学科水平的必然选择，也是临床药师自身发展的需要。临床药学通过实践临床药物治疗和探索合理的药物应用方法，产生临床药学新理论与新技术，不仅为提高临床药学实践水平提供了保障，也推动了临床药学学科的可持续发展。

三、临床药学的学科特色

临床药学是一门以促进合理用药为己任的学科。合理用药（rational administration of drug）是以安全、有效、经济、适当为指标，对适时的药品信息、疾病信息和患者信息进行综合分析、权衡利弊后，选择和实施的临床药物治疗。在针对临床药物应用问题开展的研究工作基础上，通过临床药物应用实践，形成了临床药学学科体系。伴随着临床药学的研究与实践活动，临床药学的学科体系逐渐发展和完善起来。与药学领域中的其他学科比较，临床药学的学科特色可以概括为创新性、综合性、实践性等几个方面。

（一）创新性特色

合理用药是社会和医疗团队在药物治疗中追求的目标，但无论从临床指标，还是时间与空间上来讲，合理用药都具有相对性。每一次药物治疗决策，都是通过对疾病信息、患者信息与药品信息的收集、评估，结合临床治疗目标，综合分析、权衡利弊而得到。每一次药物治疗都可以看作是一次科学研究，临床药学实践是技术性显著的创新创作活动。

临床药学将传统药学的关注点从"药"转向"人"，促使药学形成以药品保障与药学服务促进人类健康与社会和谐发展的新目标。这种社会责任的转变和关注点的转变，无疑导致学科内涵、学科思路、学科方法和学科体系的创新。同时，临床药师的工作职责、工作内容、工作方法上都有别于原有药学职业，是个创新的职业。临床药学学科发展与临床药师职业发展都呼唤药学教育在人才标准、培养目标、课程设置、课程内容、教学方法等方面有所创新。

（二）综合性特色

临床药学是药学与医学结合的产物，它还涉及社会学、法学、经济学、心理学、管理学等多个学科，内涵丰富、涉及面广，是一门综合性很强的应用技术学科。同时，学科目的、药物治疗、临床药学实践各方面都决定了临床药学学科的综合性特色。

为有效促进"合理用药"，临床药学学科需要综合性地采用各种相关学科的方法与技术。在一项具体的研究工作中，也需要在研究思路、研究方法及研究结果的解释上创造性地运用各种相关学科的成功经验。临床药学需要从相关学科中汲取营养完善自身的理论体系，这一特点决定了临床药学综合性的学科特色。

药物治疗是以实现控制疾病发展、促进身体康复为目的，运用药物对人体或病原体的形态和功能进行干预的过程。机体、药物和药物应用方法等方面的因素均可影响药物治疗结果。在临床药物应用过程中，面对不同的个体、不同的疾病、不同的疾病分型和病程、不同的病因，每一项药物治疗决策都各具特点。参与药物治疗、提供药学服务，达到促进合理用药的目的，都需要构建临床药学思维，必须充分应用药学与临床医学的研究方法和研究成果并将相关信息进行综合分析、判断，其综合性特点是十分显著的。

此外，临床药学实践是直接面向患者与医疗团队的药学技术服务。作为现代医疗团队中的成员之一，临床药师需要与医师、护士等医疗保健专家建立良好的关系，同时积极地通过健康教育的方式提高患者对疾病和药物的认知，提高患者的依从性，进而促进合理用药。这都要求临床药师具备丰富的社会科学理论知识和交流沟通技能，涉及内容包括法律与法规、伦理、心理、管理学及经济学等，可见，临床药学的实践需要综合技能。

（三）实践性特色

临床药学的实践性是由学科目的决定的，促进合理用药的过程必然是在临床药物应用实践中，目的是否达到也必然是通过关注临床药物应用结果来进行评价。

临床药学的学科价值是临床药师通过临床实践而展现出来的。临床药师的临床实践内容构成了临床药学的核心部分，离开了临床药师的临床实践，临床药学学科就失去了存在与发展的基础。因此，相对于药学领域的其他学科而言，临床药学是一门临床实践性很强的应用技术学科，掌握丰富临床药学知识的临床药师直接面向患者，活跃在药物治疗的第一线，在疾病的药物治疗过程中发挥着关键而不可替代的作用。

在临床药物应用中发现科学问题、针对临床药物应用发现的科学问题进行研究，是临床药学研究工作的特点。由此可知，没有临床实践，就没有临床药学的研究。临床药学通过临床实践开展科学研究，通过临床实践来实现学科的目的，在临床实践中体现学科的价值。

四、临床药师的工作职责

随着经济社会和医药科学的发展，医疗机构药师的主要职责已经成为在药品供应保障的基础上实施药品应用的技术服务与管理。作为医疗机构药师中更强调合理用药工作角色的部分，临床药师的职责可以大体上归纳为：①参与临床药物治疗，参与药物治疗方案的设计、评价与实施；②对特殊的生理、病理患者开展药学查房，实施药学监护；③参加查房、会诊、病例讨论和疑难、危重患者的医疗救治；④参与医疗机构药品应用管理；⑤通过药学门诊、治疗药物管理等工作，开展合理用药宣传与患者用药指导；⑥承担临床药学教学和实习带教等工作；⑦结合临床药物治疗实践，开展临床药学研究；⑧承担其他与临床药师相关的药学技术工作。针对患者适时状况，充分考虑其个体特征拟定和实施的药物治疗被称为个体化用药（personalized medicine/ individualized medication），而拥有临床药学思维能力，利用 TDM 及基因检测技术等实现个体化用药则成为临床药师最突出的专业特征。

临床药师的核心任务是提供负责的药物治疗，改善患者生活质量，包括治愈疾病、消除或减轻症状、阻止或延缓疾病进程、防止疾病或症状发生。临床药师的工作内容、工作方式和专业特长有助于其与医、护及普通药师之间的密切合作。同时，在平等、关怀和信任基础上与患者建立起的开放式沟通关系，使临床药师成为现代医疗团队中的重要成员。临床药师的工作对象是人，工作内容是基于高度综合的临床药学知识直接向个体或群体提供服务，以达到促进合理用药、促进人类健康的目标。

知识拓展

《医疗机构药事管理规定》中部分与临床药学、临床药师相关条款

第一条 为加强医疗机构药事管理，促进药物合理应用，保障公众身体健康，根据《中华人民共和国药品管理法》、《医疗机构管理条例》和《麻醉药品和精神药品管理条例》等有关法律、法规，制定本规定。

第十七条 医疗机构应当建立由医师、临床药师和护士组成的临床治疗团队，开展临床合理用药工作。

第十九条 医疗机构应当配备临床药师。临床药师应当全职参与临床药物治疗工作，对患者进行用药教育，指导患者安全用药。

第三十四条 医疗机构应当根据本机构性质、任务、规模配备适当数量临床药师，三级医院临床药师不少于5名，二级医院临床药师不少于3名。临床药师应当具有高等学校临床药学专业或者药学专业本科毕业以上学历，并应当经过规范化培训。

第三节　临床药学与相关学科的关系

临床药学是药学与医学尤其是临床医学结合的产物，还涉及社会学、法学、经济学、心理学和管理学等多个学科，内涵丰富、涉及面广，是一门综合性很强的应用技术学科。临床药学与临床医学、药学有着密不可分的紧密联系，但各自的侧重点不同。临床医学的侧重点在于对疾病的了解；药学的侧重点在于对药物的了解。临床药学则是以药品、疾病、患者间关系探索为侧重点，研究和实施药物治疗方法的新学科。临床药学基于系统的药学知识直接提供临床服务，以药物为武器解决临床问题。因此，临床药学是桥接药学与临床医学两大学科的桥梁。

一、临床药学与药学

药学学科的自身发展和完善，促成了临床药学的产生和发展。而临床药学作为药学的二级学科又完善了药学学科体系，扩大了药学学科的视野，扩展了学科研究范畴，从而影响着药学学科发展定位与研究思路，促进了药学学科的整体发展。

临床药学重点关注药物临床合理应用，以提高药物临床治疗水平为学科宗旨，充分展示出药学学科的人性关怀。首先，临床药学改变传统"以药为本"的药学观念为"以人为本"，倡导与临床医学、护理学等学科一样承担为患者健康服务的责任。其次，由于对药物应用结果的关注，临床药学的研究内容、研究思路及研究方法相比传统的药学学科都发生了改变，更多地借鉴运用生物学、临床医学和社会学方法从微观到宏观进行药物与机体相互关系的探索，以解决临床药物应用问题。第三，临床药学的产生和发展，使药学学科的内涵有了新时代的完整表达——药学（pharmacy）是探索药物与人体、健康、疾病相互关系，围绕药物的发现、开发、生产、流通、使用与管理进行研究与实践的科学；也使药学学科的社会任务有了新时代的完整表达——以药品保障与药学服务促进人类健康与社会和谐发展。

临床药学的产生与发展推动和深化了药学教育改革，导致药学教育在人才标准、培养目标、课程设置、课程内容、教学方法等方面都派生出创新需求。临床药学教育定位为医药复合型应用技能人才培养，其重要特征在于以培养临床合理用药能力为核心，强调服务理念与责任意识。为满足临床药学的学科发

展，培养合格的临床药师，临床药学专业的学生在掌握药学专业知识的同时，必须加强对疾病的认识，并重视临床实践能力以及与患者、医护人员交流沟通能力的培养。药学专业人员只有将药学与医学有机地结合，熟练地运用药学专业知识为患者、医师、护士和管理人员提供高水平药学服务，才能寻求良好的职业发展。

临床药学促使药学在学科发展中，更多地思考药物临床应用问题，更多地利用临床用药中发现的问题为药学研究提供新的研究导向和研究领域，在职业发展中，倡导药师主动地为患者服务、为患者用药承担责任。

临床药学是药学学科的新型分支学科，其主要基础是其他相关传统药学学科。临床药学对药品的深刻认识是通过其他相关传统药学学科的研究来完成或获得的，如果没有系统的药学理论，就没有临床药学。传统药学学科揭示的药物分子结构、药物理化性质、药物剂型、药品质量控制方法、药物作用机制、构－动关系、构－效关系、量－效关系、药物相互作用以及药物体内动态变化规律等药学理论知识，是构建临床药学学科体系、培养合格临床药师的主要基础，也是临床药师参与合理用药、设计与评价给药方案和药学监护计划所必需的知识。在医疗团队与各类专业人员的合作中，这些知识成为临床药师的优势，有利于为其他专业人员提供更多技术支持、提高团队的药物治疗水平，更好地为患者服务。

临床药学以关注药物应用结果、提高药物治疗水平对药学学科进行了新的阐释，它的发展也可以促进药学相关学科的进步。同时，临床药学的实践，也实现了药学学科与药学人员的社会价值，展示了药学学科的人性关怀。临床药学与药学相关学科之间具有紧密联系、相互支持、相互促进的关系。在面对临床药物应用环节的众多科学问题时，首先是解决这些科学问题的明确需求对药学研究提出了更高的要求；其次是在解决这些科学问题中产生了药学研究的新课题、新思路和新方法；第三，临床药学的研究结果应用于药学研究的各个领域，促进了药学学科整体水平的提高。

二、临床药学与医学

临床药学关注药物应用结果，临床药师全程参与药物临床应用过程。作为药学与医学的桥梁学科，临床药学极大地促进了药学与临床医学的紧密结合。甚至从某种意义上讲，临床药学是具有大部分临床医学学科特征的药学二级学科。

临床药学以提高临床药物治疗水平为学科宗旨，对疾病的认识就必然是学科的基础。因此，临床药学比其他药学二级学科更需要基础医学提供支撑。临床药师通过医学相关课程了解人体生理结构与功能、了解病理和病因知识；通过临床实践培养临床药学思维、培养疾病处置技能。无论是临床药学的理论体系构建，还是临床药学的研究与实践，都与基础医学、临床医学密切相关。而临床药学的学科发展和临床药师的临床实践，又可以一方面为临床医学解决各种临床用药问题发挥积极作用，改善医疗团队的知识结构、提高医疗服务的整体水平；另一方面为基础医学和临床医学研究提出需要研究和解决的相关课题，临床药学使药学与临床医学、基础医学等医学学科密切沟通，可以促进不同学科的深度融合，在生命科学领域里产生新的视点、新的思路与新的方法，促进了生命奥秘的探索。

三、临床药学与社会科学

临床药学学科面向患者提供直接的、负责任的药学服务，把传统的药学工作重点由"药"转向"人"，在所有学科活动中强调以人为本。药学服务成为贯穿临床药学工作的主要特征。临床药师的工作对象是人，工作内容是通过高度综合的临床药学知识直接服务于与用药相关的个体或群体，以达到促进合理用药、促进人类健康的目标。

临床药学的产生和发展，体现了丰富的人性关怀，学科的内涵也具有丰富的人文思想。临床药学关注的对象是同时具有自然属性和社会属性的人。无论是临床药学研究还是实践，都体现出与社会的紧密联系，社会因素影响临床药学学科发展和临床药学实践。医疗服务需要多部门协作、紧密衔接、共同以患者的健康为导向开展系列相关工作。临床药学作为医疗服务中的重要学科之一，其研究工作与临床实践已不仅仅是以人的生物属性为基础，更重要的是考虑人的社会性，关注心理、环境、社会等因素对药物应用结果的影响。提供优质的临床药学服务，要求临床药师具有高尚的职业道德，而具有丰富的人性关怀与人文素养是高尚的职业道德的重要内涵。此外，临床药学研究，不论是药物的临床评价，还是药物应用方法，都涉及法律与法规、伦理、心理、管理学及经济学等。

临床药学学科的社会性及其所服务的患者和其他个人或群体的社会性，决定了临床药学与社会科学之间必然密切关联。生物 - 心理 - 社会的医学模式更加关注人的社会属性以及人的社会心理需要。法学、伦理学及心理学成为临床药学知识体系中的重要组成部分，为临床药师解决职业活动中的法律、伦理及道德问题提供了基本的思路与方法。道德素质、法律素质、职业精神和交流沟通能力，是高素质临床药师所必备的条件。

第四节 临床药学的职业发展

一、医疗机构临床药学的职业发展

医疗机构中临床药学的职业发展主要是成长为称职的临床药师。临床药师是以系统临床药学专业知识为基础，熟悉药物性能与应用，了解疾病治疗要求和特点，参与药物治疗方案制定、实施与评价的专业技术人员。临床药师的核心任务是提供专业的药学服务，以促进合理用药，改善用药者生活质量。在履行合理用药职责的过程中，感受职业和使命的快乐，实现人生价值。

临床药师要承担好合理用药的工作职责，在相关专业领域内开展药学服务，就需要具有系统的临床药学知识，以人为本的临床工作思路与方法，较强的临床药物应用技能，良好的交流沟通能力，较强的新信息、新知识、新技能获取能力。具有积极进取精神和开拓创新精神也成为临床药师的基本素质要求。为此，临床药师的知识体系主要通过临床药物治疗学、生物药剂学、临床药理学、临床药动学、药物化学、药理学、药剂学、药事管理学、诊断学、内科学、药物流行病学、药物经济学、循证药学及医药伦理学等核心课程来构建。临床药师的基本技能则需通过临床实践获得，包括收集与评价药品信息、患者信息、疾病信息的能力；将药学知识应用于临床药物治疗的能力；阅读和分析本专业领域相关的实验室检查、病理学检查、影像学检查等文件或报告的能力；发现、解决、预防潜在的或实际存在的用药问题的能力；开展药学查房，进行处方及医嘱审核、优化用药方案的能力；具有与患者和医疗团队成员沟通交流的能力；具有参与本专业领域常见疾病的药物治疗管理的能力等。

临床药师通过对药品的深入了解和对疾病的基本认识，以其在药学知识方面尤其是合理用药方面的专业优势参与药物临床应用，促进临床用药水平提高，从而整体地提高医疗技术水平。

二、其他相关领域的临床药学职业发展

临床药学专业人员接受了系统的临床药学教育，具有医药复合型人才的优势，尤其经过药物应用的临床培训，具有与各类相关专业人员和患者交流沟通的能力，能够很好地适应相关方面工作。

制药企业是一个高度复杂且分工精细的组织，而接受临床药学教育的专业人士因其知识结构的优势，可活跃在制药企业的多个部门，如市场部门与销售部门、研发部门。经过临床药学知识与技能培训的专业人员在药品研究开发的临床前研究与临床研究阶段的沟通中都具有学科优势。按《药物临床试验质量管理规范》（good clinical practice，GCP）的规定，为使新药的临床试验切实按设计方案进行并保证研究质量，新药的申办者需在临床试验的全过程中设置监察员。监察员需要有适当的药学、医学或相关专业的学历和知识，并经过训练，熟悉 GCP 和有关法规，熟悉临床试验用药的临床前及临床研究方面的信息，熟悉临床试验的方案及相关资料、文件的管理。具有临床药学知识背景同时掌握与临床研究者（临床医师和药师）的交流技巧、熟悉医疗机构工作流程的临床药学专业人员无疑是监察员最适宜人选。

随着医疗卫生体制改革的不断深入，相当一部分患者会去药店购药，且比例呈增大的趋势，药品最大的使用群体将可能出现在社区。在社会零售药房开展药学监护是药学实践的必然趋势，是广大药品消

费者安全、合理用药的根本保证。临床药学人员开展社区药学服务，参与患者用药过程，可随时发现与药物不良反应有关的病例和信息，尤其是非处方药（OTC）的不良反应，并及时做好药物不良反应监测上报工作。对药物进行评价，可以改进用药模式，提高药物治疗质量，减少不必要的费用。社会药房是最倾向于服务导向的药学行业，优良的药学服务将是消费者首选的"产品"，并将成为社会药房生存发展的关键因素和核心竞争力。

新药研究开发合同研究组织（contract research organization，CRO）凭借其可变性高、服务模式多样化、成本低的优点越来越受到制药公司的青睐。目前已有许多大型 CRO 在全世界几十个国家和地区建立了分支机构，形成了强大的跨国研究网络。我国的 CRO 也已经逐步兴起。CRO 的业务范围可涉及早期药物发现、临床前研究、参与各期临床试验、药物基因组学实验、信息学服务、临床文件管理、政策法规咨询、产品生产和包装、产品发布和市场推广、药物经济学分析、商业咨询及药效追踪等众多方面。临床药学的专业人员所掌握的综合性专业知识迎合了 CRO 行业对从业人员的专业化需求，在这一新的职业领域中有较强的竞争力和专业优势。

另外，由于临床药学专业教育不仅要求受教育者"懂医精药"，而且要接受与合理用药相关的相对丰富的人文社会科学教育，政府的药品监督管理部门、医疗卫生行政主管部门、人力资源和社会保障部门等均有临床药学专业技术人员有意义的广阔职业发展空间。

本章小结

临床药学产生和发展的原因包括人类的健康需求、药品应用面临严峻的问题、医院药学工作模式的转变和药学学科的自身发展。

临床药学是以提高临床用药质量、改善患者生活质量为目的，探索药物与机体、疾病相互关系，研究和实践药物临床合理应用方法的综合性应用技术学科，具有创新性、综合性、实践性等学科特色，学科的基本社会任务是提供药学服务，促进合理用药。

临床药师（clinical pharmacist）是具备系统临床药学专业知识，熟悉疾病治疗要求和特点，精通药物性能与应用，参与药物治疗方案制定、实施与评价的专业技术人员。

临床药学是药学与医学尤其是临床医学结合的产物，与临床医学、药学有着密不可分的紧密联系，但各自的侧重点不同。临床药学是桥接药学与临床医学两大学科的桥梁。临床药学学科还与社会科学联系密切。

临床药学人员的主要职业发展是医疗机构临床药师，但在制药企业、社会药房、合同研究机构以及政府相关部门均有广阔的职业发展空间。

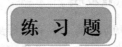

题库

一、选择题

（一）A 型题（单选题）

1. 临床药学的中心任务是（　）

    A. 研发药物　　　　　　B. 生产药物　　　　　　C. 销售药物

    D. 合理用药　　　　　　E. 控制药品质量

（二）X 型题（多选题）

2. 临床药学学科特色有哪些（　）

    A. 纯经验　　　　　　　B. 创新性　　　　　　　C. 实践性

D. 非科学性   E. 综合性

3. 关于临床药学与相关学科关系，下列描述正确的是（   ）

    A. 临床药学是完全独立于药学的全新学科

    B. 临床药学属于临床医学的一个分支

    C. 临床药学与药学密切关联，但侧重点不同

    D. 临床药学具有某些临床医学学科特色，但隶属于药学

    E. 临床药学与社会科学毫无关系

二、思考题

1. 简述临床药学概念及其产生的原因。
2. 简述临床药师概念及其主要职责。

（唐富山）

PPT

第二章

药物治疗的药动学基础

学习导引

知识要求

1. **掌握** 生物药剂学及药物动力学的基本概念及研究目的；肝、肾功能异常时对临床药动学的影响；P450酶和药物转运体介导的药物相互作用对临床药动学的影响。

2. **熟悉** 药物的体内过程及药动学相互作用，根据药动学参数拟定给药方案的方法；P450酶和药物转运体介导的药动学相互作用机制；临床常用药物间的潜在药物相互作用。

3. **了解** 药动学研究新进展；特殊人群药动学的特征；疾病对临床药动学的影响。

能力要求

1. **掌握** 临床常用药物间的潜在药物相互作用，熟悉P450酶和药物转运体介导的药物相互作用的预测方法。

2. **了解** 应用药动学数据拟定给药方案的思路，针对不同疾病及人群进行给药方案设计。

素质要求 明确生物药剂学、药物动力学与药动学相互作用对新药研发、药品质量评价和临床合理用药的重要意义。初步树立合理用药所必需的专业知识技能与虔诚职业道德相结合的职业理念。

药物动力学运用数学分析手段处理药物在体内的动态过程，具有重大的理论价值，其基本分析方法已经渗透到临床药剂学、药物治疗学、临床药理学及毒理学等多学科领域中，已成为这些学科的基础。药物动力学还有极为广泛的实用意义，其研究成果可应用于设计新型药物传输系统，指导临床合理用药等领域。总之，药物动力学已成为医药研究及工作人员都需要了解乃至掌握的科学。

微课

第一节　生物药剂学与药物动力学

生物药剂学（biopharmaceutics）是研究药物及其制剂在体内的吸收（absorption，A）、分布（distribution，D）、代谢（metabolism，M）和排泄（excretion，E）过程，阐明生物因素、剂型因素与药物效应三者之间相互关系的学科。其中，吸收、分布和排泄统称为转运（transport），代谢也称生物转化（biotransformation），代谢和排泄合称消除（elimination）。研究生物药剂学的目的是正确评价药物制剂质量，设计合理的剂型、处方及制备工艺，为临床合理用药提供科学依据，使药物发挥最佳的治疗作用并确保用药的有效性和安全性。

药物动力学（pharmacokinetics）简称药动学，是应用动力学原理和数学处理方法，定量研究药物在体内的吸收、分布、代谢与排泄过程及其动态变化规律的一门药学分支学科。药动学是研究机体对药物处置过程的科学。药动学广泛应用于药学各个领域，用于指导新药开发和临床合理用药。

生物药剂学与药物动力学在新药研发及临床治疗中有何意义?

一、药物的体内过程

(一)药物跨膜转运

物质通过生物膜的现象叫作跨膜转运（membrane transport）。跨膜转运是重要的生命现象之一，在药物的体内转运过程（ADME）中起着十分重要的作用。药物的转运方式和生物膜特性、药物的理化性质（如脂溶性、离子化）及分子大小有关。其转运方式可分为被动转运、载体媒介转运和膜动转运。

1. 被动转运（passive transport） 是指药物从高浓度一侧向低浓度一侧转运的过程，分为单纯扩散和膜孔转运两种形式。

被动转运特点：物质从高浓度侧向低浓度侧的顺浓度梯度转运，不消耗能量；扩散过程与细胞代谢无关，不受细胞代谢抑制剂的影响；不需要载体，膜对药物无特殊选择性，不存在转运饱和现象和同类物竞争抑制现象。

2. 载体媒介转运 借助生物膜上的载体蛋白作用，使物质透过生物膜而被转运的过程称为载体媒介转运（carrier-mediated transport），可分为促进扩散和主动转运两种形式。

知识链接

促进扩散的特点：物质从高浓度侧向低浓度侧的顺浓度梯度转运，不消耗能量；扩散过程与细胞代谢无关，不受细胞代谢抑制剂的影响；需要载体，存在结构特异性，存在转运饱和现象和同类物竞争抑制现象。

主动转运的特点：药物从低浓度一侧向高浓度一侧逆浓度梯度转运，需要消耗机体能量，能量主要由细胞代谢产生的 ATP 提供；需要载体参与，存在着结构特异性和部位特异性；结构类似物能产生竞争性抑制作用，相似物通过竞争载体结合位点影响药物的转运。

3. 膜动转运（membrane mobile transport） 是指通过细胞膜的主动变形将药物摄入细胞内（胞饮与吞噬）或从细胞内释放到细胞外（胞吐）的转运过程。膜动转运需要消耗能量，同时也存在有部位特异性，如蛋白质和脂肪颗粒在小肠下端吸收较为明显。

(二)药物的吸收

药物吸收（drug absorption）是指药物从给药部位进入体循环的过程。显然，血管内给药无吸收过程，而非血管内给药都存在着吸收过程。药物的吸收可在口腔、胃、小肠、大肠、肺泡、皮肤、鼻黏膜和角膜等部位的上皮细胞膜中进行，但以胃肠道尤其是小肠吸收最为重要。由于不同吸收部位的结构和功能各异，因而药物吸收表现为不同的特点。发挥全身作用的药物只有吸收入血，达到一定的血药浓度才会出现药理效应，其作用强弱和持续时间都与血药浓度直接相关。

(三)药物的分布

药物分布（drug distribution）是指进入体循环的药物从血液向组织、细胞间液和细胞内的转运过程。大部分药物的分布过程属于被动转运，如米帕林、氯喹等；少数为主动转运，如西咪替丁、头孢噻肟等。

分布是衡量药物在不同机体组织内的相对浓度与时间关系的函数曲线，涉及药物从血液中的扩散、组织灌注、亲脂性以及与组织/血浆蛋白的结合等多个步骤。表观分布容积（V）反映了组织分布的范围。药物的分布不仅关系到药效，而且关系到药物的安全性。

（四）药物的代谢

药物代谢（drug metabolism）指药物进入机体后，在体内各种酶、体液环境作用下，发生一系列生化反应，导致药物化学结构发生改变的过程，又称生物转化。

药物代谢主要发生在肝脏或其他组织的内质网，依靠微粒体酶和非微粒体酶催化药物代谢，其代谢反应通常分为两类，即Ⅰ相反应（氧化、还原、水解）和Ⅱ相反应（结合反应），生成的代谢产物便于排出体外。还有一些药物则不发生代谢反应，以原型药物排出体外。

知识链接

药物代谢的临床意义

药物在体内的代谢与其药理作用密切相关，其临床意义主要表现为：代谢使药物失去活性，如磺胺类药物在体内经乙酰化反应后生成无活性的代谢物；代谢使药物活性降低，如氯丙嗪的代谢产物去甲氯丙嗪，其药理活性比氯丙嗪低；代谢使药物活性增强，如非那西丁在体内转化为极性更高的代谢物对乙酰氨基酚，其解热镇痛作用比非那西丁明显增强；代谢使药理作用激活，如左旋多巴在体内经酶解脱羧后再生成多巴胺，而发挥治疗作用；代谢产生毒性代谢物，如异烟肼在体内的代谢产物乙酰肼可引起肝损害。

（五）药物的排泄

药物排泄（drug excretion）指药物及其代谢产物经不同途径排出体外的过程，是药物消除的另一重要途径。肾脏排泄和胆汁排泄是最重要的药物排泄途径。挥发性药物、气体可从呼吸道排出，某些药物也可以从肠、乳腺、唾液腺或汗腺排泄。

肾脏是药物排泄的主要器官，药物从肾的排泄，是肾单位的滤过、分泌和重吸收的综合结果。肝脏的胆汁系统是分泌胆汁和除肾脏外排泄药物的最主要系统，由于存在肝肠循环（enterohepatic circulation），即当药物分泌至胆汁进入肠腔，并经门静脉重吸收回到肝脏，该过程对药效持续时间长短及是否出现毒性均具有重要意义。

二、药物体内过程的影响因素

药物体内过程的影响因素主要包括生物因素、剂型因素与药物相互作用等。

1. 生物因素

（1）种族差异　指生物种类的差异，及同种生物因地理区域或生活条件不同形成的差异。如鼠、兔、犬、猴与人的差异，或黄种人和白种人之间的差异。

（2）性别差异　指动物的雌雄差异及人的男女差异。

（3）年龄差异　指动物或人因生存的年数不同带来的生理功能差异。

（4）生理差异　生理条件改变（如妊娠）导致的药物体内过程差异。

（5）病理差异　疾病引起的病理变化导致的药物体内过程差异。

（6）遗传多样性　同种生物内个体之间的遗传变异可能会导致药物体内过程差异。

2. 剂型因素

（1）药物的理化性质　如药物粒径、溶解度、化学结构等。

（2）药物的剂型和给药途径　如口服用的片剂、皮肤用的软膏剂和静脉给予的注射剂等。

（3）制剂辅料的种类、性质和用量。

（4）制剂的配方及工艺过程。

（5）制剂的贮存条件等。

3. 药物相互作用（drug interactions）　是指某一种药物由于同时合并应用其他药物或化学物质，改变了该药的体内过程从而影响了疗效的发挥或不良反应的产生。

三、血药浓度与药物效应

药物通过各种给药途径吸收入血后，通过血液循环到达作用部位或受体部位，血液中的游离药物通过扩散进入细胞外液，或进而扩散到细胞内，与受体相结合，产生药理作用。药物在组织中的分布或在作用部位与受体的结合，是一种可逆性的生理生化过程，并且处于动态平衡之中。药物在体内达分布平衡时，虽然血液和靶位的药物浓度往往并不相等，但对绝大多数药物，特别是以被动转运方式分布的药物，其血药浓度与靶位药物浓度的比值是恒定的。由于药物效应与血药浓度间存在着相关性，血液中的药物浓度可间接地反映药物在受体部位的浓度，因此，测定血药浓度已普遍为临床接受，并成为治疗药物监测的主要方法。

四、药动学基本概念

1. 药物动力学模型

（1）房室模型　为了分析药物在体内转运的动态规律，可用多种模型加以模拟，最经典的是房室模型（compartment model），即将身体视为一个系统，系统内部按动力学特点分为若干室。这是一个便于分析用的抽象概念，是组成模型的基本单位。房室模型所指的房室不是解剖学上分隔体液的房室，而是按药物分布速度以数学方法划分的药学概念。根据药物在体内的动力学特点，隔室模型可分为单室模型、双室模型和多室模型。

（2）统计矩理论为基础的非房室模型　非房室模型法是以统计矩理论为基础，利用给药后血药浓度－时间的数据，用梯形法或经数值积分法计算血药浓度－时间曲线下面积（area under the curve，AUC），并可用于估算生物利用度、清除率、表观分布容积以及根据一次给药的剂量和代谢物的数据，估算出某一剂量转化成相应代谢物的分数值。药物通过身体的过程是一个随机过程，血药浓度－时间曲线下面积通常可看成是一种统计分布曲线，不论给药途径如何，都可以从统计学上定义3个统计矩：零阶矩、一阶矩和二阶矩。

（3）生理药代动力学模型　是在现有的人类或其他动物的解剖和生理知识以及其生物化学资料的基础上建立起来的。其模型由一系列代表器官或组织的房室组成，且假定器官或组织内药物浓度均匀分布，并将房室按一定的顺序（如血流速率等）排列构成一种流程。房室的选择要根据药效动力学、药代动力学和药物的生物化学特性以及机体解剖和生理学而定。每个房室内药物的流入、流出、积累和消除均可加以描述，并可写出质量平衡微分方程，再利用计算机分析计算。

2. 速率过程　药物从各种给药途径进入体内，并进行吸收、分布和消除，在不同位置及不同时间内发生数量的变化，必然会涉及速率过程（rate process）。体内某一部位的药物减少（转运至其他部位或原地代谢）速率（dC/dt）与该部位药物浓度（C）的关系符合：

$$\frac{dC}{dt} = -k\,C^n\ (n \geqslant 0)$$

则称该速率过程为 n 级速率过程。上式中 k 为比例常数，等号右侧的负号表示朝药物量减少的方向进行。

（1）一级速率过程　药物在体内某部位的转运速度与该部位的药量或血药浓度的一次方成正比，转运速度可用下式表示：

$$\frac{dC}{dt} = -k$$

由此可得到：

$$C = C_0 e^{-kt}$$

写成对数方程式：

$$\ln C_t = \ln C_0 - kt \text{ 或 } \log C_t = \log C_0 - \frac{k}{2.303}t$$

式中，C_t为给药后任何时候的血药浓度，C_0为起始血药浓度，k为一级速率常数（单位为h^{-1}），这种速率常数并不随体内药物浓度增大而变化。这种在单位时间内药物的吸收或消除是按恒定比例进行的药物转运速率，称为一级速率过程。因为其药动学模型是线性的，故一级速率过程又称线性动力学。

（2）零级速率过程　药物的转运速度在任何时间都是恒定的，与浓度无关。临床上恒速静脉滴注的给药速率以及控释制剂中药物的释放速度均为零级动力学过程，转运速度可用下式表示：

$$\frac{dC}{dt} = -k$$

将上式积分得：

$$C_t = C_0 - kt$$

上式表明C_t对t作图为直线，随着时间的推移，药物浓度的变化顺序为等差级数。

知识链接

药物生物半衰期

一级速率过程特点：药物生物半衰期与给药剂量无关；一次给药血药浓度曲线下面积与给药剂量成正比；一次给药情况下，尿药排泄量与给药剂量成正比。

零级速率过程特点：生物半衰期随剂量的增长而延长；药物从体内消除的时间取决于剂量的大小。

（3）Michaelis – Menten 动力学　某些药物在体内的降解速率受酶活力的限制，通常在高浓度时是零级速率过程，而在低浓度时是一级速率过程，称 Michaelis – Menten 速率过程。因速率过程在数学上呈非线性关系，故又称为非线性动力学过程。某些药物是以主动转运方式进行的，当药物达到一定浓度后，其载体被饱和，此时转运速率达到恒定值，再增加药量，转运速率不变。这类药物的动力学通常也以 Michaelis – Menten 动力学过程来描述：

$$\frac{dC}{dt} = \frac{V_m C}{K_m + C}$$

式中，V_m是表示该过程最大速率的一个常数，K_m是 Michaelis 常数，其K_m值是变化速率为最大速率一半时的浓度。

3. 药代动力学基本参数　药代动力学参数是指足以代表药物药动学特征的常数，最常指一级速率过程的参数（如k、$t_{1/2}$、Cl、V等）。

（1）速率常数（rate constant，k）　是描述速率过程的一组重要的动力学参数，它使转运速率过程用一个简单的数字表示。速率常数用"时间"的倒数为单位，如h^{-1}。测定速率常数的大小，可定量地比较药物转运速率的快慢，速率常数越大，过程越快。常用各种速率常数的含义如下。

k：一级总消除速率常数。

k_u：一级尿药排泄速率常数。

k_a：一级吸收速率常数。

k_{12}：二房室模型药物从中央室（1室）进入周边室（2室）的速率常数。

k_{21}：二房室模型药物从周边室进入中央室的速率常数。

k_{10}：二房室模型药物从中央室向体外消除的速率常数。

α：二房室模型中的一级分布速率常数。

β：二房室模型中的一级消除速率常数。

k_0：零级速率常数。

V_m：非线性动力学过程药物的最大消除速率。

K_m：Michaelis – Menten 常数，其值是变化速率为最大速率一半时的浓度。

（2）生物半衰期（biological half – time，$t_{1/2}$）　是指体内药量或血药浓度下降一半的时间。常以"$t_{1/2}$"表示，单位"时间"，如小时（h）。$t_{1/2}$ 长时消除慢，反之消除快。

一般来说，代谢快、排泄快的药物，其 $t_{1/2}$ 短；代谢慢、排泄慢的药物，其 $t_{1/2}$ 长。对于具有线性动力学特征的药物，$t_{1/2}$ 不因给药剂型、给药剂量或给药途径而改变。同一药物用于不同患者时，由于生理病理情况不同，$t_{1/2}$ 可能发生变化，因此对于安全范围小的药物或合并用药时，可通过调整用药剂量和用药间隔时间制定个体化给药方案。

（3）表观分布容积　药物进入机体后，实际上是以不同浓度分布于各组织，在进行药动学计算时，可设想药物是均匀地分布于各种组织与体液，且其浓度与血液中相同，在这种假想条件下药物分布所需的容积称为表观分布容积（apparent volume of distribution，V）。单位为 L 或 $L \cdot kg^{-1}$。因此，分布容积是一个数学概念，并不代表具体的生理空间，可用来估算在给一定剂量的药物后，人体接触药物的程度与强度。它代表给药剂量（X）或体内药物总量与血浆药物浓度（C）相互关系的一个比例常数。公式为：

$$V = \frac{X}{C}$$

（4）清除率（clearance，Cl）　是指单位时间内整个机体或某消除器官能消除相当多少毫升血中所含的药物，即单位时间消除的药物表观分布容积。单位为 $L \cdot h^{-1}$ 或 $L \cdot h \cdot kg^{-1}$。清除率可以指总清除率或器官清除率，如无特殊说明，一般所指的清除率为总清除率。总清除率等于个别清除率的总和，如肝清除率、肾清除率和其他器官清除率之和。公式为：

$$Cl = Cl_h + Cl_r + \cdots\cdots$$

（5）血药浓度–时间曲线下面积　给药后，以血浆药物浓度（简称血药浓度）为纵坐标，时间为横坐标，绘出的曲线为血药浓度–时间曲线（简称药–时曲线），坐标轴和血药浓度–时间曲线之间所围成的面积称为血药浓度–时间曲线下面积（AUC），简称曲线下面积。对于同一种药物它可用来比较被吸收到体内的总药量。这一指标在连续给药时比吸收速率更为重要。AUC 是评价制剂生物利用度和生物等效性的重要参数。

（6）达峰时间和峰浓度　达峰时间（peak time，t_{max}）指药物在吸收过程中出现最大血药浓度的时间。峰浓度（peak concentration，C_{max}）指药物在吸收过程中的最大浓度。

（7）生物利用度（bioavailability，F）　是生物药剂学的一项重要参数，是评价药物制剂质量的重要指标，也是选择给药途径的重要方法之一。它是指药物吸收进入血循环的程度和速率，是药物吸收进入血液循环的相对量或吸收程度。

知识链接

绝对生物利用度与相对生物利用度

生物利用度有绝对生物利用度与相对生物利用度之分。绝对生物利用度（absolute bioavailability，F_{abs}）是同一种药物血管外给药与静脉给药（吸收率为 100%）比较获得的药物吸收进入体循环的量。通常用血管外给药血药浓度时间曲线下面积与静脉给药血药浓度–时间曲线下面积的比值来表示。相对生物利用度（relative bioavailability，F_{rel}）又称比较生物利用度（comparative bioavailability），是以其他非静脉途径给药的制剂（如片剂和口服溶液）为参比制剂获得的药物吸收进入体循环的相对量，是同一种药物不同制剂之间比较吸收程度与速度而得到的生物利用度。

第二节 给药方案的药动学基础

一、药物治疗方案

临床使用药物时，为达到合理用药的目的，根据使用者的具体情况及药物药效学和药代动力学的特点所拟定的药物治疗计划称之为治疗方案（therapeutic regime）。其主要内容有用药品种、剂量、给药时间、给药方法、疗程、不良反应的防治措施等。

拟定治疗方案的基本要求是使血药浓度保持在有效的治疗水平且不引起毒性反应，即将血药浓度控制在最小有效浓度与最小中毒浓度之间的治疗浓度范围内。常用药物的有效治疗浓度范围可从有关文献获得。

课堂互动

治疗方案设计时，为什么经常提到"首剂加倍"？

二、单剂量给药方案

（一）静脉注射给药

单次快速静脉注射给药后，若药物在体内的分布符合一房室模型，在体内的消除为一级消除速率过程，则有

$$C = C_0 e^{-kt} = \frac{X_0}{V} e^{-kt}$$

（二）静脉滴注给药

恒速静脉滴注给药时，如果滴注速度为 k_0，整个滴注时间为 T，则

1. 从滴注开始到滴注结束：

$$C = \frac{k_0}{Vk}(1 - e^{-kt})$$

2. 滴注结束后：

$$C = \frac{k_0}{Vk}(1 - e^{-kT})e^{-k(t-T)}$$

3. 滴注过程中（即 $0 \leqslant t \leqslant T$），当 t 足够大，$e^{-kt} \to 0$，上式简化为：

$$C = \frac{k_0}{Vk}$$

此时，药物的滴注速度等于药物的消除速率，血药浓度达到稳态水平，即坪浓度：

$$C_{ss} = \frac{k_0}{Vk}$$

4. 假设 $\varepsilon = t / t_{1/2}$，由式 C、C_{ss} 得达坪分数：

$$f = \frac{C}{C_{ss}} = 1 - e^{-kt} = 1 - e^{-\frac{t}{t_{1/2}} \ln 2} = 1 - 2^{-\varepsilon}$$

一般地，$\varepsilon \geqslant 7$ 时可以认为血药浓度已达稳态水平。

5. 对于半衰期较长的药物，可以先采用快速静脉注射给予负荷剂量，使血药浓度迅速达到预期的坪浓度，然后通过静脉滴注维持，以减少血药浓度达到预期的稳态水平的时间。

（三）血管外（口服、肌内注射或其他非血管内途径）给药

单次给药后，若药物在体内的分布符合一房室模型，在体内的吸收和消除为一级消除速率过程，则有：

$$C = \frac{k_a F X_0}{(k_a - k) V}(e^{-kt} - e^{-k_a t})$$

其达峰时间为：

$$t_{max} = \frac{2.303}{k_a - k}\lg\frac{k_a}{k}$$

其峰浓度为：

$$c_{max} = \frac{F X_0}{V}e^{-kt_{max}}$$

三、多剂量给药方案

通常多数药物需要重复多次给药才能达到预期的血药浓度，并维持在有效治疗浓度范围内。多剂量给药又称重复给药，是指按一定剂量一定给药间隔多次重复给药，以达到并保持在一定有效治疗血药浓度范围内的给药方法。

对于多剂量给药，如果给药间隔时间大于药物消除半衰期的 7 倍，在下一次给药前体内药物已消除完全，药物在体内的经时过程与单剂量给药相同。如果给药间隔时间较短，下一次给药前体内的药物尚未消除完全，体内药量在多次给药后会逐渐蓄积，随着不断给药，体内药量不断增加，经过一定时间后体内药量不再增加，达到稳态。本章所讨论的内容为给药间隔时间较短的情况。

为了便于研究，规定多剂量给药时每次给药剂量相同、给药间隔时间相等。

（一）多次快速静脉注射给药

第 n 次快速静脉注射给药后，任一时刻（$0 \leq t \leq \tau$）体内血药浓度一时间关系可表示为：

$$C_n = \frac{X_0}{V}\left(\frac{1 - e^{-nk\tau}}{1 - e^{-k\tau}}\right)e^{-kt}$$

稳态血药浓度（即稳态坪浓度）可表示为：

$$C_{ss} = \frac{X_0}{V(1 - e^{-k\tau})}e^{-k\tau}$$

最高稳态血药浓度（即稳态峰浓度）可表示为：

$$C_{max}^{ss} = \frac{X_0}{V(1 - e^{-k\tau})}$$

最低稳态血药浓度（即稳态谷浓度）可表示为：

$$C_{min}^{ss} = \frac{X_0}{V(1 - e^{-k\tau})} \cdot e^{-k\tau}$$

平均稳态血药浓度可表示为：

$$\overline{C_{ss}} = \frac{X_0}{Vk\tau}$$

临床上，大多数药物常需连续多次给药才能达到治疗的目的，而这种治疗效果的保证有赖于血药浓度维持在安全有效范围内，因此，拟订方案时，其平均稳态血浓度（$\bar{C}_{ss}$）常作为一种指标计算用药剂量。

（二）多次血管外给药

第 n 次给药后，任一时刻（$0 \leq t \leq \tau$）体内血药浓度－时间关系可表示为：

$$C_n = \frac{k_a F X_0}{V(k_a - k)}\left(\frac{1 - e^{-nk\tau}}{1 - e^{-k\tau}} \cdot e^{-kt} - \frac{1 - e^{-nk_a\tau}}{1 - e^{-k_a\tau}} \cdot e^{-k_a t}\right)$$

最高稳态血药浓度（即稳态峰浓度）可表示为：

$$C_{\min}^{ss} = \frac{FX_0}{V} \left(\frac{e^{-kt_{\max}}}{1 - e^{-k\tau}} \right)$$

最低稳态血药浓度（即稳态谷浓度）可表示为：

$$C_{\min}^{ss} = \frac{FX_0}{V} \left(\frac{e^{-k\tau}}{1 - e^{-k\tau}} \right)$$

平均稳态血药浓度可表示为：

$$\overline{C_{ss}} = \frac{FX_0}{Vk\tau}$$

（三）多次静脉滴注给药

临床上多次静脉滴注给药要比单次静脉滴注给药应用得更为广泛。每次滴注固定时间 T，然后停止滴注 $\tau - T$，第 n 次给药后，任一时刻（$0 \leqslant t \leqslant \tau$）体内血药浓度－时间关系可表示为：

$$C_n = \frac{k_0}{kV} (e^{k\tau} - 1) \left(\frac{1 - e^{-nk\tau}}{1 - e^{-k\tau}} \right) e^{-k(\tau+t)} + \frac{k_0}{kV}(1 - e^{-kt})$$

达稳态时（$0 \leqslant t \leqslant \tau$）的血药浓度 C_{ss} 为：

$$C_{ss} = \frac{k_0}{kV} (e^{kT} - 1) \left(\frac{e^{-k\tau}}{1 - e^{-k\tau}} \right) \cdot e^{-kt} + \frac{k_0}{kV} (1 - e^{-kt})$$

达稳态（n→∞）停止滴注给药后 t′时的血药浓度为：

$$C_{ss}' = \frac{k_0}{kV} (1 - e^{-kT}) \left(\frac{1}{1 - e^{-k\tau}} \right) \cdot e^{-kt'}$$

稳态时，当 t＝T（即 t′＝0）时，稳态最大血药浓度为：

$$C_{\max}^{ss} = \frac{k_0}{kV} (1 - e^{-kT}) \left(\frac{1}{1 - e^{-k\tau}} \right)$$

当 t′＝τ－T 时，稳态最小血药浓度为：

$$C_{\max}^{ss} = \frac{k_0}{kV} (e^{kT} - 1) \left(\frac{1}{1 - e^{-k\tau}} \right) \cdot e^{-k\tau}$$

四、个体化给药方案

（一）个体化给药方案的设计

个体化给药方案设计包括选定最佳药物、确定剂型、给药途径、给药剂量、给药间隔、给药时间和疗程等。给药剂量包括初始剂量和维持剂量。

（二）个体化给药方案

临床上，常根据患者的实际情况和药动学参数进行给药方案设计。X_0（给药剂量）、τ（给药时间间隔）可根据半衰期、平均稳态血药浓度、最低稳态血药浓度以及稳态血药浓度的范围来进行调整。

1. 从半衰期考虑给药方案

（1）根据表观分布容积确定初始给药剂量　根据 $V = X_0/C_0$，可设定初始给药剂量即 $X_0 = V_0 * C_0$。

（2）确定给药间隔时间　一般选用 $\tau = t_{1/2}$，该方法适用于多数药物，即在一般情况下，可以直接利用。此时：

$$\overline{C_{ss}} = \frac{FX_0}{kV\tau} = \frac{FX_0}{0.693V}$$

$$X_0 = \frac{0.693 \overline{C_{ss}} V}{F}$$

$\overline{C}$，V，F 一般已知，可以求出 X_0。

也可以用下面的公式：（$\tau = t_{1/2}$）

$$\overline{X} = \frac{FX_0}{k\tau} = \frac{Ft_{1/2}X_0}{0.693\tau} = 1.44FX_0$$

$$\frac{\overline{X}}{X_0} = 1.44$$

$$\overline{X} = 1.44X_0 \quad （血管给药）$$

$$\overline{X} = 1.44FX_0 （非血管给药）$$

该给药方案的特点：不会在体内造成很大的蓄积（$1 \sim 4$ 次/天），用药较安全。半衰期太短或太长时就不行了。

应注意患者消除速度常数的变化（表示患者的实际真实半衰期已经改变）。

（3）首剂加倍 维持剂量 X_M，初始剂量 X^*，当 $\tau = t_{1/2}$

$$X^* = \frac{X_M}{1 - e^{-k\tau}}$$

$$X^* = 2X_M$$

药量一开始就在 C_{max}^{ss} 与 C_{min}^{ss} 之间波动，有利于治疗。

半衰期特别长的药物，达稳态需要时间长，不利于治疗。

2. 根据平均稳态血药浓度制订给药方案 以平均稳态血药浓度作为制订给药方案的依据。

公式：

$$\overline{C_{ss}} = \frac{FX_0}{kV\tau} = \frac{FX_0}{Cl\tau}$$

$$X_0 = \frac{\overline{C_{ss}} \cdot \tau \cdot Cl}{F} \quad （非血管给药）$$

已知稳态平均血药浓度（希望值），已知药动参数 F、Cl，假设 τ，则可求出给药剂量 X_0。

关于 τ 的设计，除考虑半衰期以外，还要考虑有效浓度范围。

如果药物治疗血药浓度范围窄，且半衰期很短，可选择频繁多次给药，每天给药次数可超过 4 次。

案例解析

【实例】已知头孢氨苄生物利用度 F 为 0.9，$t_{1/2}$ 为 1.0 小时，V 为 0.26 L·kg^{-1}。

（1）若患者每 6 小时给药一次，剂量为 7.5 mg·kg^{-1} 时，求 $\overline{C_{ss}}$。

（2）若保持 $\overline{C_{ss}}$ 为 4.5 μg·ml^{-1}，每 6 小时给药一次，求给药剂量 X_0。

【解析】

（1）$\overline{C_{ss}} = \dfrac{FX_0}{kV\tau} = \dfrac{0.9 \times 7.5}{\dfrac{0.693}{1} \times 0.26 \times 6} = 6.2 \ \mu g \cdot ml^{-1}$

（2）$X_0 = \overline{C_{ss}}kV\tau \cdot \dfrac{1}{F} = 4.5 \times \dfrac{0.693}{1} \times 0.26 \times 6 \times \dfrac{1}{0.9} = 5.4 \ mg \cdot kg^{-1}$

若患者每 6 小时给药一次，剂量为 7.5 mg·kg^{-1} 时，$\overline{C_{ss}}$ 为 6.2 μg·ml^{-1}。若保持 $\overline{C_{ss}}$ 为 4.5 μg·ml^{-1}，每 6 小时给药一次，给药剂量 X_0 为 5.4 mg·kg^{-1}。

3. 根据稳态血药浓度变化的范围制订给药方案

使 C_{max}^{ss} = 治疗窗口浓度的上限，C_{min}^{ss} = 治疗窗口浓度的下限：

$$C_{max}^{ss} = \frac{X_0}{V(1-e^{-k\tau})} \text{（血管给药）}$$

$$C_{min}^{ss} = \frac{X_0}{V(1-e^{-k\tau})} \cdot e^{-k\tau} \text{（血管给药）}$$

$$\tau = \ln \frac{C_{max}^{ss}}{C_{min}^{ss}} / k$$

希望稳态血药浓度在一定范围内变化，已知 $t_{1/2}$ 和 V，检查给药剂量和 τ 是否合适。

4. 根据最低稳态血药浓度制订给药方案

希望给药剂量所产生的血药浓度高于最低稳态血药浓度，使用下式进行计算：

$$C_{min}^{ss} = \frac{k_a F X_0}{(k_a - k)V}\left(\frac{1}{1-e^{-k\tau}}\right)e^{-k\tau} \text{（非血管给药）}$$

已知所有参数，求算给药剂量 X_0。

五、药动学研究

药物动力学的研究技术与思路日益完善，其研究内容与研究对象也实现了从宏观走向微观，从单组分到多组分，从单靶点向多靶点的跨越。下面将从药物动力学研究的新理论、新方法与新技术三方面介绍本研究领域的一些最新进展。

（一）药物动力学研究的新理论

1. 细胞药物动力学（cellular pharmacokinetics） 是将细胞视为一个整体，定量研究药物在细胞内吸收、转运、分布、代谢和排泄的动力学过程，阐明药物在细胞内的处置规律，预测药物在细胞内的靶向性及药动学－药效学的关系。细胞药物动力学的研究需要整合先进的现代分析技术及细胞和分子生物学研究技术，并进行细胞破碎以及亚细胞器的分离，同时还需联合高分辨率的检测技术对细胞/亚细胞内的药物摄取、转运、代谢以及外排动力学过程进行定量研究。细胞药物动力学在药物的筛选、靶向制剂的设计、阐明药物作用机制以及指导药物的合理应用等方面具有重要的意义。

2. 代谢组学（metabonomics / metabolomics） 主要是通过对机体内的代谢物进行全面的定性定量分析，阐述机体处于正常生命状态及内外环境变化后代谢过程的动态变化规律。它所关注的对象是代谢组，即生物样本中相对分子质量小于 1000 的内源性分子代谢物，反映的是内部因素或外界刺激所导致的细胞或组织代谢应答变化。代谢组学的应用可以更加全面、清晰地阐明药物的作用机制及其作用靶点，对于疾病的诊断与个性化药物治疗有着重要的意义。

3. 毒代动力学（toxicokinetics） 是一门新兴的、涉及药代动力学和毒理学研究的边缘性分支学科，它运用药代动力学原理和方法，定量研究毒性剂量下药物在动物体内的吸收、分布、代谢、排泄过程和特点，进而探讨药物毒性发生和发展的规律。毒代动力学的研究一般包括在毒性研究中进行单剂量、多剂量、遗传毒性、生殖毒性、致癌毒性的试验以及特殊药物的毒代动力学研究，实际工作中应根据需要确定具体的研究内容。毒代动力学的研究有助于了解药物的全身暴露情况，在临床给药剂量的确定、毒性种属差异比较和药物安全性评价等多方面都具有非常重要的意义。

（二）药物动力学研究的新方法与新技术

1. 计算机模拟技术 近年来，随着计算机辅助设计的发展，计算机模拟技术在药物动力学研究中得到了广泛的应用，具体可分为两方面：分子模拟和数据模拟。分子模拟包括蛋白质模拟，它是运用理论方法平行测定，这样有助于抵消相对较长的分析时间。在数据模拟中，定量构动关系（quantitative structure pharmacokinetic relationship，QSPR）是常用的方法，它是以分子结构描述符为基础，使用一定的计算方法和软件，通过建模来了解化合物的分子结构、性质和 ADME 参数之间的关系。QSPR 的研究有助于对候选化合物的药动学特性进行预测，对于药物的设计和研发具有指导意义。

此外，计算机模拟技术还可用于药物的临床研究领域，它是通过对生物系统的病理生理学和治疗药理学建立数学模型，以仿真的方法模拟试验设计人体行为、疾病进程和药物行为，来模拟虚拟研究对象的反应。作为药物研发的一部分，计算机模拟技术可为药物临床研究提供更为科学和客观的依据，有效地解决新药研发周期长、研制成本高等制约新药研发的现实问题。

2. 指纹图谱技术　是随着现代分析技术发展而诞生的一种从整体上研究复杂物质体系的技术，它具有信息量大、特征性强、整体性和模糊性等特点。借助指纹图谱的优势进行药物动力学研究，能够将可知化学成分的指纹和体内过程从数量上联系起来，进而有助于研究药物活性成分及有效部位在体内吸收、分布、代谢、排泄的动态变化规律。

3. 药物基因组学与生物芯片技术

（1）药物基因组学（pharmacogenomics）　是以提高药物疗效及安全性为目标，研究药物体内过程差异的基因特性，以及基因变异所致的不同患者对药物的不同反应，并由此开发新药和指导合理用药的学科。它主要研究药物体内过程相关蛋白基因的多态性，包括药物代谢酶的基因多态性、药物受体基因的多态性、药物转运基因和疾病通路基因的多态性。药物体内过程相关蛋白的基因多态性的存在可能导致许多药物在治疗过程中的药动学行为、药效和不良反应存在个体或种族差异。因此，药物基因组学的发展将促使临床药物治疗由诊断定向治疗向基因定向治疗的转变，为临床个体化给药开辟新途径。

（2）生物芯片技术　是随着人类基因组研究，在最近几年出现的一种高新技术。它是指通过微加工技术和微电子技术在固相基质表面构建的微型生物化学分析系统，以实现对生命机体的组织、细胞、蛋白质、核酸、糖类以及其他生物组分的准确快速与大信息量的检测。利用生物芯片技术可进行基因功能及其多态性的研究，以确认与药物效应及药物吸收、代谢、排泄等相关基因，并查明这些基因的多态性，从而促进药物基因组学的发展。

4. 基因转染与基因敲除

（1）基因转染技术（gene transfection）　是指将具有生物功能的核酸转移或运送到细胞内并使核酸在细胞内维持其生物功能的技术。核酸主要包括 DNA 和反义寡核苷酸。RNA 干扰技术（RNAi，包括 siRNA 和 miRNA）可用于反义寡核苷酸的转染，进而考察目的基因的功能。小干扰 RNA（small interfering RNA，siRNA）作为外源性的 RNA，通常借助于质粒、病毒或阳离子脂质体试剂法等手段从细胞外运送至细胞内，可特异性地激发与之互补的目标 mRNA 沉默，从而产生下调基因的作用。近年来，基因转染技术已被广泛应用到药物代谢动力学的研究中，且已成为体外研究转运体和药物代谢酶的重要手段。

（2）基因敲除技术（gene knock – out）　是指将一个结构已知的基因去除，或用其他序列相近的基因取代，然后从整体观察实验动物，推测相应基因功能的技术。通过基因敲除技术可特异性地研究目的基因的功能对动物整体药物代谢动力学的影响。基因敲除技术目前被广泛应用于药物转运体和药物代谢酶的研究，为新药开发提供了一条与人体内环境近似而又基于整体动物水平的高通量筛选途径。

第三节　特殊人群药动学

课堂互动

临床上，哪些群体用药风险较成人高？试讨论其原因。

一、儿童

1. 药物吸收　与成人相比，婴幼儿（出生后 28 天到 3 周岁）胃酸分泌较少，胃液 pH 较高，胃排空慢，肠蠕动不规则，胆汁分泌功能不完全，对弱碱性药物的吸收增加，对弱酸性药物的吸收减少。

2. 药物分布 婴幼儿脂肪含量较成人低。脂溶性药物不能充分与之结合，血浆中游离药物浓度较成人高，容易发生过量中毒。随着年龄的增长，脂溶性药物的分布容积逐渐增大，水溶性药物的分布容积逐渐减小。新生儿和婴幼儿血浆白蛋白与药物的结合力低于成人，致使药物在血中的游离浓度增高，容易引起中毒。儿童（0~14岁）血-脑屏障不完善，多种药物能通过，有可能引发不良反应。

3. 药物代谢 药物代谢酶的活性一般随年龄增大而逐渐成熟，到1~2岁时，主要酶系活性达到成人水平。新生儿肝脏的相对重量约为成人的2倍，但由于药物代谢酶的活性低，药物代谢慢。婴幼儿肝脏的相对重量约为成人的1.5倍，对药物的代谢快于新生儿，甚至快于成人。应注意根据婴幼儿的成长状况（如体重、体表面积）设计给药剂量。

4. 药物排泄 新生儿和婴幼儿的肾小球滤过率、肾小管分泌功能均低于成人，肾脏的浓缩功能和重吸收功能也不完善，但随着年（月）龄增长，肾小球滤过率、肾小管分泌能力和肾血流量迅速增加，在6~12个月时接近成人水平，其后随着年龄增长，肾功能可超过成年人。对于一些主要经肾排泄的药物，婴幼儿的排泄速率高于成人。

二、老年人

1. 药物吸收 老年人随着年龄的增长，消化道生理功能和组织形态的改变会极大地改变药物吸收的速率和程度，例如，老年人胃酸分泌减少，胃液的pH升高，可影响口服药物的崩解度、溶解度和解离度，使药物吸收减少等。

2. 药物分布 老年人的血浆白蛋白含量减少，这主要与肝脏合成白蛋白能力衰退有关。老年人血浆白蛋白含量比年轻人减少约20%，当全身营养状况差、虚弱或患病严重时，白蛋白水平下降更为明显。所以，老年人应用高血浆白蛋白结合率药物时，如普萘洛尔、华法林等药物，可因体内药物蛋白结合率下降，而使游离型药物浓度增高、药效增强，甚至发生毒性作用。此时，一般应调整（减少）用药剂量以防发生不良反应。同时，应注意由于不同药物对血浆蛋白结合存在竞争性置换作用，同时服用2种以上高血浆蛋白结合率药物，可发生共同竞争与蛋白质结合，改变游离型药物浓度、作用强度和作用持续时间。

3. 药物代谢 许多药物主要在肝脏内代谢。老年人随着年龄的增长，肝脏的重量减轻，血流量减少，功能性肝细胞数量减少，肝微粒体酶活性降低，致使老年人的药物代谢能力下降，解毒功能明显减退。特别对具有肝脏首过效应的药物影响更为明显，使药物的血药浓度增高，消除半衰期延长，如苯巴比妥、乙酰氨基酚等。

4. 药物排泄 肾脏是药物主要排泄器官，随着年龄增长，老年人的泌尿系统发生变化，肾脏重量减轻，肾血管硬化，肾血流减少，肾小球滤过率降低，肾小管分泌功能和重吸收功能降低，从而使老年人的药物排泄能力下降，特别对主要从肾脏排泄的药物影响更大，使药物排泄缓慢，消除半衰期延长，清除率降低，血药浓度增加，药物容易在体内蓄积而产生毒性作用。例如地高辛、氨基糖苷类抗生素等药物用于老年人时均应调整剂量和治疗方案。

案例解析

【实例】 卡那霉素在20~50岁正常人群体内的消除半衰期为1.78小时，而在大于70岁人群体内的消除半衰期为4.70小时。请对此现象进行分析。

【解析】 卡那霉素为主要经肾排泄的药物。老年人肾功能减退，肾小球滤过率降低，肌酐清除率下降，使卡那霉素经肾排泄减慢，肾清除率降低，因此导致卡那霉素血浆半衰期延长。

三、妊娠与哺乳期妇女

1. 药物吸收　妊娠期胃排空变慢，肠道蠕动能力下降，使口服药物吸收变慢，达峰时间延迟。妊娠早期和中期胃酸分泌减少，晚期胃酸分泌增加，可影响弱酸性和弱碱性药物的吸收。孕期的恶心、呕吐等也会对药物的吸收产生不良影响。妊娠期肺的通气量和血流量增加，可促进药物经肺吸收。妊娠期分子量小、脂溶性大、解离度小的药物容易透过胎盘屏障。

2. 药物分布　妊娠期体液平均增加 8L，血容量也相应增加，但血浆增加多于红细胞增加，表现为药物的表观分布容积明显增大，水溶性药物尤其明显，血药浓度峰值下降，维持同样的药效可能需要增加给药剂量。血浆容积的增加还使血浆蛋白浓度降低，同时妊娠期内源性皮质激素和胎盘激素占据蛋白结合位点，导致药物与血浆蛋白结合降低，游离药物浓度升高，不仅可使药效增强，而且药物更易透过血－脑屏障和胎盘屏障，对中枢神经系统以及胎儿产生影响。由于脐血流量随妊娠时间增加而增多，使药物在胎盘的分布也增多，同时也延长了药物在胎儿与母体间的扩散时间。胎盘在发育过程中也会生成许多蛋白质，药物与其结合会延迟或无法进入胎儿体内。

3. 药物代谢　对于妊娠期的母体，孕酮可诱导肝代谢酶活性，使一些药物（如苯妥英钠）的肝代谢加快；而另一些药物（如茶碱和咖啡因）由于黄体酮和雌二醇竞争性抑制肝药酶，使药物的肝代谢变慢。妊娠期的高雌激素水平可使胆汁淤积在肝脏，药物胆汁排泄减少。此外，胎盘和胎儿也能代谢药物，但胎儿肝脏代谢酶活性较低；另约有50%的胎儿循环（脐静脉）不经过肝脏，导致药物代谢较慢，作用时间延长，药效增强。

4. 药物排泄　妊娠期肾血流量和肾小球滤过率增加，主要经肾排泄的药物清除明显加快；但在妊娠晚期，仰卧位时肾血流量减少，药物作用时间可延长。此外，妊娠高血压伴有肾功能障碍的母体药物排泄变慢，易造成药物蓄积。胎盘是胎儿药物排泄最重要的器官，药物代谢后常生成极性大、脂溶性低的产物，不易通过胎盘转运回母体，易引起中毒，如沙利度胺的代谢物在胎儿体内的蓄积可导致胎儿畸形。

此外，还需注意哺乳期妇女用药后对乳婴的影响。多数药物在乳汁中的药量非常有限，不会导致乳婴体内达到有效治疗量。因此，哺乳期妇女在使用安全性高的药物时不必停药，但需要调整给药时间，以避免在乳汁药物浓度峰值时进行哺乳。但大部分镇静催眠药由于脂溶性较大，在乳汁中的浓度和药量足以使部分乳婴出现药理作用。如母体服用苯巴比妥，可使乳婴出现镇静和吸吮反射消失；母体吸食阿片类毒品，可使乳婴成瘾。

四、特殊嗜好人群

（一）嗜烟者的药动学

1. 药物吸收　吸烟可使食欲减退，并明显延长胃排空时间，使一些口服药物的吸收减缓。胃、十二指肠溃疡患者吸烟，可影响溃疡愈合，甚至加重消化道出血，并间接影响口服药物的吸收。糖尿病患者吸烟，胰岛素自皮下吸收减少，因此要产生相应的血药浓度，吸烟者给药剂量要增加15%～30%。应用布地奈德吸入剂治疗哮喘时，不论是否合并茶碱治疗，只有不吸烟者才有显著疗效。吸烟使皮质类固醇的吸收减少。

2. 药物代谢　烟油中含有大量的多环芳香烃类化合物，是烟油中的致癌物质，是肝脏 CYP1A1、1A2 和 2E1 的强诱导剂，经这些酶代谢的药物消除变快，血药浓度降低，半衰期缩短，疗效减弱。受吸烟影响显著的药物包括咖啡因、茶碱、胰岛素、氯氮平、奥氮平等。

3. 药物排泄　吸烟使维生素 C、肝素等药物的消除加快。

（二）嗜酒者的药动学

1. 药物吸收　高浓度乙醇可延迟胃排空，因而影响某些药物的吸收，其影响因乙醇的浓度不同而不同。酒精依赖的患者不但胃排空延迟，胃肠道转运也有改变。

2. 药物代谢　乙醇主要在肝脏经乙醇脱氢酶催化代谢。乙醇对细胞色素 P450（CYP450）同工酶的影响呈双向性，与饮酒时间、饮酒量和个体差异等均有关。长期大量饮酒可诱导 CYP2E1 活性增强。短时间内大量饮酒，乙醇通过直接与药物竞争 CYP2E1 结合而产生药酶抑制作用。

微课

第四节　疾病状态下的药动学

药物的代谢动力学过程受到机体生理和病理变化情况的影响。在肝、肾功能异常及心衰等疾病状态下，由于机体的微环境发生改变，导致某些内源性物质尤其是药物的代谢酶、转运体等的表达及活性发生改变，使药物的吸收、分布、代谢和排泄过程发生改变，从而使药物的血浆暴露量、清除和半衰期等药动学特征发生显著变化。因此，在给这些患者进行药物治疗时，需要充分掌握药物在相应疾病状态下临床药动学的特殊变化情况及其机制，根据患者的具体情况制定个体化给药方案，提高临床用药的疗效并降低药物不良反应的发生率。

课堂互动

讨论疾病状态下药动学的变化情况及其在临床治疗中的意义。

一、肝脏功能异常

肝脏是机体内、外源性物质进行代谢和解毒的主要器官，也是药物代谢的重要场所。在肝脏功能异常时，多种因素会导致药物的药动学发生改变，主要包括以下因素。

（一）药物血浆蛋白结合率改变对药动学的影响

血浆中药物与血浆蛋白结合的程度会影响药物的表观分布容积。肝脏不仅是重要的代谢器官，而且也是蛋白质合成的重要场所，肝脏疾病会导致肝合成的血浆蛋白减少，使药物的血浆蛋白结合率降低。药物的分布与血浆蛋白结合程度密切相关，非结合的游离药物易于透过细胞膜，有利于向其他组织和器官分布，具有重要的临床意义。如肝硬化时由于肝脏中某些酸性蛋白的合成减少，导致弱碱性药物利多卡因的游离浓度升高。肝脏功能不全也会引起机体的一些内源性物质发生蓄积，如血浆中游离脂肪酸、胆红素和尿素等可与药物竞争血浆蛋白的结合位点，从而使药物的血浆蛋白结合率降低，游离药物的暴露量增加，这可能会增加临床疗效，但也容易导致血药浓度升高引起毒副反应。

（二）肝脏清除率改变对药动学的影响

肝脏是机体参与药物清除的重要器官。药物的肝清除率是指在单位时间内肝脏清除药物的总量与当时血浆药物浓度的比值，其受肝血流速度、肝药酶活性和药物游离率等因素的影响。经肝脏清除的药物可以分为高抽提比和低抽提比两类。前者受肝脏代谢影响较大，口服给药后首过消除明显，生物利用度低。但在肝脏功能异常的情况下，肝血流速度和肝药酶活性降低，药物的肝清除率下降，容易导致药物在体内蓄积。如肝硬化时，肝血流速度会显著下降，这将导致肝血流限速型药物利多卡因的肝清除率降低，血药浓度升高。

肝脏是药物代谢的主要器官，肝脏病变会导致药物的代谢速率发生改变。在某些慢性肝病时，如在发生肝硬化时，机体对 CYP3A、CYP1A、CYP2C19 和 CYP2E1 等 P450 酶亚家族和亚型的表达量和活性明显降低。P450 酶活性降低会导致经肝脏代谢药物的代谢减慢，容易导致药物疗效增强或甚至在体内蓄积中毒。如肝功能异常患者硬膜外注射罗哌卡因后，其代谢显著减慢，血药浓度升高。对于前药则相反，代谢减慢往往导致临床治疗失败。如肝功能异常患者的 CYP2C19 活性降低会导致氯吡格雷的代谢减慢，导致其活性代谢产物的浓度降低，影响临床抗血小板作用。

知识链接

炎症对 P450 酶的影响

干扰素和促炎细胞因子可以下调体内和体外肝细胞中 P450 酶的表达，这些物质被认为是导致炎症状态下 P450 酶下调的主要原因。研究显示 TNFα、IL－1β 和 IL－6 能够下调人原代肝细胞中多种 P450 酶亚型的表达，IL－2 可通过 Kupffer 细胞间接调节肝细胞 P450 酶的表达；其中 CYP3A4 是受炎症影响较大的亚型。

除 P450 酶外，一些非 P450 酶在肝脏疾病患者中的含量和活性也有不同程度的改变。Ⅱ相代谢酶葡萄糖醛酸转移酶（UGT）和硫酸转移酶（SULT）等在不同程度肝脏疾病状态下的表达与活性都可能发生改变，也会引起药物的Ⅱ相代谢发生改变，从而影响其药动学。

总而言之，肝脏作为机体重要的代谢器官，其功能异常对临床药物药动学的影响极其复杂，受到多种因素的影响。受肝血流量减少、蛋白结合率降低和肝清除率下降等因素的影响，导致多种药物的血药浓度升高，血浆半衰期延长，容易在体内蓄积，甚至引发毒性反应。

二、肾脏功能异常

肾脏是药物排泄的重要器官，大多数药物以原型或其代谢产物形式随尿液经肾脏排泄。按照药物的消除途径可分为主要经肾消除的药物（原药经尿液排泄总量≥30%）和非肾消除的药物（原药经尿液排泄总量<30%）。在肾脏功能异常时，肾血流量、肾小球滤过率和肾小管重吸收等发生改变，导致经肾排泄药物的药动学发生显著变化。此外，肾功能异常时药物的药动学变化还与药物自身的理化性质密切相关。因此，肾功能异常时应注意临床用药种类和剂量的调整，必要时需进行治疗药物监测，以保证治疗药物的安全、有效。

（一）肾脏功能异常对药物吸收和生物利用度的影响

严重肾功能异常时可导致药物吸收减少，生物利用度降低。尿毒症是慢性肾功能不全的终末期，尿毒症合并消化道病变容易导致消化道发生水肿、炎症、糜烂和溃疡等，从而引起胃肠道功能紊乱出现恶心、呕吐和腹泻，使药物在胃肠道内的停留时间缩短，导致药物的吸收减少。但是，肾功能异常时引起消化道的吸收障碍也会引起某些药物的首过效应降低，导致生物利用度上升。尿毒症血液透析或腹膜透析合并腹膜炎使肠蠕动减弱，造成胃排空延缓，也会影响药物的吸收。肾功能异常导致肾脏对机体代谢的代谢物排泄功能障碍，使血氨和胃内氨浓度升高、胃内 pH 升高，导致弱酸性药物的解离度增大，引起弱酸性药物吸收减少、生物利用度降低。

（二）肾脏功能异常对药物分布的影响

肾脏功能异常时，药物的血浆蛋白结合率、机体体液容积改变、尿毒症毒素蓄积和酸碱平衡紊乱等因素都可能会影响药物在体内的分布。肾功能不全低蛋白血症导致某些药物的血浆蛋白结合率降低，及尿毒症引起毒素的蓄积而竞争药物与蛋白的结合位点，都会使游离型药物浓度升高而有利于向组织分布，使药物的表观分布容积增大。肾功能异常时因肾小球滤过率降低容易导致水钠潴留出现的水肿、体腔积液可影响药物的表观分布容积。代谢性酸中毒时，血 pH 降低使弱酸性药物的非解离型部分增加，导致细胞内药物蓄积，从而间接影响药物的分布。

（三）肾脏功能异常对药物代谢的影响

肾脏功能严重异常时，肾脏的代谢能力会降低，容易出现药物毒性反应。肾功能不全会导致肾小球滤过功能降低，引起药物及其代谢产物排泄减少导致蓄积，过量代谢产物的蓄积又会干扰原药的代谢。尿毒症患者产生的毒素以及继发的各种内环境紊乱也可能会影响肝脏和肾脏的代谢酶作用。肾脏中含有的某些细胞色素 P450 酶、葡萄糖醛酸转移酶和硫酸转移酶等，其在正常情况下能参与某些药物的 I 相和 II 相代谢。当肾功能异常时这些酶的活性下降，会导致某些药物的代谢受阻。如肾功能下降时，肾脱氢肽酶活性降低，导致亚胺培南的代谢减弱。

（四）肾脏功能异常对药物排泄的影响

肾功能异常时，经肾脏排泄的药物及其代谢产物排泄速度减慢，容易在体内蓄积，使药物的消除减慢、血浆半衰期延长，药理作用增强的同时也可能会产生毒副反应。肾功能不全常可导致肾血流量减少，进而使肾小球滤过、肾小管分泌功能障碍，最终出现药物的排泄受阻而产生蓄积。某些需经肾小球滤过才能排出体外的药物的排泄减慢，消除半衰期延长，如利尿剂、地高辛和氨基糖苷类抗生素等。某些以 II 相代谢为主的药物主要以葡萄糖醛酸或硫酸结合物形式经肾脏排出体外。肾功能异常时，药物的 II 相代谢产物不能及时被肾脏排出，会导致这些结合物被进一步的分解或形成肠肝循环，导致血药浓度异常升高。如肾功能不全会导致舒芬太尼和瑞芬太尼的代谢产物去甲舒芬太尼和瑞芬太尼酸在体内蓄积。

案例解析

【实例】 肾功能异常的患者需要使用万古霉素进行抗感染治疗时，临床药师应如何设计个体化用药方案？

【解析】 万古霉素主要经肾消除，给药剂量的 90% 以原型在给药 24 小时内从尿液中排出。因此，通常可根据肌酐清除率（Cl_{cr}）的变化情况，计算出患者肌酐清除率和正常人肌酐清除率的比值 R，然后根据 R 设计给药方案。若正常人肌酐清除率为 100ml/min，患者的肌酐清除率为 50 ml/min。按照万古霉素的正常用法用量为 1g，每 12 小时 1 次，则：

$$R = \frac{Cl_{cr(p)}}{Cl_{cr(n)}} = \frac{50}{100} = 0.5$$

（1）给药剂量不变，给药间隔时间延长：

$$T = \frac{t}{R} = \frac{12}{0.5} = 24$$

式中，T 表示患者的给药间隔时间，t 表示正常人的给药间隔时间；根据上式计算得出该患者的给药间隔时间应为 24 小时。

（2）降低给药剂量，给药间隔时间不变：

$$D = Rd = 0.5 \times 1 = 0.5$$

式中，D 表示患者的给药剂量，d 表示正常人的给药剂量；根据上式计算得出该患者的给药剂量应为 0.5g。

以上给药方案符合《万古霉素临床应用中国专家共识》中对肾功能异常患者使用万古霉素时需要调整给药剂量或给药时间间隔的要求。

总之，肾功能异常时，多种因素会导致药物在体内的处置过程发生改变，使药物在体内发生蓄积，甚至引起机体发生毒性反应，因此，临床药物治疗过程中应根据患者的具体临床情况，并通过必要的临床监测手段，以实现临床用药安全、有效。

三、心衰患者

心力衰竭简称心衰，是心脏受损导致心功能异常的一种疾病。心衰会引起多个器官的病变，包括心血管、肾脏、消化系统等多系统功能异常，从而影响药物的药动学特性。心衰时，血流动力学改变、心肌能量代谢降低、心肌收缩无力、水钠潴留和交感神经功能亢进等一系列病理因素影响，导致药物的药动学发生改变。

（一）心衰对药物吸收的影响

心衰会导致口服药物在胃肠道的吸收减少，使其生物利用度降低。心衰时由于受到循环血流量减少、胃排空速度减慢和肠道黏膜水肿等因素的影响，导致药物的吸收受到影响。心排血量减少可导致肠灌注的减少和黏膜缺血，进而导致胃肠功能紊乱，导致吸收障碍。在代偿性心衰患者中，除了合并肝或肾功能不全外，口服药物的吸收未发生显著的改变。但在失代偿性心衰患者中，某些口服药物的吸收可发生显著改变。如在代偿性慢性心力衰竭患者中 ACEI 类药物的 AUC 没有或只有微小的改变，而失代偿性心力衰竭患者口服 ACEI 类药物后 AUC 显著增加。

（二）心衰对药物分布的影响

心衰时，心脏收缩功能降低，心输出量降低和机体组织的血液供应减少，导致药物的表观分布容积降低。心衰引起心脏循环系统障碍，导致有效循环血流量降低，容易使药物的分布减少。当血流量减少时，机体会减少对四肢和胃肠道等的供血，使药物的分布受阻。由心衰引起的水肿、肝淤血、肺淤血也会引起药物的表观分布容积发生改变。心衰合并肝淤血时引起肝功能下降，使肝脏的蛋白合成减少，导致药物的血浆蛋白结合率下降，游离型药物浓度增加。如利多卡因和普鲁卡因在心衰患者体内的分布容积显著降低。

（三）心衰对药物代谢的影响

心衰引起的供血和供氧不足会影响药物的代谢。心衰时低氧血症、肝淤血和酸中毒等多种因素会使酶活性下降，导致药物的代谢减弱。如严重心衰合并肝脏淤血时，会导致利多卡因的半衰期显著延长。此外，心衰时引起肠内灌流不足和充血，不但可导致肠道形态、通透性和功能发生改变，而且还会引起肠道菌群失调，导致药物的代谢受到影响。

（四）心衰对药物排泄的影响

在代偿性心衰患者中，心排血量和肾血流量的减少对肾小球过滤率没有显著的影响，对药物的排泄影响不大。但在失代偿性心衰患者中，由于心排血量明显减少，导致肾、肝和肺等血流量显著减少，可导致药物的消除减少。

四、其他疾病状态

胃肠道疾病导致胃排空速度减慢、肠蠕动减弱、肠道黏膜水肿及肠道菌群失调等因素的改变，可导致药物药动学特征发生变化。内分泌系统病变如甲状腺功能亢进或低下及糖尿病时，由于机体代谢紊乱，也会导致药物的药动学发生改变。

第五节　药动学相互作用

随着人类疾病谱的不断变化，联合用药几乎覆盖了临床所有的治疗领域。但由于对联用药物间的潜在相互作用认识不足，导致部分药物在联用的过程中出现多种药物不良反应。药物 – 药物相互作用（drug – drug interaction，DDI）主要可分为理化相互作用、药动学相互作用和药效学相互作用。其中，药动学相互作用可发生在吸收、分布、代谢和排泄多个阶段，发生率较高，且在临床上不易觉察，是导致临床药物治疗失败，或产生毒副反应等严重不良反应的重要因素。由于大部分药物在体内的吸收和处置过程都需要细胞色素 P450 酶和药物转运体的参与。因此，合用药物对 P450 酶活性或药物转运体功能的影响，是导致药物间发生药动学相互作用的主要原因。此外，合用药物对胃液 pH、胃肠蠕动功能影响及络合作用等也可能会引起药动学相互作用。

一、药物吸收过程

（一）影响转运体功能

转运体蛋白是位于机体细胞膜上的一类转运蛋白，分布在小肠、肝和肾等组织和器官中细胞的顶侧膜或基底侧膜上，主要参与内源性和外源性物质的转运。药物经转运体转运是一个需要消耗能量的主动转运过程，可分为原发性主动转运和继发性主动转运。根据转运体的转运途径和转运机制的不同，可分为摄取型转运体和外排型转运体。摄取型转运体主要包括有机阴离子转运体（OAT）、有机阳离子转运体（OCT）、有机阴离子转运多肽（OATP）和寡肽转运体（PEPT）等；外排型转运体主要包括 P - 糖蛋白（P - gp）、多药耐药相关蛋白（MRP）、乳腺癌耐药相关蛋白（BCRP）及胆酸盐外排泵（BSEP）等，其中，P - gp 是研究最多的外排转运体。

P - gp 的外排作用与肿瘤细胞多药耐药性和药物吸收差有关。P - gp 的底物较为广泛，包括临床常用的很多抗肿瘤药物、免疫抑制剂、抗 HIV 蛋白酶抑制剂、激素和地高辛等；其抑制剂包括临床常用的钙通道拮抗剂、抗心律失常药和抗真菌药等。BCRP 的底物与 P - gp 和 MRP 有部分重合，包括多种临床常用的抗肿瘤药物。BCRP 可限制抗肿瘤药物如托泊替康、米托蒽醌和阿霉素等的肠道吸收。临床研究显示，在托泊替康和 Elacridar（P - gp 和 BCRP 的强抑制剂）同时使用时，会导致托泊替康的 AUC 和 C_{max} 同时增加 3 倍左右。当患者长期服用 P - gp 的诱导剂利福平后，则会使地高辛的 AUC 及 C_{max} 均显著降低。

（二）影响代谢酶活性

P450 酶代谢酶在肠道中也有表达，其中 CYP3A4 在肠道中的表达仅次于肝脏，这些代谢酶能促使其底物药物进行代谢，导致药物的吸收减少。肠道 CYP3A4 和 P - gp 对药物药动学过程具有极其重要的作用，而且这二者之间存在耦联作用，成为口服药物吸收的屏障。其相关机制可能是口服药物进入肠道上皮细胞后不但可被 CYP3A4 代谢，而且在肠道 P - gp 的作用下，可将肠道上皮细胞内药物不断外排至肠腔，使药物在肠道上皮细胞与和肠腔之间形成一个连续的肠循环，从而减少药物进入体循环。因此，CYP3A4 和 P - gp 耦联可减少药物吸收，导致其生物利用度显著降低。由于 P - gp 和 CYP3A 的抑制剂往往具有重叠性，合用 P - gp 抑制剂时，其不但可以抑制 P - gp 的外排功能减少药物的肠循环次数，而且还可抑制 CYP3A4 对药物的代谢，从而显著增加药物的吸收。

（三）影响胃肠道 pH 及蠕动功能

药物引起胃肠道 pH 的改变或干扰胃肠蠕动功能都可能会影响合用药物的吸收。如长期使用质子泵抑制剂或 H_2 受体拮抗剂等抑酸药，导致胃肠道 pH 升高，不利于伊曲康唑和泊沙康唑等抗真菌药物及铁剂的吸收。促胃动力药物可促进胃肠道蠕动功能，使合用药物快速通过小肠而导致吸收减少。如促胃动力药物可减少地高辛在小肠的吸收；泻下剂可降低阿司匹林的吸收。

（四）发生络合与吸附作用

合用药物在胃肠道中形成络合物或发生吸附作用，都不利于药物的吸收。如在服用喹诺酮或四环素类抗生素期间合用钙、铁和铝等多价金属离子制剂，由于其在胃肠道形成络合物，导致吸收减少，生物利用度降低。药用炭和蒙脱石能够吸附多种药物，导致合用药物生物利用度降低。如药用炭的强吸附作用会导致氨氯地平与苯巴比妥的生物利用度明显降低。

二、药物分布过程

药物分布是指药物从给药部位吸收入血后在血液与组织之间的转运过程。药物的分布速度决定药效产生的快慢。药物的分布与组织器官的血液灌注速度、药物与血浆蛋白结合率、转运体蛋白选择性识别与转运等情况密切相关。药物的理化性质、机体的生理和病理特征、临床合并用药是影响药物分布的重要因素，这些因素可导致不同结构的药物在同一机体内的分布存在显著差异，也可导致相同药物在不同生理、病理情况下的分布出现较大差异。

由转运体介导的药物相互作用不容忽视，其不但可以影响药物的吸收，而且也能影响药物的分布与排泄。甘草酸在经静脉给药后，由于膜通透性差，其主要是在转运体 OATP1B1 和 OATP1B3 的作用下被摄入肝细胞，然后再通过转运体 MRP2、P-gp 和 BSEP 的作用外排至胆汁。另外，转运体 MRP3 与 MRP4 还可将部分甘草酸从肝细胞外排至血中，从而有利于甘草酸的肝胆排泄。当甘草酸与 OATP1B1、OATP1B3 和 P-gp 的抑制剂帕利瑞韦或利托那韦联合使用时，可引起药物相互作用的发生，使甘草酸在体内的分布受到影响，进而导致甘草酸的药动学发生改变。由于转运体蛋白对药物的识别与转运具有多样性和重叠性，导致同一药物可能同时是多种转运体蛋白的底物，这就更增加了发生药物相互作用的概率和增加药物不良反应的风险。

甲氨蝶呤是 P-gp、MRP、OAT 和 OATP 等多种转运体的底物。P-gp 可将甲氨蝶呤泵出细胞，从而降低甲氨蝶呤在组织中的浓度；当甲氨蝶呤与 P-gp 抑制剂合用时，可使甲氨蝶呤的外排减少，导致其胞内浓度升高。OAT1 和 OAT3 参与甲氨蝶呤由血液向肾小管的转运，合并使用 OAT 抑制剂可导致 OAT 的转运功能降低，导致甲氨蝶呤在体内蓄积。质子泵抑制剂可通过影响 BCRP 和 OAT 的转运功能而影响甲氨蝶呤的转运。

三、药物代谢过程

细胞色素 P450 酶是机体重要的代谢酶，参与了市场上 80% 左右药物的代谢。在合并用药过程中，药物对 P450 酶产生的抑制或诱导作用都可能会影响合用药物的代谢而发生药物相互作用，引起合用药物的血药浓度急剧升高或下降，导致临床疗效增强，甚至产生毒副反应；或导致疗效减弱使临床治疗失败。

在 P450 酶抑制剂的作用下，酶的代谢活性通常会受抑制而降低，使得底物代谢减慢，血药浓度急剧上升，并可能在体内蓄积，导致药理活性增强，甚至发生毒副反应。前药则因代谢转化减慢，活性代谢产物生成量减少，导致临床治疗作用减弱或甚至是治疗失败。对于诱导剂而言，其往往是通过增加 P450 酶的表达量来提高酶的代谢活性，使底物代谢加快，导致血药浓度降低。前药则相反，酶的诱导作用往往会使其活性代谢产物的血药浓度快速升高，导致疗效增强，甚至产生毒副反应。

西沙必利、特非那定和阿司咪唑均为 CYP3A4 的底物，当其合用地尔硫䓬、酮康唑或红霉素等 CYP3A4 酶抑制剂时，后者能显著地抑制其代谢，引起血药浓度升高，使患者的 Q-T 间期延长，导致心律失常风险剧增。西立伐他汀是 CYP3A4 和 CYP2C8 的底物，当其合用吉非罗齐后，由于吉非罗齐及其葡萄糖醛酸苷代谢物可强烈抑制西立伐他汀的代谢，使西立伐他汀的血药浓度显著升高，导致横纹肌溶解症的风险剧增。多个药物均因在代谢环节增加严重不良反应的发生率被 FDA 撤出市场。环磷酰胺需在 P450 酶的作用下代谢成酰胺氮芥才能发挥作用，而环磷酰胺对 P450 酶又具有诱导作用，如果患者长期使用环磷酰胺，会导致体内酰胺氮芥的大量累积而引发肝毒性。

由中药或食物引起的中药-药物或食物-药物相互作用也不容忽视。黑升麻提取物是 CYP3A4 和 CYP2D6 抑制剂，与他莫昔芬合用可导致他莫昔芬代谢减慢，血药浓度升高，使其毒副反应增强。圣约翰草对 CYP3A4 的诱导作用会导致与其合用的咪达唑仑的 AUC 和 $t_{1/2}$ 显著降低。

葡萄柚汁是 CYP3A4 酶的抑制剂，在患者服用辛伐他汀和硝苯地平等 CYP3A4 底物药物期间饮用葡萄柚汁，由于 CYP3A4 酶活性受到抑制，使合用药物不能被正常代谢，血药浓度升高，导致药物不良反应发生率增加。

除 Ⅰ 相代谢酶介导的 DDI 外，Ⅱ 相代谢酶活性受到影响也会引起药物相互作用。如伊立替康的活性代谢产物 SN-38 主要在肝脏中经 UGT 酶催化，生成无活性代谢产物 SN-38 葡萄糖醛酸后排出体外。当合用 UGT 抑制剂后，会使 SN-38 葡萄糖醛酸生成减少，导致 SN-38 血药浓度升高，容易引起药物不良反应发生。

并非所有的药物相互作用都是对临床不利的,对于某些进入体内后容易被 P450 酶快速代谢而导致生物利用度低的药物,可通过与 P450 酶抑制剂合用抑制其代谢,从而提高临床疗效。洛匹那韦利托那韦片复方制剂就是利用这一原理制备而成。洛匹那韦在体内容易被 CYP3A4 代谢而导致生物利用度较低,当合用 CYP3A4 的强抑制剂利托那韦时,能够抑制洛匹那韦的代谢,使其生物利用度显著提高,更好地发挥疗效。

案例解析

【实例】为何临床上使用普罗帕酮联合美托洛尔治疗心血管疾病的过程中容易发生药物不良反应?

【解析】普罗帕酮和美托洛尔均主要由 CYP2D6 酶代谢,普罗帕酮同时还是该酶的抑制剂,两药合用容易发生代谢性药物相互作用,引发药物不良反应。患者在接受美托洛尔治疗的同时给予普罗帕酮,由于 CYP2D6 酶的活性受到抑制,可导致美托洛尔的血药浓度显著升高。虽然美托洛尔的治疗窗相对较宽,但血药浓度的显著升高使患者发生药物不良反应的概率增加。因此,当这两药同时使用时,需要适当降低美托洛尔的剂量。

四、药物排泄过程

药物排泄是指药物及其代谢产物通过机体排泄器官排出体外的过程。药物转运体在排泄器官中广泛分布,其在各器官中分布量及其转运功能对药物的排泄具有重要意义。参与细胞对药物外排的转运体主要包括 P-gp、MRP、BCRP 和 BSEP 等。肾脏是药物及其代谢产物排泄的主要器官,肾脏对药物的排泄包括肾小球的滤过、肾小管分泌和重吸收过程。转运体在药物的肾脏排泄过程中主要参与肾小管的分泌和重吸收过程,参与这一过程的转运体主要包括 OCT、OAT、P-gp、OATP 和 OCTN 等。如 OCT 在肾内主动分泌弱碱性药物,包括部分 HIV 蛋白酶抑制剂、普鲁卡因和氯苯那敏等;OAT 则主动分泌弱酸性药物,包括非甾体抗炎药、β-内酰胺类抗生素和丙磺舒等。当这些转运体受到合用药物的抑制或诱导时,则可能会发生药物相互作用而影响药物的排泄。

二甲双胍在体内主要由 OCT2 介导经肾脏排泄,当其合用 OCT 抑制剂兰索拉唑时,由于兰索拉唑可抑制二甲双胍在近端肾小管上皮细胞的摄取,降低其在肾脏排泄,导致二甲双胍的 C_{max} 和 AUC 明显增加,半衰期延长。丹红注射液与阿司匹林合用时,前者可通过抑制肾脏 OAT 基因的表达和转运功能,降低肾小管对阿司匹林代谢产物水杨酸的分泌,导致水杨酸经肾排泄减少,血药浓度增加。

肝脏中的转运体不仅与药物的吸收、分布有关,而且与药物经胆汁的排泄量密切相关。临床常用的某些抗肿瘤药物如长春花碱和 HIV 蛋白酶抑制剂如沙奎那韦主要经胆汁排泄,当其合用胆汁酸外排转运体抑制剂时,可能会引起药物相互作用的发生。

粪便排泄也是许多药物及其代谢物排泄的重要途径。存在于肠上皮细胞上 P-gp 和 BCRP 等,能促使其底物从肠细胞中排出。这种外排作用既有利于机体对有害物质的排泄,同时也限制了某些药物的肠道吸收。此外,在乳腺、唾液腺和泪腺等排泄器官也发现有药物转运体的分布,但目前对这些器官中药物的转运机制还不清楚。

药动学相互作用贯穿于临床联合用药过程中药物在体内处置的多个环节。积极开展 DDI 研究是有效预防不良 DDI 发生的主要手段,近年来建立的多种体内、外研究模型有利于 DDI 的准确预测。FDA 和 CFDA 都非常重视 DDI,明确要求在药物的早期研发阶段进行药物转运体和代谢酶介导的相互作用风险评估,并已将多个容易引发严重相互作用的药品撤出市场。此外,在临床实践中不断加强 DDI 的监测和管理以及完善药品说明书信息也是预防不良相互作用的重要手段。

总之,药物间潜在的相互作用是临床合理用药亟须解决的重要课题,通过对 DDI 的研究,可正确判断合用药物间的 DDI 是否严重到需要对药物合用方案或合用药物的剂量进行调整，或进行必要的治疗药物血药浓度监测，这对提高临床用药的安全性、有效性具有重要的意义和价值。

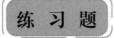

本章小结

生物药剂学与药物动力学是阐明药物生物因素、剂型因素与药物效应之间关系的学科。其研究目的是为了正确评价药剂质量，设计合理的剂型、处方及生产工艺，为新药开发和临床合理用药提供科学依据。

临床上，由于不同个体间的药动学和药效学存在差异，某些经验的给药方案已不能达到满意的治疗效果，可根据患者的实际情况和药动学参数进行给药方案设计。可根据半衰期、平均稳态血药浓度、最低稳态血药浓度以及稳态血药浓度的范围来进行调整给药剂量（X_0）和给药时间间隔（τ）。

在药代动力学方面，儿童、老年人、妊娠和哺乳期妇女对药物的吸收、分布、代谢和排泄均与正常成年人有所不同。因此，应根据特殊人群特点制订个体化用药方案。其次，特殊嗜好及习惯，例如嗜烟及嗜酒均对药物的体内过程产生一定的影响，因此，研究嗜烟及嗜酒患者的动力学特征有助于更好的实施临床个体化给药方案。

在疾病状态下，由于机体的微环境发生改变，导致某些内源性物质尤其是药物的代谢酶、转运体等的表达及活性发生改变，使药物的药动学发生改变，从而使药物的血浆暴露量、清除率和半衰期等药动学特征发生显著变化。因此，在临床治疗过程中，需要充分掌握药物在不同疾病状态下临床药动学的特殊变化情况及其机制，根据患者的具体情况制订个体化给药方案。

药动学相互作用可发生在吸收、分布、代谢和排泄多个阶段，是导致临床药物治疗失败或产生毒副反应，甚至是导致严重不良反应的重要因素。合用药物对 P450 酶活性、药物转运体和胃肠蠕动功能的影响等是导致药物间发生药物相互作用的主要原因。通过有效的预测手段，准确判断药物间相互作用的性质与程度，对合并用药方案或剂量进行调整，从而提高临床用药的安全性和有效性。

练 习 题

题库

一、选择题

（一）A 型题（单选题）

1. 药物的主要吸收部位是（ ）

  A. 胃   B. 小肠   C. 大肠

  D. 直肠   E. 均是

2. 药物与蛋白结合后（ ）

  A. 能透过血管壁   B. 能由肾小球滤过   C. 能经肝代谢

  D. 不能透过胎盘屏障   E. 能透过血 – 脑屏障

3. 药物除了肾排泄以外的最主要排泄途径是（ ）

  A. 胆汁   B. 汗腺   C. 唾液腺

  D. 泪腺   E. 呼吸系统

4. 下列关于药物动力学的叙述，错误的是（ ）

  A. 药物动力学在探讨人体生理及病理状态对药物体内过程的影响中具有重要的作用

  B. 药物动力学对指导新药设计、优化给药方案、改进剂型等都发挥了重大作用

  C. 药物动力学是采用动力学的原理和数学的处理方法，推测体内药物浓度随时间的变化

D. 药物动力学是研究体内药量随时间变化规律的科学

E. 药物动力学只能定性地描述药物的体内过程，要达到定量的目标还需很长的路要走

5. 肝、肾功能异常的患者，应对其用药剂量进行调整，制定个体化用药方案，尤其是对一些治疗窗（　　）的药物

A. 高   B. 大   C. 狭窄

D. 广泛   E. 以上均是

6. 下列为 CYP3A4 酶的强抑制剂的是（　　）

A. 美托洛尔   B. 酮康唑   C. 圣约翰草

D. 奥美拉唑   E. 以上均是

7. 下列属于 Ⅱ 相代谢酶的是（　　）

A. 酶葡萄糖醛酸转移酶   B. P450 酶   C. P - gp

D. CYP2C19   E. 以上均不是

8. 肿瘤细胞多药耐药性和抗肿瘤药物的吸收差主要与（　　）有关

A. P450 酶   B. 酶葡萄糖醛酸转移酶   C. P - gp

D. 硫酸转移酶   E. 以上均是

9. 药物与血浆蛋白结合的程度主要影响药物的（　　）

A. 表观分布容积   B. 排泄   C. 代谢

D. 药物相互作用   E. 以上均不是

（二）X 型题（多选题）

10. 药动学相互作用可发生在药物的（　　）过程中

A. 吸收   B. 分布   C. 代谢

D. 排泄   E. 以上均不是

11. 摄取型转运体主要包括（　　）

A. 有机阴离子转运体   B. 有机阳离子转运体   C. 寡肽转运体

D. P - 糖蛋白   E. 以上均是

12. 能与喹诺酮或四环素类抗生素形成络合物的多价金属离子包括（　　）

A. 钙   B. 铁   C. 铝

D. 维生素   E. 以上均是

13. 下列因容易发生严重药物相互作用被 FDA 宣布撤出市场的药物包括（　　）

A. 西立伐他汀   B. 氟伐他汀   C. 西沙必利

D. 阿司咪唑   E. 以上均是

14. 下列主要由 CYP2D6 酶代谢的药物包括（　　）

A. 美托洛尔   B. 西立伐他汀   C. 西沙必利

D. 普罗帕酮   E. 以上均是

二、思考题

1. 简述药物代谢的临床意义。

2. 个体化给药方案设计时主要考虑哪些药动学参数？

（张　华　叶林虎）

PPT

第三章

药物治疗的药效学基础

学习导引

知识要求

1. **掌握** 药物作用的两重性；量－效关系与时－效关系及相关药效学参数的概念及临床意义。
2. **熟悉** 药物作用机制；药物与受体间相互作用的特点；常见的有益与不利的药效学相互作用。
3. **了解** 受体类型及药物作用的受体学说；药物构－效关系。

能力要求

1. 熟练掌握药物治疗的药效学基础知识，为进行临床药学服务打下基础。
2. 熟悉常见的有益与不利的药效学相互作用，提高解决药学实践问题的技能。

素质要求 全面认识药物作用，准确理解药效类型和机制，具备合理用药职业所需的药效学基础知识。

　　药物治疗的目的是利用药物作用消除致病因素或改善疾病症状，帮助机体调整因患病而致异常的功能，促进病损组织修复，使机体恢复健康或接近正常。因此，选用药物的作用在性质、强度、起效及维持时间各方面需要恰好符合该患者的特定需要。药效学（pharmacodynamics）是研究药物对机体作用的性质、作用机制以及药物作用的"量"的规律的科学，药物治疗的药效学基础知识是药师开展药学服务的专业基础。

微课

第一节　药物作用

一、药物作用与药物效应

　　药物作用（drug action）是药物与机体细胞间的初始作用，既是动因，也是分子反应机制。药物效应（pharmacological effect）是药物作用的结果，其是药物初始作用引起的机体器官生理生化功能的继发性改变，也是机体反应的表现。如去甲肾上腺素与血管上皮细胞膜上的 α_1 受体结合是该药的作用；由此引起的血管平滑肌的收缩、血压上升等则是其药物效应，即药效。通常并不将两者严格区分，但当两者并用时，应体现先后顺序。

（一）药物作用的性质

　　药物对机体的基本作用是调节机体原有的生理、生化功能，使原有的生理、生化功能增强或减弱，从而达到正常平衡。因此，药物作用的表现形式可以用兴奋作用（excitation）和抑制作用（inhibition）来概括，如尼可刹米使呼吸增强、阿托品使心率加快是兴奋作用；吗啡使呼吸减弱、巴比妥类催眠是抑制作用。不同的药物对同一器官可产生不同的药物效应，如毛果芸香碱可引起缩瞳、降低眼压、调节痉挛等作用，而阿托品对眼部的作用正好与其相反，可引起散瞳、眼压升高、调节麻痹等作用。同一药物对不同器官可产生不同的药物效应，如异丙肾上腺素可兴奋心脏，又能舒张支气管平滑肌。同一药物不同剂量对同一器官也可产生不同的药物效应，如低剂量阿托品可使心率减慢，中高剂量（1~2 mg）可使心率加快。

药物作用的性质可分为特异性作用与非特异性作用。大多数药物是通过不同机制参与或干扰靶器官（细胞）特定的生化过程而发挥特异性作用，即通过特定的化学反应而发挥药效，这种化学反应的专一性使药物作用具有特异性（specificity），如阿托品可特异性阻断 M 胆碱受体，而对其他受体的影响不大。药物作用特异性的物质基础是药物的化学结构。另一部分药物是通过改变体表或体内细胞内外环境的理化性质而发挥非特异性作用，如抗酸、脱水等。

（二）药物作用的方式

1. 局部作用与全身作用 从药物作用方式和范围来看，有局部作用与全身作用。药物与机体接触后，在吸收入血之前在用药部位产生的作用称为局部作用（local action），如酒精对皮肤黏膜表面的消毒作用，普鲁卡因在其浸润的部位产生的局部麻醉作用等。药物吸收后随血液循环分布到各器官组织产生的作用称为全身作用（general action），也称吸收作用（absorptive action）或系统作用（systemic action），如对乙酰氨基酚的解热镇痛作用，吸入麻醉药产生的全身麻醉作用等。临床大部分药物是通过全身作用发挥其药物效应的。

2. 直接作用与间接作用 从药物作用发生的原理来看，有直接作用与间接作用。药物对所作用的机体器官组织直接产生的作用称为直接作用，也称原发作用。由直接作用所引起其他器官组织产生的效应称为间接作用，也称继发作用，常常通过神经反射或体液调节引起。如洋地黄的直接作用是兴奋心肌、加强心肌收缩力、改善血液循环，而随着全身血液循环的改善而产生的肾血流量增加、尿量增多、心衰性水肿减轻则属于继发作用。

二、药物作用的两重性

药物在发挥防治疾病作用的同时，也可产生不良反应，甚至药源性疾病，这就是药物作用的两重性。

（一）防治作用

药物的防治作用包括预防和治疗作用。

1. 预防作用 指提前用药以预防疾病或症状发生的作用，如接种乙肝疫苗预防乙肝。

2. 治疗作用 指符合用药目的、对疾病有治疗意义的作用，根据治疗目的不同分为对因治疗和对症治疗。对因治疗的用药目的在于消除病因，也称治本，如用异烟肼杀灭结核杆菌，治疗结核病。对症治疗的用药目的在于改善疾病症状或减轻患者痛苦，也称治标，如用解热镇痛药降低高热患者的体温，起到缓解症状的作用。对因治疗与对症治疗的重要性是相对的，对因治疗可彻底消除致病原因，对症治疗可缓解患者痛苦、维持重要的生命体征并赢得对因治疗的时间。因此，临床用药时应根据患者的具体情况，遵循"急则治其标，缓则治其本"的原则，妥善处理对症治疗和对因治疗的关系，做到"标本兼治"。

（二）不良反应

凡不符合用药目的并为患者带来不适甚至危害的反应称为不良反应（adverse drug reaction）。不良反应分为副反应、毒性反应、变态反应、后遗效应、继发性反应、停药反应等。

1. 副反应（side reaction） 药物在治疗剂量时产生的与治疗目的无关的作用称为副反应，也称副作用（side effect）。副作用通常给患者带来不适或痛苦，但一般都较轻微，大多为可恢复的功能性变化，为药物的选择性低或作用范围广泛所致。因为治疗目的不同，治疗作用与副作用可以相互转化。例如，麻黄碱具有升高血压和兴奋中枢的作用，若麻黄碱用于治疗低血压时，中枢兴奋引起失眠为副反应；若用于治疗精神抑郁性疾病，那么升高血压为其副反应。副反应是药物本身所固有的，其和治疗作用同时出现，可以预知并可以减轻或避免。如可乐定引起肾小球滤过率降低而致水钠潴留，与利尿药合用可以减轻或纠正这一症状。

2. 毒性反应（toxic reaction） 用药剂量过大或用药时间过长对机体产生的明显的危害性反应称为毒性反应。毒性反应通常是可预知的，一般在超过极量时才会出现，但有时也会因患者的病理状态、遗传缺陷或合用其他药物而引起敏感性增加，在治疗剂量时即可发生毒性反应，临床用药时应注意避免因药理作用延伸而导致的毒性反应。毒性反应分为急性毒性、慢性毒性和"三致"作用。

（1）急性毒性（acute toxicity） 用药剂量过大而迅速发生的毒性反应，多发生在循环、呼吸和中枢神经系统。如肾上腺素剂量过大引起心律失常、血压剧增，引起脑出血、室颤而致死亡。

（2）慢性毒性（chronic toxicity） 因长期用药逐渐产生的毒性反应，多发生在肝脏、肾脏、骨髓、血液和内分泌系统。如长期服用氨基比林导致粒细胞缺乏症。

（3）"三致"作用 某些药物可能有致癌（carcinogenesis）、致畸（teratogenesis）、致突变（mutagenesis）等作用，其是药物损伤细胞遗传物质所致的特殊毒性作用或潜在性毒性作用，也称为药物的三种特殊毒性。如亚硝胺盐致癌、沙利度胺致畸、"瘦肉精"致突变的作用。

3. 变态反应（allergic reaction） 药物作为抗原或半抗原进入机体后诱发病理性免疫反应，称为变态反应，也称过敏反应（hypersensitive reaction）。变态反应的性质与药物原有效应和药物剂量无关，不易预知，仅发生于少数个体，是致敏患者对药物的特殊反应。反应的程度可以从轻微的皮疹、发热至造血功能障碍、肝肾损害、休克甚至危及生命。如青霉素过敏导致过敏性休克。

4. 后遗效应（residual effect） 停药后仍残留在体内的低于最低有效浓度的药物所引起的药物效应，称为后遗效应。如巴比妥类药物催眠后，在次日晨引起乏力、困倦等"宿醉"现象。

5. 继发性反应（secondary reaction） 由于药物治疗作用引起的不良治疗后果，称为继发性反应，也称治疗矛盾。如长期应用广谱抗菌药物时，肠道正常菌群被破坏，敏感菌被抑制，不敏感或耐药菌大量繁殖，引起严重的菌群失调，导致二重感染。

6. 停药反应（withdrawal reaction） 长期用药后突然停药出现的症状，称为停药反应。如果机体突然停药后原有疾病症状迅速重现或加重，则称为反跳现象。如心脏病患者长期服用倍他洛克，突然停药后可出现反射性心率增快。

7. 特异质反应（idiosyncratic reaction） 是药物引起的一类遗传学性异常反应，发生在有遗传性药物代谢或反应变异的个体中。特异质反应的性质与药物固有的药理作用基本一致，小剂量也会发生，且反应的严重程度与药物剂量相关。如遗传性葡萄糖 – 6 – 磷酸脱氢酶（G – 6 – PD）缺乏者服用伯氨喹等药物治疗时发生溶血现象；先天性血浆胆碱酯酶缺乏的患者，应用常规剂量琥珀胆碱可引起骨骼肌瘫痪。

8. 成瘾性（addiction） 因用药使机体对药物在精神上及身体上产生依赖性的现象，称为成瘾性。如吗啡、哌替啶、苯丙胺、可卡因等药物可致依赖性。

（三）药源性疾病

药源性疾病（drug – induced diseases）又称药物诱发性疾病，是指药物在进行预防、诊断、治疗或调节生理功能过程中出现与用药有关的人体功能异常或组织损伤所引起的一系列临床症状和体征。药源性疾病可分为两大类，第一类是由于药物不良反应、剂量过大导致的药理作用或由于药物相互作用引发的疾病，如庆大霉素引起的神经性耳聋、阿司匹林引起的消化道溃疡出血等，一般不包括药物极量所引起的急性中毒，此类疾病可预防，危险性较低。第二类为过敏性或特异反应，此类疾病难以预防，其发生率较低但危害性很大，甚至可导致患者死亡，如某些服用卡马西平的患者发生的严重皮肤病变。

药源性疾病的诱发因素主要包括两方面：一方面为患者因素，如年龄、性别、基础疾病、过敏体质、遗传因素、不良生活方式等；另一方面为药物因素，如药理作用、药物相互作用、制剂因素、超剂量或长疗程使用、用药途径错误等。

第二节　药物作用机制与药物作用的受体学说

对患者进行药物治疗时，我们不仅要了解药物有哪些药理作用、可治疗哪些疾病、可产生哪些不良反应，还需了解药物如何起作用，即了解药物作用机制（mechanisms of drug action）。

一、药物作用机制

药物作用机制是药物产生作用的生物学基础，其是研究药物如何与机体细胞结合而发挥作用的，也是药效学研究的重要内容。阐明药物原发作用和继发作用的机制、治疗作用和不良反应的本质，有助于深入了解临床药物治疗时对机体内在的生理生化过程的影响，从而使临床用药有理可循。根据药物作用的性质，可将药物作用机制分为非特异性药物作用机制（mechanisms of nonspecific drug）和特异性药物作用机制（mechanisms of specific drug）两大类。

（一）非特异性药物作用机制

非特异性药物作用机制一般与药物的化学结构关系不大，无须高度特异性化学结构，而与药物理化性质有关，且作用机制比较简单，主要包括以下几个方面。

1. 渗透压作用　如甘露醇静脉滴注后主要分布在细胞外液，不能进入脑组织、脑脊液及房水，可使血浆渗透压升高而产生脱水作用；硫酸镁口服后增加肠内渗透压而产生导泻作用。

2. 脂溶作用　麻药如乙醚、氧化亚氮、环丙烷等化学结构相差较大，但都具有较高的脂水分配系数，可溶于类脂中，对神经细胞具有高度亲和力，其脂溶性越高，中枢抑制作用越强。

3. 影响 pH　抗酸药如碳酸氢钠、氢氧化铝均为弱碱性，能中和胃酸，缓解胃溃疡症状；又如乳酸钠纠正酸中毒、氯化铵纠正碱中毒也是利用药物的酸碱性发挥治疗作用。

4. 络合作用　如二巯丙醇等络合剂可与汞、砷、锑等重金属或类金属离子络合成环状络合物，用于重金属中毒的治疗。

5. 沉淀蛋白　许多常用消毒防腐类药物如醇、酚、醛、酸类等能使病原微生物蛋白变性、沉淀，从而抑制或杀灭病原微生物。收敛药如锌盐、鞣酸等能沉淀皮肤黏膜表面的蛋白进而形成保护膜，用于皮肤的烧伤、擦伤及溃疡病灶。

6. 物理屏障作用　油状或胶状物质常可作为缓和剂覆盖在炎症黏膜表面以减轻刺激，起到保护皮肤和减轻疼痛的作用。如液状石蜡口服后覆盖于肠道表面，阻碍水分吸收从而润滑肠壁，软化粪便使之易于排出。

7. 氧化还原作用　如亚硝酸钠能将血红蛋白氧化成高铁血红蛋白而解救氰化物中毒；高锰酸钾和过氧化氢能氧化细菌体内活性基团发挥杀菌作用。

8. 吸附作用　如药用炭、白陶土等药物颗粒很小，总表面积很大，能吸附大量的气体、毒物，起到保护、止泻和阻止毒物吸收等作用。

（二）特异性药物作用机制

特异性药物作用机制与药物的化学结构密切相关，凡具有相同有效基团的药物，一般都具有类似的药理作用。特异性药物通过与机体某一特定生物大分子的功能基团结合，引起一系列识别、换能和放大过程，影响体内活性物质释放、生物膜或离子通道的通透性，参与或干扰代谢，从而引发机体原有生理、生化反应改变，表现出药物的特异性作用。临床大多数药物都属于特异性药物，这类药物作用机制涉及受体、酶、离子通道、核酸、载体、免疫系统、基因等多个方面。

1. 对药物代谢酶活性的影响　药物代谢酶的品种很多，在机体内分布极广，几乎参与所有细胞生命活动，而且极易受各种因素的影响，其是药物作用的一类主要对象。药物对酶活性的影响多为抑制，也存在增强、激活、复活等效应。如新斯的明竞争性抑制胆碱酯酶，减少乙酰胆碱的降解，治疗重症肌无力；磺胺类药物竞争性抑制二氢叶酸合成酶，阻碍二氢叶酸合成，影响核蛋白的合成，从而抑制细菌的生长和繁殖；苯巴比妥诱导肝药酶增加其活性，从而加速药物代谢，使药物效应减弱；尿激酶激活血浆溶纤酶原，用于血栓栓塞性疾病的溶栓治疗；碘解磷定能使胆碱酯酶复活，治疗有机磷毒物中毒。

2. 作用于细胞膜的离子通道 细胞膜上无机离子通道控制 Na^+、Ca^{2+}、K^+、Cl^- 等离子跨膜转运药物可以直接对其作用，影响细胞功能。如抗心律失常药奎尼丁、维拉帕米、利多卡因等可影响心肌细胞 Na^+、Ca^{2+}、K^+ 离子通道，对心肌生理病理状态产生影响而纠正心律失常。如硝苯地平等钙拮抗剂可通过阻断血管平滑肌细胞上的钙离子通道从而发挥扩张血管、降低血压的作用。

3. 参与或干扰细胞代谢 补充生命代谢物质可以治疗相应缺乏病症，如缺铁性贫血补充铁剂，应用胰岛素治疗糖尿病及甲状腺素治疗甲状腺功能低下等。核酸（DNA、RNA）是控制蛋白质合成及细胞分裂的生命物质，许多抗癌药物通过干扰癌细胞 DNA 或 RNA 代谢过程而发挥疗效；抗菌药物磺胺类、喹诺酮类等通过干扰细菌核酸代谢过程而发挥抑菌或杀菌效应。有些药物的化学结构与正常代谢物非常相似，掺入代谢过程后抑制或阻断正常代谢的生理过程，称为伪品掺入（counterfeit incorporation），也称抗代谢药（antimetabolite）。如 5 - 氟尿嘧啶结构与尿嘧啶非常相似，可以掺入癌细胞 DNA 及 RNA 中干扰蛋白质合成而发挥抗癌作用。

4. 影响生理物质转运 许多无机离子、代谢物、神经递质、激素在体内主动转运需要载体参与，干扰这一环节可以产生明显药理效应，如利尿药抑制肾小管 Na^+ – K^+、Na^+ – H^+ 交换而发挥排钠利尿作用。

5. 影响免疫机制 除免疫血清及疫苗外，免疫增强药（如左旋咪唑）及免疫抑制药（如环孢霉素）影响免疫机制而发挥疗效。此外，某些免疫成分也可直接入药。

6. 作用于受体 受体（receptor）是一类介导细胞信号转导的功能蛋白质，能识别周围环境中某种微量化学物质，首先与之结合，并通过中介的信息转导与放大系统，触发随后的生理反应或药理效应。根据受体蛋白的结构和信号转导机制等特点，受体可分为离子通道受体、G 蛋白耦联受体、酪氨酸激酶受体、细胞内受体、细胞因子受体等。体内能与受体特异性结合的物质称为配体，也称第一信使。受体对相应的配体有极高的识别能力，受体均有相应的内源性配体，如神经递质、自身活性物质、激素等。受体是大多数药物作用的靶点，它与药物之间的相互作用是大多数药物产生效应的机制。

二、药物作用的受体学说

受体学说在解释药物作用机制、指导临床合理用药及研发新药方面均具有极其重要的价值，在临床上获得广泛应用。

知识链接

受体学说的提出

早在 1878 年，英国生理学家 John Newport Langley 在研究毛果芸香碱对猫的唾液分泌的影响时发现，阿托品可以阻断毛果芸香碱的作用。因此，他假定在神经末梢或腺体细胞中存在着一种既可以和阿托品结合，又能与毛果芸香碱结合的物质，当阿托品与这种物质结合时，毛果芸香碱则无法与其结合而发挥作用。

1905 年，Langley 在研究烟碱与箭毒对肌肉的作用时，发现烟碱对肌肉具有兴奋作用，而箭毒则阻断这种兴奋作用。由此，他认为这两种药物是通过细胞膜上某专一的作用部位来改变细胞反应，他将这种专一的作用部位称为"接受物质"（receptive substance）。这便是"受体"学说最早的萌芽。

真正首次提出"受体（receptor）"概念的是德国学者 Paul Ehrlich，提出时间是 1908 年。那时，Ehrlich 正在研究抗寄生虫药物的作用，他发现，如果将药物化学结构稍加改变，其抗寄生虫效力将发生很大变化，而具有相同抗寄生虫效力的药物对宿主毒性差异却很大。抗体对抗原应该具有高度特异性，他由此得到启示，设想在肌肉或腺体细胞中也存在特殊的点或面，这样药物就可以与相应的"受体"结合而产生作用了。

于是,他把原生质中能与化学药物起作用的假想的特殊化学基团称为"受体",并以"锁与钥匙"的关系解释药物与受体之间的相互作用。Ehrlich 提出,作为受体,应具有两个基本特点,一要能特异性识别配体或药物;二是药物受体复合物能够引起生物效应。药物通过受体来发挥作用,这一设想立即得到了学术界的重视。此后,大量实验证明受体的确存在,并发展成为今天的受体学说。

(一)受体的特性

1. 特异性(specificity) 是指受体对配体具有高度识别能力,对配体的化学结构与立体结构具有专一性。特定的受体及其亚型受体只能与其特定的配体结合,产生特定的生理效应。药物化学结构的任何改变都会显著影响它和不同类型受体的亲和力,从而引起治疗效应和毒副反应的改变。同一化合物的不同光学异构体与受体的亲和力相差很大。

2. 高度亲和力 药物与受体结合的能力称为亲和力(affinity)。受体对其内源性配体和外源性配体(如药物)具有高度亲和力,极微量的药物分子就可引起受体的激活而产生较显著的药物效应。

3. 可逆性 内源性配体、药物与受体结合时具有可逆性(reversibility)。配体与受体结合后可被其他特异性配体置换,因此会产生拮抗作用。

4. 饱和性 受体的数量是有限的,当配体达到某一浓度时,受体可被完全结合。此后,即使配体浓度继续增加,与受体的结合量也不再增加,即为饱和性(saturability),也称有限结合力。

5. 可调节性 受体不仅可对机体的生化反应和生理功能产生调控作用,其本身也具有可调节性(regulability),可受一些外源性调控因素和机体内环境稳定因素的调控。受体的数量可因反复用药而改变,长期反复应用激动剂可使受体数量减少,称为向下调节(down regulation),如长期应用异丙肾上腺素治疗哮喘产生的耐受性;长期反复应用拮抗剂可使受体数量增加,称为向上调节(up regulation),如长期应用 β 受体阻断剂普萘洛尔,突然停药后可导致"反跳"现象。

6. 多样性 同一受体可广泛分布于不同组织,表现不同的生物效应,甚至在同一组织不同区域中受体分布密度也不同,即为多样性(multiple variation)。通常情况下同种受体具有 1 个以上亚型,不同亚型的功能各不相同。如肾上腺素受体可分为 α 和 β 受体,α 受体又可分为 α_1、α_2 受体,β 受体又可分为 β_1、β_2 和 β_3 受体。α_1 受体主要分布在突触前膜和血管平滑肌上,兴奋时主要引起血管收缩;α_2 受体主要分布在去甲肾上腺素能神经的突触前膜上,兴奋时对去甲肾上腺素的分泌产生负反馈调节抑制作用;β_1 和 β_3 受体主要分布在心肌细胞上,β_1 受体激动后可对心肌产生正性作用,导致心肌兴奋;β_3 受体激动后可产生负性肌力作用;β_2 受体主要分布在平滑肌上,该受体激动后可引起平滑肌舒张。

(二)受体与药物的相互作用

自 Ehrlich 提出了受体的"锁钥假说"后,产生了若干理论来解释药物和受体的相互作用。

1. 占领学说 Clark 于 1933 年提出受体占领学说(receptor occupation theory),该学说认为,受体只有与药物结合才能被激活并产生效应,而药物效应的强度与受体的结合量成正比,全部受体被占领时可产生最大效应。然而,该学说无法解释同类药物或具有相似亲和力的活性物质产生不同的最大效应的原因,因此,1954 年 Ariens 提出"内在活性"(intrinsic activity)的概念,认为药物占领受体后,其效应的强度不仅取决于药物和受体的亲和力,而且取决于药物的内在活性,从而完善了受体占领学说。

有些药物仅需占领部分受体就能产生最大效应,未被占领的受体称为储备受体(spare receptor)。储备受体的存在使得机体在较低的药物浓度时便能产生很大的效应,因而提高了机体对药物的敏感性。拮抗剂须完全占领储备受体才能发挥最大拮抗作用。

2. 速率学说 Paton 于 1961 年提出速率学说(rate theory),该学说认为,药物效应还取决于药物与受体的结合、解离速率,与药物占领的受体数量无关。然而,速率学说不能解释药物与受体多种类型的相互作用。

3. 二态学说 Monod 首先提出二态学说（two state theory），该学说认为，受体存在两种可以互变的构型状态，一种是失活态（R），为无活性受体；另一种是活化态（R*），为活性受体，两者呈动态平衡，即 R⇌R*。激动剂与 R* 受体结合产生效应，并促进 R 向 R* 转化；拮抗剂与 R 的亲和力高，产生拮抗作用，与激动剂同时存在时，其拮抗作用取决于激动剂 - R* 与拮抗剂 - R 两种复合物的相对比例，前者多则拮抗作用小，后者多则拮抗作用大。部分激动剂与 R、R* 均具有亲和力，既可与 R* 结合产生轻微的激动受体作用，又可与 R 结合部分阻断激动剂或内源性活性物质的作用。

（三）作用于受体的药物分类

根据药物与受体结合后所产生的效应不同，作用于受体的药物可分为以下两类。

1. 激动剂（agonist） 是指既有亲和力又有内在活性的药物，它们能与受体结合并有效激活受体而产生药理效应。根据亲和力和内在活性的强弱，激动剂又分为完全激动剂（full agonist）和部分激动剂（partial agonist）。完全激动剂对受体具有较强的亲和力和内在活性，如吗啡等；部分激动剂对受体有较强的亲和力，但内在活性不强，如喷他佐辛等。

2. 拮抗剂（antagonist） 是指对受体有较强的亲和力但无内在活性的药物。它们本身不产生效应，但因占据受体而拮抗激动剂的效应，如普萘洛尔等。目前临床应用的拮抗剂中，有些以拮抗作用为主，同时又有微弱的内在活性，即具有较弱的激动受体作用，如 β 受体阻断剂氧烯洛尔、阿普洛尔等。根据拮抗剂与受体结合是否具有可逆性又可将其分为竞争性拮抗剂（competitive antagonist）和非竞争性拮抗剂（non-competitive antagonist）。竞争性拮抗剂是指拮抗剂和激动剂竞争同一受体，且呈可逆性结合，其效应取决于二者的浓度与亲和力，增加激动剂的剂量可与拮抗剂竞争结合部位，最终仍能达到原来的最大作用强度，如苯海拉明对组胺的竞争性拮抗作用；非竞争性拮抗剂是指拮抗剂与受体以共价键结合，呈不可逆状态，或者以非共价键结合但解离很慢，从而干扰激动剂与受体的正常结合，且激动剂不能竞争性对抗这种干扰，使得激动剂的最大效应降低，如酚苄明与 α_1 受体的结合。

第三节 药物构-效关系与量-效关系

一、构-效关系

药理作用的特异性取决于特定的化学结构，即药物的构-效关系（structure-activity relationships，SAR）。药物的构-效关系是临床合理选择治疗药物及开发新药的基础。

药物按作用方式可分为结构非特异性药物和结构特异性药物两大类。结构非特异性药物的药理作用与化学结构类型的关系较小，主要受药物理化性质的影响，如不同的全身麻醉药其化学结构差异很大，其麻醉程度主要与药物的脂水分配系数成正比。多数药物属于结构特异性药物，这类药物的作用依赖于药物分子特异的化学结构及空间相互排列关系，其作用与体内特定的受体相互作用有关。

（一）理化性质与药效

药物的理化性质对药物的吸收及转运均产生重要影响。对于结构非特异性药物而言，药物的理化性质显得更为重要，直接影响药物的活性。

1. 药物溶解度与药效 水是体液、血液和细胞液的基本组成物质。药物的水溶性是药物吸收的前提，也是药物在体内转运到达病变部位发挥药效的必要条件。药物分子的水溶性与分子的极性和所含极性基团、分子中官能团形成氢键的能力及其晶格能等有关。

对于水溶性较低的药物，可通过对药物的结构进行改造来提高其水溶性，如引入极性基团、成盐修饰、形成复合物、前药修饰等。这些方法既可提高药物溶解度和药效，还能更适应药物制剂的要求。如氯霉素制成氯霉素丁二酸单酯钠盐这一前药后，易溶于水，可制备成注射剂或滴眼剂等剂型，满足临床需要。

2. 药物脂水分配系数与药效 临床给药途径包括口服给药、注射给药、经皮给药、直肠黏膜给药等。无论采用何种给药途径，药物的吸收和转运都要通过生物膜。生物膜具有脂质双分子层结构，药物需具有一定的脂溶性方可通过脂质双分子层。同时，由于人体大部分环境为水相环境，药物要转运扩散至血液或体液中，就需要溶解在水中，这又要求药物具有一定的水溶性。常用脂水分配系数（P）表示药物脂溶性和水溶性的相对大小，常取其对数 $\lg P$。

各类药物因其作用不同、给药途径不同，对脂水分配系数的要求也不同，作用于中枢神经系统的药物需通过血－脑屏障方可起效，在 pH 7.4 时药物的脂水分配系数与药物透过血－脑屏障的速度成正比。全身麻醉药和巴比妥类镇静催眠药的药效强弱、起效时间与其 $\lg P$ 密切相关。通常 $\lg P$ 值越大，药理活性越强。而局部麻醉药主要作用于神经末梢，药物需具有一定的脂溶性穿透局部神经组织的细胞膜，保持局部较高的浓度，同时脂溶性又不可太大，避免药物易透过血管壁而被血液带走，减弱或失去局麻作用。因此，局部麻醉药需保持合适的脂水分配系数，以产生较好的局麻作用。

药物的化学结构决定其水溶性和脂溶性，改变分子结构将显著影响脂水分配系数，在分子中引入极性较大的基团可使药物的脂水分配系数下降；反之则使脂水分配系数增大。

3. 药物解离度与药效 有机药物多数为弱酸或弱碱，在体液中只能部分解离，体液中同时存在药物的离子型和分子型。通常药物以非解离的分子型透过生物膜被吸收，进入细胞后，在膜内的水介质中解离成离子型，以离子型起作用，因此，药物应有适宜的解离度。

解离度和药物的解离常数（pK_a）及所在部位的 pH 有关。对于酸性药物，环境 pH 越小（酸性越强），则未解离药物浓度越大；对于碱性药物，环境 pH 越大（碱性越强），则未解离药物浓度越大。胃肠道的 pH 从胃（pH 1）到十二指肠（pH 5）逐渐上升，因此，碱性药物主要在肠道吸收，酸性药物主要在胃部吸收。碱性极弱的药物咖啡因和茶碱在酸性介质中解离也很少，在胃中易被吸收。强碱性药物如胍乙啶在整个胃肠道中多是离子化的，而完全离子化的季铵盐类和磺酸类药物，消化道吸收很差。

磺胺类药物的抑菌作用与其解离常数有关，当 pK_a 为 7 左右时，药物在血液中离子型与分子型各占一半，其最低有效浓度最低。改变药物的化学结构，有时可对弱酸性或弱碱性药物的解离常数产生较大的影响，进而影响其药效。如对巴比妥类药物进行结构修饰，可改变药物的解离常数，从而影响药物的镇静催眠作用及持续时间。

4. 药物晶型与药效 多晶型的药物由于晶格能的不同，其不同晶型具有理化性质的差异，如不同的溶解度、溶出速率、熔点、密度等。对于部分多晶型药物而言，这些理化性质的差异可影响药动学、药效学。如利福定有四种晶型，其中Ⅳ型血药浓度比Ⅱ型高 10 倍以上；阿司匹林有两种晶型，健康志愿者分别服用相同剂量不同晶型阿司匹林后，Ⅱ型血药浓度比Ⅰ型高 70%；西咪替丁存在 A、B、C 等多种晶型，仅 A 型最有效，国产西咪替丁原料药一般并非完全 A 型，从而影响其疗效。

不同条件下，药物各晶型之间可能会相互转化，影响药物在体内的溶出和吸收，从而影响其疗效和安全性。这种现象在口服固体制剂方面表现得更为明显。

（二）取代基与药效

结构特异性药物与受体之间的作用主要依赖于药物的分配系数、电子云密度、立体构象和药动学性质等，即药物的作用依赖于整个分子的结构和性质。分子中不同取代基团的引入，可影响化合物的上述性质，进而改变其药理作用强度和作用持续时间，甚至可能使其药理作用性质发生重大变化。如第三代喹诺酮类抗菌药物诺氟沙星由于分子结构中引入氟原子，比氢原子类似物的抗菌活性增强。

取代基团对药理作用的影响程度取决于它的化学反应性能及空间排布，且基团的化学反应性能要适度。若取代基太活泼，则极易与各种细胞成分反应，以致药物达不到作用部位已被"反应"殆尽，进而表现出毒性反应；若取代基钝性很强，如缺少功能基团或杂原子，难以与受体发生相互作用，则药理作用太弱或不表现出药理活性。

（三）立体结构与药效

受体由蛋白质组成，具有一定的三维空间结构。药物要与受体结合形成复合物，在立体结构上必须有互补性。药物与受体的互补性越大，其作用越强。互补性是结构特异性药物分子与受体识别的决定因素。药物中官能团间的距离、手性中心及取代基空间排列的改变，均能影响药物 - 受体复合物的互补性，从而影响药物和受体的结合。

二、量 - 效关系

在一定的剂量范围内，药物效应与靶部位的浓度成正比，而靶部位浓度取决于用药剂量或血中药物浓度。药物的量（剂量或浓度）与效应之间的变化规律称为量 - 效关系（dose - effect relationship）。定量地分析与阐明量效关系，有助于了解药物作用的性质，为临床给药方案的制定提供依据。

（一）量 - 效关系与量 - 效曲线

药物产生的效应按性质分为量反应和质反应。量反应是指药物效应为可测量的数据，如心率、血压、血糖浓度、尿量、酶活性等，药理效应的高低或多少可用数字或量的分级表示，其量 - 效关系称为量反应型量 - 效关系，其量 - 效曲线称为量反应的量 - 效曲线。质反应是指机体对药物的反应只有"阳性"或"阴性""全"或"无"之分，如存活或死亡、有效或无效、抽搐或不抽搐等。对于一个群体而言，质反应常以有效率、死亡率、阳性率等表示，其反应仅有质的差别，其量效关系称为质反应型量效关系，其量效曲线称为质反应的量效曲线。

以药物剂量或血药浓度为横坐标，药物效应为纵坐标作图，可得到反映两者关系的曲线，即量 - 效曲线（dose - response curve）。量 - 效曲线是研究药效学的重要工具，可提供一系列药效学参数以指导临床用药。

1. 量反应的量 - 效曲线 以药物效应强度为纵坐标，剂量或浓度的对数值为横坐标，量反应的量 - 效曲线呈典型的对称 S 形曲线。量反应的量 - 效曲线可提供以下药效学参数。

（1）阈剂量（threshold dose）或阈浓度（threshold concentration） 即最小有效量（minimal effective dose）或最低有效浓度（minimal effective concentration），是指能引起药理效应的最小药物剂量或药物浓度。

（2）效能（efficacy） 是指药物所能产生的最大效应（maximal effect，E_{max}），此时如继续增加浓度或剂量，效应不再继续增强。它反映药物的内在活性，是临床选择药物的重要决定因素。临床上高效能药物与低效能药物的适用范围、适应证常有所不同，应根据患者的具体情况进行选择。

（3）效价强度（potency） 指药物达到一定效应时所需的剂量。能引起同等效应的两个药物的剂量称为"等效剂量"，等效剂量大者效价强度小，等效剂量小者效价强度大。

药物的效能与效价强度含义完全不同，二者并不平行。为了选择药物并确定药物的最适剂量，需了解药物的效能与效价强度。一个药物的临床有效性取决于其效能，而非效价强度。

2. 质反应的量 - 效曲线 以累积阳性率为纵坐标，剂量或浓度的对数值为横坐标，质反应的量 - 效曲线呈长尾 S 形曲线。质反应的量 - 效曲线可提供以下药效学参数。

（1）半数有效量 引起群体中 50% 个体出现阳性反应的剂量称为半数有效量（median effective dose），用 ED_{50} 表示。若效应为中毒，称为半数中毒量（median toxic dose），用 TD_{50} 表示。若效应为死亡，则称为半数致死量（median lethal dose），用 LD_{50} 表示。

（2）治疗指数 药物半数致死量与半数有效量的比值称为治疗指数（therapeutic index，TI），常以 LD_{50} / ED_{50} 表示。一般来说，TI 越大，药物越安全，但治疗指数并不能完全反映药物的安全性。由于治疗指数是根据动物毒性试验数据计算的，且不适用于药物引起的特异质反应，因此其临床应用受到限制。

（二）时 - 效关系与时 - 效曲线

用药后随着时间的推移，药物作用发生动态变化。一次用药后相隔不同时间测定药物效应，以时间为横坐标，以药物效应强度为纵坐标作图，得到时 - 效曲线（time - effect curve）（图 3 - 1）。如果在治疗有效的效应强度处以及在出现毒性反应的效应强度处分别作一条与横轴平行的横线（称为有效效应线和中毒效应线），则在时效曲线图上可获得以下信息。

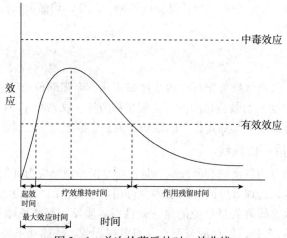

图 3 – 1　单次给药后的时 – 效曲线

1. 起效时间　指有效效应线与时效曲线首次相交的时间，代表药物产生疗效以前的潜伏期。这在处理急症患者时是非常重要的。

2. 最大效应时间　指给药后作用达到最大值的时间。应用降血糖药、抗凝药等要注意这一参数。

3. 疗效维持时间　指从起效时间开始到时效曲线再次与有效效应线相交点之间的时间。这一参数对选择连续用药的间隔时间有参考意义。

4. 作用残留时间　指曲线从降到有效效应线以下到作用完全消失之间的时间。如在此段时间内第二次给药，则须考虑前次用药的残留作用。

上述各项参数可以为制定给药方案提供参考，但必须结合连续用药时的情况综合考虑。值得注意的是，多数情况下血药浓度曲线也可以反应药物效应的变化，有时血药浓度曲线与时 – 效曲线非常相似，但两者仅可以相互参考而不能相互替代。

第四节　药效学相互作用

药效学相互作用（pharmacodynamic interactions）是指药物联合应用时，一种药物改变了机体对另一种药物的敏感性或反应性，导致药物出现相加、协同或相反（拮抗）的药理效应。这种相互作用一般对药物的药代动力学过程无明显的影响，主要影响药物与受体作用的各种因素、药物的生化过程等。

一、药效学相互作用的类型

根据药物作用结果不同，药效学相互作用可分为相加作用、协同作用和拮抗作用。

相加作用（summation）是指药理效应相同或相似的药物，联合应用的效应（包括疗效、毒副反应）等于各药物单用效应之和。相加作用是一种药物对另一种药物效应的补充，而不是增效。一般来说，作用机制相同的同类药物联合应用时，相互作用的结果是相加作用。

协同作用（synergism）是指两种或两种以上药物联合应用时，其效应大于各药物单用效应之和。发生协同作用的药物可为不同类别或不同作用机制的药物。

拮抗作用（antagonism）是指药理效应相反，或发生竞争性或生理性拮抗作用的药物合用时，其效应小于各药物单用效应之和。

二、有益的药效学相互作用

有益的药效学相互作用主要指药物之间相互作用使得疗效增加或不良反应减少，或二者兼有。

（一）产生相加或协同作用增加疗效

影响同一生理或生化代谢系统的药物合用时，可产生相加或协同作用，从而增加疗效。如快效抑菌剂（大环内酯类、四环素、氯霉素等）与慢效抑菌剂（磺胺类等）合用可产生抗菌效果的相加作用，增强其治疗感染性疾病的疗效；磺胺甲噁唑与甲氧苄啶分别作用于二氢叶酸合成酶和二氢叶酸还原酶，使细菌的叶酸代谢收到双重阻断，两者有协同抑菌或杀菌作用；硫酸阿托品与胆碱酯酶复活剂联用时，阿托品可阻断 M 胆碱受体，使未水解的乙酰胆碱无法与受体结合；同时胆碱酯酶复活剂可使胆碱酯酶复活，水解乙酰胆碱，两者合用可发挥协同作用，提高治疗有机磷中毒的解毒效果等。

（二）产生拮抗作用减少不良反应

两种或两种以上药物合用时，药物之间发生拮抗作用，减少不良反应的发生。如普萘洛尔的典型不良反应是减慢心率，而硝酸酯类药物服用后会导致心率加快，冠心病患者联合使用普萘洛尔与硝酸酯类药物时，既可产生抗心绞痛的协同作用，也可抵消或减少各自的不良反应，减少对患者心率的影响；阿片类受体拮抗药纳洛酮用于解救阿片类药物过量引起的呼吸抑制等。

三、不利的药效学相互作用

不利的药效学相互作用主要指药物之间相互作用使得疗效降低或不良反应增加或加重，或二者兼有。

（一）产生拮抗作用降低疗效

两种或两种以上药物合用时，由于药物之间发生了拮抗作用使得疗效降低。如快效抑菌剂（大环内酯类、四环素、氯霉素等）因能快速抑制细菌细胞内蛋白质合成，使细菌处于静止状态，使得作用于细菌繁殖期的杀菌药（青霉素类、头孢菌素类等）作用减弱；香豆素类口服抗凝剂与维生素 K 合用可产生竞争性拮抗作用，使得口服抗凝药的抗凝作用减弱或消失；普萘洛尔与 β 受体激动剂（麻黄碱等）合用可拮抗后者的升压作用，导致其作用减弱或无效等。

（二）产生相加或协同作用增加或加重不良反应

两种或两种以上药物合用时，由于药物之间发生了毒副反应的协同或相加，增加不良反应的发生，甚至引起严重的不良反应。临床常见的由于药物药效学相互作用引起的严重不良反应主要有以下几种。

1. 高血压危象　单胺氧化酶抑制剂（MAOI）与拟肾上腺素药、降压药、5 – 羟色胺（5 – HT）再摄取抑制剂、三环或四环类抗抑郁药等合用时，可使去甲肾上腺素自贮存部位大量释放而引发高血压危象，严重者可致死。

2. 严重低血压　利尿药如氢氯噻嗪、呋塞米、依他尼酸等与氯丙嗪合用，这些利尿药均有降压作用，可以明显增强氯丙嗪的降压反应，引起严重的低血压；普萘洛尔可阻断 β 受体，氯丙嗪与哌唑嗪可阻断 α 受体，两者合用时降压效果明显增强，易引起严重的低血压。

3. 心律失常与心脏毒性　强心苷与排钾利尿药或糖皮质激素合用时，由于后两者可促进钾排出，引起血钾降低，若失钾不予纠正，则心脏对强心苷的作用更敏感，易引发心律失常；静脉滴注葡萄糖溶液与两性霉素亦可使血钾降低，也应加注意；强心苷与钙盐合用时，由于血钙升高可使心脏对强心苷的敏感性增强，易发生心律失常；强心苷与利血平合用时，两者均可使心动过缓，易诱发异位心率；奎尼丁与氯丙嗪合用可致室性心动过速；维拉帕米与 β 受体阻断剂合用易引起心动过缓、低血压、房室传导阻滞、心力衰竭甚至心脏停搏；蒽环类抗肿瘤药物具有心脏毒性，与其他具有心脏毒性的药物（烷化剂等）联用时，易引起或加重心脏毒性，严重者可引起急性心肌梗死、心力衰竭。

4. 出血　阿司匹林、双嘧达莫抑制血小板聚集，与香豆素类抗凝药物或肝素合用发生协同作用，使得香豆素类药物或肝素的抗凝作用大大增强，易引起出血；非甾体抗炎药之间合用及与香豆素类抗凝药、皮质激素、促肾上腺皮质激素、溶栓药、秋水仙碱等合用易引起胃肠道出血。

5. 呼吸麻痹　氨基糖苷类抗生素具有神经 – 肌肉接点传递阻滞作用，当全身麻醉药、普鲁卡因、琥珀胆碱或硫酸镁与其合用时，可协同引起呼吸麻痹；多黏菌素与氨基糖苷类抗生素或肌松剂合用易引起肌无力和呼吸暂停；利多卡因可加强琥珀胆碱的骨骼肌松弛作用，合用可引起呼吸麻痹；环磷酰胺能抑制伪胆碱酯酶的活性,与琥珀胆碱合用可能导致呼吸麻痹。

6. 低血糖反应 降血糖药与普萘洛尔合用不仅加重低血糖反应,而且可使降血糖药引起的急性低血糖先兆症状掩盖起来,因而危险性更大;胍乙啶能加强降血糖药物的降血糖作用,合用时易引起低血糖反应,需减少降血糖药用量。

7. 严重骨髓抑制 常用的细胞毒类化疗药物如烷化剂(环磷酰胺、氮芥等)、蒽环类药物(阿霉素、柔红霉素等)、铂类药物(卡铂、顺铂等)、拓扑异构酶抑制剂(依托泊苷、鬼臼毒素等)、干扰微管蛋白合成药(紫杉醇、长春碱等)的骨髓抑制作用较强,联合应用时骨髓抑制作用可能更严重,因而需要进行减量。

8. 耳肾毒性 氨基糖苷类、头孢菌素类、大环内酯类、高效利尿剂、水杨酸类解热镇痛药、抗疟药、抗癌药等彼此之间或与同类药物之间联合应用时,容易出现严重的耳、肾毒性,导致耳聋发生率明显增加,尤其在尿毒症患者中更易发生且肾功能损伤更重,甚至出现急性肾衰竭。需注意的是,由于抗组胺药(尤其苯海拉明)可掩盖氨基糖苷类抗生素的听神经毒性症状,因此两者不宜合用。

对于上述易引起严重不良反应的药物合用时应提高警惕,权衡利弊,尽量避免易发生相互作用引起严重不良反应的药物之间的联合应用。

本章小结

药物作用是药物与机体细胞间的初始作用,药物效应是药物作用的结果,两者一般不严格区分。药物作用的表现形式主要包括兴奋和抑制作用两种。药物作用具有两重性,即防治作用和不良反应或药源性疾病。药物的防治作用包括预防和治疗作用,不良反应包括副反应、毒性反应、变态反应、后遗效应、继发性反应、停药反应等。

药物作用机制分为非特异性药物作用机制和特异性药物作用机制。非特异性药物作用机制一般与药物的化学结构关系不大,而与药物理化性质有关,且作用机制比较简单;特异性药物作用机制与药物的化学结构密切相关,常表现出药物的特异性作用,凡具有相同有效基团的药物,一般都具有类似的药理作用。临床大多数药物都属于特异性药物,主要是通过与受体之间相互作用产生效应。作用于受体的药物可分为激动剂与拮抗剂两类。药物与受体结合具有特异性、高度亲和力、可逆性、饱和性、可调节性等特点。

药物的量与效应之间的变化规律称为量-效关系,以药物剂量或血药浓度为横坐标,药物效应为纵坐标作图,可得到反映两者关系的量-效曲线。量-效曲线可提供诸多药效学参数,如阈剂量或阈浓度、效能、效价强度、半数有效量、治疗指数等。用药后随着时间的推移,药物作用发生动态变化。以时间为横坐标,以药物效应强度为纵坐标作图可得到时-效曲线,从时-效曲线中可获知药物的起效时间、最大效应时间、疗效维持时间等信息。综合考察量效曲线、时效曲线,可为制定给药方案提供参考。

从药效学上讲,药物相互作用的模式可分为相加作用、协同作用和拮抗作用。药物相互作用对临床治疗的影响包括有益和不利的影响。合理的联合用药应以增强疗效、降低不良反应为基本准则。

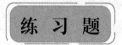

题库

一、选择题

(一) A 型题(单选题)

1. 药物作用是( )

A. 药物使机体细胞兴奋　　　　B. 药物与机体细胞间的初始作用

C. 药物与机体细胞结合　　　　D. 药物引起机体功能或形态变化

2. 特异质反应是由于（　　）

A. 药物剂量过大引起　　　　　B. 用药时间过长引起

C. 药物过敏引起　　　　　　　D. 某些个体对药物产生不同于常人的反应

3. 关于受体调节的叙述，正确的是（　　）

A. 连续使用拮抗剂后，受体会向上调节、反应敏化

B. 连续使用拮抗剂后，受体会向下调节、反应下降

C. 连续使用激动剂后，受体会向上调节、反应下降

D. 连续使用激动剂后，受体会向下调节、反应敏化

4. 药物的治疗指数是（　　）

A. TD_{50}/ED_{50} 的比值　　　　B. ED_{50}/TD_{50} 的比值

C. LD_{50}/ED_{50} 的比值　　　　D. ED_{50}/LD_{50} 的比值

（二）X 型题（多选题）

5. 部分激动剂的特点是（　　）

A. 与受体有亲和力

B. 内在活性较弱

C. 单独应用时不引起生理效应

D. 与激动剂合用，可部分对抗激动剂的效应

二、思考题

1. 简述药物作用的两重性。

2. 简述药物与受体间相互作用的特点。

3. 药效学相互作用有哪几种？请举例说明。

（徐　萍）

PPT

第四章

药物治疗作用的影响因素与临床合理用药

学习导引

知识要求

1. **掌握** 药物治疗作用的影响因素。

2. **熟悉** 合理用药的概念及意义；特殊人群的合理用药；时辰药理学、遗传药理学与临床合理用药。

3. **了解** 药物滥用及药物依赖性概念及防治。

能力要求

1. 熟练掌握儿童、老人、妊娠和哺乳期妇女、肝肾功能不全患者等特殊人群药物作用特点，指导这类人群合理用药。

2. 学会应用影响药物治疗作用的因素和特殊人群药物作用特点等知识，开展药物治疗实践。

素质要求 树立"以患者为中心"的职业理念，形成自觉维护和坚持安全、有效、经济、适宜合理用药基本原则意识。

药物是人类与疾病做斗争的重要武器，药物治疗在疾病治疗中是应用最广泛的基本手段，但它具有两重性特点：使用合理能达到预防和治愈疾病的目的；如果使用不当，不但不能达到预期目的，反而增加药物的副作用、毒性反应，甚至引起伤残、死亡等严重用药风险。药物因其固有结构及特点，发挥药物治疗作用，但也可因患者的个体特点、生理状态、疾病状态、遗传因素、环境条件等诸多因素而影响其效应，或使效应增强，或使效应减弱，甚至发生质的改变。因此，在进行药物治疗时除考虑药物本身的药理作用以外，还应掌握诸多影响因素，以便合理使用药物，更好发挥药物治疗作用。

第一节 影响药物治疗作用的因素

药物在应用于机体后产生的作用和效应受多方面因素的影响，这些因素可来自于药物因素、机体因素及给药方法等方面，可能使药物效应增强或减弱，甚至改变药物作用的性质。

一、药物因素

（一）药物结构

药物的效应与其化学结构密切相关。例如，糖皮质激素类药物，基本结构均为孕甾烷母核，通过结构改造在不同位置加上不同的取代基，从而合成了作用时间和作用强度不同的药物。药物分子的立体结构也会影响药物疗效，主要表现为光学异构、几何异构和构象异构方面，如华法林为消旋异构体混合物，S-型华法林抗凝作用为 R-型华法林的 2~5 倍。

课堂互动

1. 举一个增加侧链结构药物作用改变的例子。
2. 为什么左氧氟沙星比氧氟沙星具有更强的药理作用?

（二）药物剂型

同一药物的不同剂型可能会表现不同的体内过程，从而影响药物起效时间、作用强度和维持时间等。一般而言，注射用药药物作用出现要快于口服用药，且药效通常也会更强。在口服制剂中，溶液制剂吸收最快，散剂次之，片剂和胶囊制剂等吸收则相对较慢。缓控释制剂和靶向制剂等可通过其独特的释放特点提高疗效并同时减少不良反应。

（三）药物相互作用

两种或多种药物合用或先后序贯应用，因药物相互作用可使药效加强或减弱，使不良反应减少或加重。用药种类越多，不良反应发生率越高。按其作用机制可分为药效学和药动学的相互作用。药效学相互作用包括疗效的相加、协同或拮抗作用，以及药物毒副反应的叠加或减轻。药动学相互作用即药物在吸收、分布、代谢和排泄等体内过程环节存在的相互作用。

二、机体因素

（一）年龄

许多生理功能、体液与体重的比例、血浆蛋白质的含量等可因年龄而异。儿童正处在全身各器官发育期间，肝、肾、中枢神经系统等发育尚未完全，可能影响通过肝灭活、肾排泄药物的代谢和排泄，以致产生不良反应或毒副反应。老年人因器官功能日益衰退，亦可影响药物的体内代谢而产生血药浓度过高或作用持续时间过久。

（二）性别

性别差异是药物作用个体差异的重要因素。女性的体重、体液含量、体脂比例及肾血流量等与男性的不同，药物代谢酶活性也有性别差异，这些因素均可影响药物效应。如女性的脂肪占体重的比率高于男性，而体液总量占体重的比率低于男性，这些因素都可能影响药物的分布；由于男性比女性的肾小球滤过率约高 10%，故男性比女性对地高辛的清除率高 12%～14%；女性胃中乙醇脱氢酶的活性显著低于男性，可引起乙醇代谢的性别差异。女性有月经、妊娠、哺乳期等特殊生理状态。月经期子宫对泻药、刺激性较强的药物及能引起子宫收缩的药物较敏感，容易引起月经过多、痛经等。妊娠期和哺乳期用药既要考虑到药物在母体内的药动学特点及其药效的发挥，还需考虑到药物经胎盘对胎儿或通过乳汁对新生儿的影响。

（三）病理状态

各种疾病状态都可能直接或间接地影响药物对人体的作用。严重肝功能不全者由于肝脏的生物转化速率下降、药物消除减少、血浆半衰期（$t_{1/2}$）延长，可使地西泮等经肝脏代谢的药物作用加强，持续时间延长；相反，对可的松、泼尼松等需在肝脏经生物转化后起效的药物则作用减弱。肾功能不全者可使庆大霉素等主要经肾排泄的药物排出减慢，使药物半衰期延长，易引起药物蓄积中毒。另外，病理状态可以影响中枢神经系统、内分泌系统以及其他效应器官的反应性，因而能改变药物的作用。例如，正常人服用利尿药后血压并不明显下降，高血压者由于水钠潴留服用利尿药后血压明显降低。肾病综合征患者常伴有低蛋白血症，因此高蛋白结合率的药物用于此类患者时游离药物浓度增加，药效可能增强。此外，胃肠道疾病影响 pH 的改变也会对某些药物的吸收和分布带来影响。

（四）心理因素

患者的心理因素会影响药物的疗效。如暗示可提高痛阈，患者服用无药理活性的安慰剂（placebo）

也有一定的效果，甚至肿瘤患者也可由于安慰剂的应用而使病情得到短期的缓解或改善，这是心理作用的结果。医护人员的语言、态度及患者的乐观或悲观情绪均可影响药物的疗效。患者乐观的情绪会对疾病的痊愈产生有利的影响，而严重的思想负担和悲观失望情绪可能降低药物治疗效果。

（五）遗传因素

目前认为人体对药物反应的个体差异，很大程度上可以由遗传因素来解释。遗传因素对代谢影响很大，最重要的表现是遗传决定氧化反应及结合反应的遗传多态性。基因突变可引起药物代谢酶、转运体、受体活性和功能异常，成为产生药物效应个体差异和种族差异的主要原因。遗传因素对药效也有影响，如由于遗传因素导致红细胞缺乏葡萄糖 – 6 – 磷酸脱氢酶（G – 6 – PD），可引起还原型谷胱甘肽减少，这类患者对治疗量的对乙酰氨基酚、阿司匹林、奎宁、伯氨喹、磺胺类药、呋喃妥因、维生素 K 等药物可能发生溶血性贫血。

（六）种族差异

种族差异很大程度上也是由遗传因素决定的。不同种族对同一药物的反应，在大多数情况下表现为量的差异，即作用强弱与维持时间长短不同，有时也可表现为质的差异，对药物的代谢也不尽相同。如氯吡格雷血小板高反应性（HTPR）相关基因的突变频率存在显著的种族差异，东亚人群的相关基因突变频率高于西方人群。异喹胍等的羟化代谢或异烟肼等的乙酰化代谢也存在着种族差异。

三、用药方法

（一）给药剂量

同一种药物、不同的剂量用于同一患者可能会产生不同的作用。同一剂量用于不同的患者，作用也会有很大差别。给药剂量的制订需要考虑患者的性别、年龄、种族、遗传、病理状态等诸多因素，尤其是特殊人群不仅要考虑其独特的生理学特征，还要根据其药动学、药效学调整给药剂量。给药剂量的调整对降低药物不良反应发生率和疾病的有效治疗至关重要。

（二）给药途径

给药途径不同，可因其吸收、分布、代谢、排泄的不同而使药物的效应强弱不同，甚至可改变药理作用。如硫酸镁，深部肌内注射可产生中枢抑制；静脉给药可治疗中重度妊娠期高血压、先兆子痫和子痫；口服可导泻；外用则消肿。临床上主要依据病情和药物的特点决定给药途径。除静脉给药外，其他给药途径都有吸收过程，不同给药途径吸收速率不一样，一般规律为气雾吸入 > 腹腔注射 > 舌下给药 > 肌内注射 > 皮下注射 > 口服 > 直肠给药 > 皮肤给药。其他给药方式各有其特点，如舌下给药可在很大程度上避免首过效应；吸入给药可通过肺泡扩散进入血液，疗效迅速且不良反应较少；直肠给药适用于易被胃肠道破坏或口服易致恶心、呕吐及厌食的药物。正确的给药途径和给药方法是确保药物安全有效的重要因素。给药途径选择应坚持如下原则：能口服不注射，能肌注不静注，能静注则不静滴。

（三）给药间隔

给药间隔对于维持稳定的有效血药浓度甚为重要，如不按规定的间隔时间用药，可使血药浓度发生很大的波动，过高时可发生毒性反应，过低时则无效。尤其是在应用抗微生物药物治疗感染性疾病时更为重要，因为血药浓度在有效和无效浓度之间的波动，可导致细菌产生耐药性。因此，在实际应用药物时需按规定的间隔时间给药。通常所指的"每日服药几次"中的"每日"是指 24 小时。如果每日 3 次，则应每隔 8 小时一次。一般每日 3 次可安排在 7 时、15 时和 21 时各用药一次。

（四）给药疗程

给药疗程（持续时间）可根据疾病及病情而定。一般情况下，在症状消失后即可停止用药，但在应用抗微生物药物治疗某些感染性疾病时，为了巩固疗效和避免耐药性的产生，在症状消失后尚需再应用一段时间的药物。对于高血压、糖尿病等慢性疾病，需长期用药。不恰当的长期反复用药，机体可引起耐受性，病原体引起耐药性，连续使用麻醉药品后能产生依赖性。

（五）给药时辰

同一种药物在一天中的不同时辰服用，其疗效和毒性可能相差甚大。根据机体自身的节律变化、药物特点、疾病状态来选择最佳的用药时间，可以提高疗效，减少药物的用量，并最大限度地减少不良反应的发生。例如，对于一些受昼夜节律影响的药物，则应按其节律规定用药时间，如长期应用肾上腺皮质激素时可于早晨给药，高血压患者可以在早 7 时与下午 14 时用药。

（六）其他因素

影响药物作用的其他因素还包括同服食物、吸烟、饮酒、送服液体、服药姿势等因素。比如伏立康唑与高脂肪餐同服其 C_{max} 和 AUC 分别减少 34% 和 24%，故伏立康唑应在饭前 1 小时或饭后 1 小时服用。

总而言之，影响药物疗效的因素涉及很多方面，临床合理用药必须综合考虑药物、机体和给药方法等因素。

第二节　合理用药的概念及意义

合理用药一直是全世界关注的问题，因为药物的不合理使用不但是惊人的药物资源的浪费，而且更为关键的还会引发因药物不良反应而带来严重危害。为此，世界卫生组织（WHO）建议将合理使用药物作为国家药物政策的组成部分之一。

一、合理用药的基本概念

WHO 提出合理用药的定义：患者能得到适合于他们的临床需要和符合他们个体需要的药品以及正确的用药方法（剂量、给药间隔时间和疗程）；这些药物必须质量可靠，可获得，而且可负担得起，对患者和社会的费用最低。简单而言，合理用药是以医药理论为基础，安全、有效、经济、恰当地使用药物。它强调不仅要发挥药物的最大有效性，又要考虑群众的经济承受能力。从用药的过程和结果考虑，合理用药应当包括四大要素：安全性、有效性、经济性和适当性。

二、合理用药的意义

药物是防治疾病的重要物质。在疾病的治疗中，绝大部分疗效是通过药物治疗而获得的，可见药物在防治疾病中所占有的重要地位。但是，如果不合理地使用药物，不但不能解除患者的痛苦，达不到防治疾病的目的，反而会给患者带来严重危害。如抗菌药物的滥用大大增加了细菌的耐药性，常延误最佳治疗时间，破坏人体内正常菌群造成二重感染，给患者带来痛苦。合理用药必须充分认识药物作用的两面性，趋利避害。合理用药对有效利用有限的医药资源、提高医疗服务质量、建设和谐社会均具有重要意义。

在医疗服务上，合理用药是国家医改制度的迫切需要，也是医院药学工作的重要内容。由于人们生活水平不断提高，保健意识增强，对医疗服务水平的要求也逐渐增加，患者在接受治疗的过程中不仅仅满足于疾病的治疗，更希望在疾病治疗的同时能有效提高自我生活质量。对患者而言，合理用药可有效地减少患者的心理负担，使患者拥有一个良好的情绪状态，促进患者疾病康复，同时可降低患者经济负担。对医师而言，合理用药能够使疾病得到有效治疗，其治疗成效也是对医生职业专业性的肯定，可以有效激励医师更好地投入工作中。对医院而言，患者在临床中得到合理用药，不仅可以提高医院的治愈指数，减少医疗事故的发生率，还可以促进医院在竞争激烈的市场中更好地生存和发展。因此，在患者的疾病治疗过程中，合理用药对患者、医师以及医院均具有重要的意义。

在社会层面上，药物是社会发展必不可少的宝贵资源。尽管现代医药科学迅猛发展，但实际药品种类及数量仍十分有限，远远不能满足人类日益增长的卫生保健需求，必须通过正确选用合理配伍，发掘现有药品的作用潜力，提高药物使用效率。因此，应当合理使用现有的药物，让药物充分发挥应有的生物医学效益、社会效益和经济效益，同时防止和减少不良反应和不良事件的出现。

微课

第三节 特殊人群的合理用药

药物治疗不仅需要以药理学的基本理论指导，根据疾病的病理生理学特点，结合影响药物治疗作用的因素，遵照国家的有关规定及相关诊疗循证（例如国家基本药物目录、治疗指南和临床路径等），选用最佳的药物以及制定适当的治疗方案作对症治疗或对因治疗，还应重点考虑患者的机体功能（如肝、肾等）状态以及是否属于特殊人群（如儿童、老人、妊娠期和哺乳期妇女等）合理使用药物。

一、儿童

儿童的生长发育是一个动态的变化过程，各年龄阶段体内的生理生化过程有所不同，各个系统的成熟程度也不完全同步。在不同的生长发育期，药物的吸收、分布、代谢和排泄各有特点，使药物疗效更加难以预测，且药物不良反应的发生概率可能较成人增加。

（一）不同阶段儿童的药动学特点

1. 吸收　婴幼儿胃酸较低或缺乏，2~3岁才稳定在成人水平。因此，对酸不稳定的药物在婴幼儿时口服生物利用度高，如氨苄西林、阿莫西林等。新生儿胆汁分泌较少，脂肪消化能力不足，脂溶性维生素吸收较差。新生儿及婴幼儿因其皮肤角质层薄，药物较易经皮肤吸收，如外用硼酸粉可致毒性反应。

2. 分布　新生儿和婴幼儿体液含量大，脂肪含量少，使脂溶性药物分布容积降低，血浆中药物浓度升高，易造成新生儿药物中毒。此外新生儿体内药物与血浆蛋白结合率比成人低，易产生过高的游离血药浓度，药物易进入组织细胞，药物作用强度增加，对于早产儿则可能产生中毒。药物与胆红素竞争血浆蛋白结合位点可使游离胆红素浓度增高，引发黄疸，故新生儿及2个月以下婴儿禁用磺胺类药物。新生儿血-脑屏障发育不完善，一些药物容易透过血-脑屏障在脑组织中蓄积引起神经系统反应，如注射头孢哌酮钠-舒巴坦钠可引起烦躁不安等精神症状。

3. 代谢　儿童（尤其是婴幼儿）肝药酶发育尚未成熟，酶的活性较低，对多数药物的代谢能力较成人弱。新生儿的某些药物代谢酶量少、活性低甚至缺失，对于一些主要经肝脏代谢的药物，应谨慎使用。如新生儿对茶碱、咖啡因、苯妥英钠、苯巴比妥和其他经肝脏代谢的药物清除率低，$t_{1/2}$长。

4. 排泄　婴幼儿肾小球滤过率较低，肾小管重吸收、排泄、浓缩和稀释功能也较低，如以内源肌肝清除率表示，每单位体表面积的肾小球滤过率仅为成人的30%~40%。以肾脏排泄为主要消除途径的药物，$t_{1/2}$延长，血药浓度升高，有效作用时间延长，甚至可能引起蓄积中毒，故儿童尤其是新生儿用药必须注意剂量和给药间隔。

（二）儿童合理用药的注意事项

1. 严格把握用药指征　应了解儿童不同发育时期的生理生化特点与药物的特殊反应，严格把握用药指征，尽可能预防或减少药物不良反应。

2. 选择适宜的给药剂量与间隔时间　由于儿童年龄、体重及体质的差异性，目前暂无统一的公式来推算精确的给药剂量。一般可根据年龄按成人剂量折算；对于毒性较大的药物，应按体重计算，有的也按体表面积计算。计算药物剂量时应根据具体情况进行具体分析，根据患儿生理特点、病情轻重、药物作用及适用范围，结合临床经验，酌情运用。给药间隔一般需要严格按照药品说明书规定给药。对于毒副反应大、安全范围窄的药物，理想的做法是测定体内药物浓度来调整给药剂量与间隔时间。

3. 优化给药途径　一般来说，能口服或经鼻饲给药的患儿，通常经胃肠道给药安全可靠，应作为主要的给药途径。但有些药物或剂型存在某些特殊情况，如地高辛，口服较肌内注射吸收快，应引起注意；皮下注射给药可损害周围组织且吸收不良，不适用于新生儿；地西泮溶液直肠灌注比肌内注射吸收快，因而更适于迅速控制小儿惊厥；由于儿童皮肤黏膜用药很容易被吸收，甚至可引起中毒，外用给药时应注意。

4. 关注儿童禁用或慎用的化学药物　如磺胺类抗菌药物复方新诺明可产生高铁血红蛋白血症，导致缺氧性全身发紫及新生儿黄疸，故 2 个月以下婴儿禁用；四环素类抗生素如四环素、多西环素、米诺环素等，可导致牙釉质发育不全及黄染，骨骼生长迟缓，8 岁以下儿童禁用；喹诺酮类抗生素如氧氟沙星、莫西沙星等可导致软骨发育障碍，影响儿童生长发育，18 岁以下儿童禁用等。氨基糖苷类药物链霉素、卡那霉素、庆大霉素有可能损害儿童的听神经，引起耳聋，儿童慎用；氯霉素可导致再生障碍性贫血、灰婴综合征等，儿童慎用等。

案例解析

【实例】男，7 天。因"发热、咳嗽 1 天"就诊。诊断：急性支气管炎。开具处方：复方磺胺甲噁唑片，3 片，0.2 片/次，2 次/日，口服。

【解析】由于新生儿胃肠道处于发育阶段，磺胺类药物几乎全部被吸收。新生儿血-脑屏障发育不完善，药物易进入脑脊液。而且新生儿蛋白结合力低，致使用药后游离型药物浓度升高，磺胺类药物的蛋白结合力强于胆红素，在体内能竞争机体内源性胆红素的蛋白结合点，致使胆红素游离，造成新生儿黄疸，且胆红素可透过血-脑屏障进入脑组织，从而导致胆红素脑病的发生。故新生儿不宜服用磺胺类药物。建议不用复方磺胺甲噁唑片，可改用头孢氨苄抗感染。

二、老年人

老年人因其机体各组织和器官形态、生理和生化功能随着年龄的增长在逐渐减退，从而影响药物在其体内的药效学和药动学过程。同时老年人合并多种疾病，用药品种较多且用药疗程较长，因此其出现药品不良反应和药物相互作用的概率也提高，药源性疾病也随之增加。所以，充分认识老年人的生理、药效学、药动学及用药特点，对于老年人的合理用药非常重要。

（一）老年人的药效学特点

药效学的改变涉及药物受体数目及其与靶细胞的亲和力、信息传递机制、细胞反应与内环境稳定功能减退等。老年人靶器官对某些药物的敏感性增加，药效增强，如老年人对中枢神经系统的某些药物如镇静催眠药特别敏感，可能会引起中枢过度抑制；中枢抗胆碱作用的药物如莨菪碱可引起痴呆、记忆和智力受损等。老年人靶器官对某些药物的敏感性降低，药效减弱，如老年人对 β 受体激动药与 β 受体阻断药的反应明显降低，故老年人使用普萘洛尔减慢心率的作用减弱。

（二）老年人的药动学特点

1. 吸收　老年人的胃酸分泌减少、胃液的 pH 升高、胃排空和肠蠕动减慢、小肠吸收面积减少、肠道液体量及血流量减少等，从而弱酸性药物的吸收可能减少，而弱碱性药物的吸收可能增加；老年人局部血液循环较差及肌肉萎缩，皮下及肌内注射给药时，可使吸收减慢。

2. 分布　影响老年人药物分布的因素主要包括机体组成变化和血浆蛋白含量的改变。由于老年人机体水分减少，脂肪组织增加，使水溶性药物如哌替啶、吗啡等药物在老年人体内的分布容积减少，血药浓度升高；脂溶性药物如地西泮、氯丙嗪、利多卡因等药物更易分布于老年人机体的周围脂肪组织，分布容积增大，血药浓度降低。老年人的血浆蛋白含量随年龄增长而有所降低，但总体上药物与血浆蛋白的结合率变化不大。

3. 代谢　随年龄增长，老年人的代谢功能相应降低，主要表现为有功能的肝细胞数减少、肝脏重量减轻、肝血流量下降、肝微粒体酶活性降低等。因此，对肝首关效应高的药物如硝酸甘油、普萘洛尔或受肝药酶灭活的药物苯巴比妥、利多卡因、氨茶碱等，可导致血药浓度增高而出现不良反应。在给老年人应用某些需经肝脏代谢后才具有活性的药物时（如可的松在肝脏转化为氢化可的松而起作用），更应考虑上述特点而选用适当的药物（应使用氢化可的松而不用可的松）。

4. 排泄 随年龄增长，老年人的肾血流量、肾小球滤过率、肾小管的主动分泌功能均有所降低，从而使老年人的药物排泄能力下降，即使无肾脏疾病，主要经肾排泄的药物，其排泄量也随年龄增长而逐渐减少，肾清除率降低，半衰期延长。如庆大霉素、青霉素的体内半衰期老年人可较普通成年人延长1倍以上。故老年人应用肾排泄药物时，必须相应减少用量或延长给药间隔。

（三）老年人合理用药的注意事项

1. 严格掌握适应证 诊断明确之后，应权衡药物治疗的利与弊，确定是否用药。老年人的用药原则是用最少药物和最低有效剂量治疗。如对便秘的老年人，有时只需调节生活习惯，增加活动和纤维素摄入，培养排便习惯，而不必长期使用缓泻药；又如对失眠、多梦的老年人，晚间节制烟酒、咖啡等其他精神兴奋因素，而不必应用中枢抑制药物。

2. 选择恰当剂型 药物治疗时，选择疗效可靠、作用温和、不良反应少或轻的药物。同时，应提醒老年患者，不能根据主观意愿自行选药，尤其不要偏信广告或滥用新药，避免发生不良反应或药源性疾病。老年人多患慢性疾病，常需长期服药，故主要以口服给药为主。有些老年人吞药有困难，不宜选用片剂或胶囊等固体剂型，可选用液体剂型，必要时可注射给药。老年人胃肠功能不稳定，选用缓释剂型时应注意。

3. 给药方案个体化 根据老年人的药效学及药动学特点确定个体化给药方案。原则上老年人用药剂量宜小，间隔宜长。一般采用成年人的3/4的剂量，但理想的是基于血药浓度监测（TDM）实现剂量个体化。

4. 联合用药需谨慎 老年人往往患有多种疾病，且记忆力、理解力减退，联合用药时应保持警惕，尽量减少用药种类，用药方法尽量简单，对于患有心血管疾病或肝肾功能不全的老年患者尤其要注意。

5. 长期用药应定期随访 当老年人的病情好转或经治疗达到疗程时，应及时减量或停药，疗程不宜过长，治疗无效时应及时调整药物治疗方案，需长期用药时应定期随访。

6. 使用风险筛查工具 目前国际上广泛应用 Beers 标准和老年人不适当处方筛查工具/老年人处方遗漏筛查工具（STOPP/START）针对老年人潜在不适当用药进行筛查。我国于2017年发布了《中国老年人潜在不适当用药判断标准》和《中国老年人疾病状态下潜在不适当用药判断标准》。临床可使用上述标准帮助识别和防范老年患者用药中的风险。

案例解析

【实例】患者，女，71岁，48.5kg。现病史：8个月前反复"感冒"后出现胸闷、气急、乏力，日常不能连续行走100m，休息后可缓解，伴双下肢凹陷性水肿，右侧为甚，晨轻暮重，卧位减轻，立位加重，夜间可平卧，无端坐呼吸，无夜间阵发性呼吸困难，门诊拟"心力衰竭"收住入院。既往有心绞痛8年病史，长期服用"单硝酸异山梨酯缓释片"30mg q. d. 口服。诊断为心力衰竭、心绞痛。给予地高辛0.25mg q. d. 口服，呋塞米片20mg q. d. 口服，螺内酯片20mg q. d. 口服，单硝酸异山梨酯缓释片30mg q. d. 口服治疗。

【解析】该案例从适应证和禁忌证都是合理的。但老年患者肝、肾功能降低，表观分布容积减小，对地高辛耐受性低，老年心力衰竭患者，应以小剂量0.125mg甚至更低作为起始剂量；且地高辛的治疗窗窄（治疗药物浓度为0.8~2.0ng/ml），当浓度超过2.0ng/ml后，患者可出现恶心、呕吐、心律失常等中毒症状，须减少剂量，并进行血药浓度监测。另外地高辛与排钾利尿剂呋塞米合用，可引起低钾血症而致洋地黄中毒；螺内酯可延长地高辛的半衰期，合用须调整剂量或给药间隔，有条件的应监测血药浓度。

三、妊娠与哺乳期妇女

妊娠期妇女用药，不但作用于妊娠妇女本身，而且绝大多数药物对胎儿也会产生影响。某些药物比如华法林可透过胎盘屏障直接作用于胎儿，也可通过母体间接作用于胎儿，孕期用药不当可对胚胎产生损害，包括流产、致畸、生长发育迟缓、视听缺陷以及行为异常等。哺乳期主要通过乳汁影响胎儿，用药不当会对宝宝造成严重影响。因此妊娠与哺乳期妇女的用药安全问题尤为重要。

（一）妊娠期妇女合理用药

妊娠是一特殊时期，母体与胎儿系同一环境中的两个紧密联系的独立个体，其生理反应和对药物的敏感性有很大的差异。因此，妊娠期妇女合理用药不仅要考虑药物对妊娠妇女的影响，更要考虑药物对胎儿的影响。

1. 药物对妊娠期不同阶段胎儿的影响 用药时胎龄与损害性质有密切关系：①怀孕 4 周即受精卵形成 2 周内，受精卵着床前后，药物对胚胎影响为"全"或"无"。"全"表现为胚胎早期死亡导致流产；"无"则为胚胎继续发育，不出现异常。②受精卵形成 3 ~ 8 周之间，是胚胎器官分化发育阶段，称为致畸高度敏感期，如神经组织于受精后 15 ~ 25 天，心脏于 21 ~ 40 天，肢体和眼睛于 24 ~ 46 天易受药物影响，此期用药极易造成婴儿先天缺陷。③受精后 9 周至足月（37 ~ 42 周）是胎儿生长、器官发育、功能完善阶段，仅有神经系统、生殖器和牙齿仍在继续分化，特别是神经系统分化、发育和增生是在妊娠晚期和新生儿期达最高峰。在此期间受到药物作用后，由于胎儿肝酶结合功能差及血 – 脑屏障通透性高，易使胎儿受损，还可表现为胎儿生长受限、低出生体重和功能行为异常。

2. 药物的妊娠分级 美国食品和药物管理局（FDA）根据药物对动物和人类具有不同程度的致畸风险，将其分为 5 类：A 级（临床对照研究中，未发现药物对妊娠早期、中期及晚期的胎儿有损害，其危险性极小）；B 级（临床对照研究中，药物对妊娠早期、中期及晚期的胎儿的危害证据不足或不能证实）；C 级（动物实验发现药物造成胎仔畸形或死亡，但无人类对照研究，使用时必须谨慎权衡药物对胎儿的影响）；D 级（药物对人类胎儿有危害，但临床非常需要，又无替代药物，应充分权衡利弊后使用）；X 级（对动物和人类均具有明显的致畸作用，这类药物在妊娠期禁用）。该分类方法存在一定局限性：只有 40% 的药物纳入 FDA 妊娠期用药分类，其中 60% 以上分为 C 类，即不能排除有危害，需衡量潜在益处和潜在危害；同时该分类未提供根据不同孕期时的用药对胎儿是否有危害的证据，以及不同剂量药物对胎儿的不同影响，单纯分类显得较为笼统。因此，FDA 于 2008 年提出应该摒弃之前的药物妊娠分类法，而是改为更详细的知情告知，包括以下内容。

第一部分又称为"胎儿风险总结"：详细描述药物对胎儿的影响，如果存在风险，需说明这些关于风险的信息是来自于动物实验还是人类。

第二部分又称为"临床考虑"：包括药物的作用，特别是在不知道自己妊娠的妇女当中使用此种药物的信息，还包括剂量、并发症等信息。

第三部分又称为"数据"：更详细的描述相关的动物实验或人类实验方面的数据，也就是第一部分的证据。

3. 妊娠期妇女的药动学特点 妊娠时，机体形成了一个复杂得多房室单位，除母体本身外，还加上胎盘和胎儿，生理上产生了较大变化，这些变化随着妊娠时间而变化，并能影响药物体内过程。在妊娠期，由于孕激素的水平增高，可使胃酸分泌减少，胃排空时间延长，胃肠道平滑肌张力减退，蠕动减慢，影响药物的吸收。妊娠期母体血容量增加幅度大于血液细胞的增加，血液被稀释；妊娠期妇女血浆白蛋白浓度降低，影响药物的结合，对于高蛋白结合率的药物游离血药浓度增加。妊娠期肝脏的微粒体酶活性下降，肝脏的生物转化功能下降，药物的清除减缓，半衰期延长；胆汁分泌减少，胆汁淤积，对经胆汁排泄和肝肠循环药物影响很大。妊娠期随心排血量和肾脏血流量的增加，肾脏负担加重，肾小球滤过率增加，肌酐清除率增加，药物清除率也显著增加。但在妊娠晚期受体位或妊高征等疾病状态影响可能导致肾功能减低，而减缓药物的排泄，引起体内的蓄积。

4. 胎儿的药动学特点 胎儿各器官功能处于发育阶段，对药物的耐受能力比成人弱。胎儿与母体通过胎盘实现物质交换，胎盘主要由叶状绒毛膜构成，绒毛上皮将母血与胎儿分开，称"胎盘屏障"。大多数药物经胎盘转运进入胎儿体内，也有一些药物经羊膜转运进入羊水后而被胎儿吞饮，随羊水进入胃肠道被吸收入胎儿体内，从胎儿尿中排出的药物又可因胎儿吞饮羊水重新进入胎儿体内，形成羊水－肠道循环。经胎盘转运的药物进入脐静脉，脐静脉血在未进入全身循环前大部分先经过肝脏，故亦有首关效应。药物进入脐静脉后，有60%血流进入胎儿肝脏，故肝内药物分布较多。胎儿的血－脑屏障功能较差，药物易进入其中枢神经系统而较易受影响。胎儿血浆蛋白含量较母体低，可使进入组织的游离药物增多。胎儿与成人相比，其代谢能力甚低，易产生中毒。胎儿的肾小球滤过率甚低，因而肾脏排泄药物的功能差，更易延长药物及其代谢产物在胎儿体内的停滞时间。某些经过代谢后降低了原有脂溶性的药物（如地西泮等）不易通过胎盘屏障而使转运到母体血中的速度降低，以致在胎儿体内积蓄。

5. 妊娠期合理用药原则 妊娠期妇女以及备孕女性，应尽量避免或减少用药。用药应遵循以下原则：①妊娠期，尤其在妊娠早期，尽可能避免用药，或仅在利明确大于弊的必要情况下用药；②根据病情选用有效且对胎儿相对安全的药物，避免使用较新的、尚未肯定对胎儿是否有不良影响的药物；③应尽量选择单独用药，避免联合用药；④尽量小剂量短疗程使用；⑤用药时需获得患者的同意。

案例解析

【实例】何女士因发烧服用了布洛芬，但服用2周后查出已怀孕有一个月了，来咨询布洛芬对胎儿是否有影响。

【解析】怀孕4周内，也就是受精后2周内，布洛芬对受精卵是"全"或"无"的影响，即自然流产或无影响，即如果后续检查提示胚胎发育正常，则可排除布洛芬对胎儿的影响。布洛芬在美国FDA妊娠期药物安全性分级为口服给药B级，在妊娠晚期或近分娩时为D级，因此怀孕早中期使用布洛芬对胎儿影响不大；孕28周开始，使用布洛芬会增加动脉导管收缩的风险；用于晚期妊娠期妇女可使孕期延长，引起难产及产程延长。妊娠期发热可以考虑使用对乙酰氨基酚，对孕妇而言是最安全的退热药（FDA推荐的B类用药）。

（二）哺乳期妇女合理用药

几乎所有能进入母体血液循环的药物均可能进入乳汁，再通过乳汁转运被哺乳期婴儿吸收。由于哺乳期婴儿各组织器官及生理功能发育不完善，对药物的解毒和排泄能力低下，从而易引起中毒，故哺乳期妇女用药应十分注意。

1. 药物进入乳汁中的影响因素 ①药物的分子量：分子量>200Da的药物难以通过细胞膜进入乳汁；②药物在脂肪和水中的溶解度：脂溶性的药物更容易溶解于乳汁中；③药物与母体血浆蛋白结合的能力：游离状态的药物才能进入乳汁；④药物的解离度：解离度越低，乳汁中药物浓度越低；⑤药物的酸碱度：碱性药物易进入乳汁中。

2. 哺乳期药物的安全性 "Lactation（L）"分级是美国儿科学教授Thomas W. Hale先生提出的哺乳期药物危险分级系统，将哺乳期用药按其危险性分为L1～L5五个等级，L1级药物最安全，L2级药物较安全，L3级药物中等安全，L4级药物为可能危险，L5级药物为禁忌（表4－1），具体药物分类可参考Thomas W. Hale f. 等主编的《药物与母乳喂养》（第17版）。

3. 哺乳期合理用药原则 ①非必要时尽量避免使用药物，包括大剂量维生素以及特殊补充剂等非必需药物也应当避免使用。②必须用药时，尽可能选择已明确对哺乳期婴儿较安全的药物。③用药时间可选在哺乳刚结束，距下次哺乳最好间隔4小时以上。④对于必须使用哺乳期婴儿禁用或影响不明确的药物时，需要暂停哺乳，停药 6 个半衰期以上重新开始哺乳。⑤药物应用剂量较大或时间较长时，最好能监测哺乳期婴儿血药浓度，调整用药剂量和哺乳的间隔时间。

表 4 – 1　药物对哺乳的危险分级表

风险等级	说明	解释
L1	适用	大量哺乳期母亲服药后没有观察到会使婴儿的不良反应增加。在哺乳期母亲的对照研究中没有证实对婴儿有危险，母乳喂养对婴儿的可能危害很少或者婴儿口服该药物后不能吸收利用
L2	可能适用	有限数量的哺乳期母亲用药研究证据显示药物对婴儿的不良反应没有增加，和（或）哺乳期母亲使用药物后能证实危险性的证据很少
L3	可能适用	没有在哺乳期母亲中进行对照研究，但母乳喂养婴儿出现不良反应的可能性存在，或者对照研究显示仅有轻微的不良反应发生。本类药物只有在评估婴儿的利大于弊后方可使用
L4	有潜在危险	有对母乳喂养婴儿或者对乳汁分泌的危害性的明确证据，但哺乳期母亲用药后的益处大于对婴儿的危害
L5	危险	对哺乳期母亲的研究已经证实对婴儿有明确的风险，或者药物对婴儿产生明显损害的风险高。哺乳期母亲使用该类药物对婴儿的风险明显大于继续哺乳的益处，该类药物禁用于哺乳期母亲

备注：用药前请咨询临床医生及药剂师评估用药风险及益处。选择 L1 ~ L2 级别的药物对婴儿风险较低。母亲的健康仍然应是最优先考虑的，不建议母亲为了坚持母乳喂养而延误治疗。当必须使用 L4 ~ L5 级别的药物时建议暂停哺乳。

四、肝肾功能不全患者

肝肾功能不全对药物作用的影响，主要表现为对药物动力学方面的影响。因此，要了解肝肾功能不全时药物动力学特点，做到合理用药。

（一）肾功能不全患者合理用药

1. 肾功能不全对药动学影响　①药物或其代谢产物经肾脏排泄减少，半衰期延长，导致血药浓度升高，药效及毒性可能增强。②终末期肾病，即尿毒症患者，常因胃肠功能紊乱（如呕吐、腹泻）及胃肠壁水肿等症状使口服药物吸收减少，生物利用度降低。③尿毒症或肾病综合征者常伴低蛋白血症，导致人血白蛋白减少，部分药物可能因蛋白结合降低导致其分布容积升高。④肾功能不全可影响肝脏的药物代谢，使药物代谢途径或速度发生改变，头孢哌酮等经肝肾双途径消除的药物，可因肾清除减慢而代偿性增加肝代谢。⑤不同方式的肾脏替代治疗（如腹膜透析、血液净化、肾移植），血液净化模式（血液透析、血液滤过），透析频次等都会改变药物动力学。

2. 肾功能不全时药物剂量的调整　肾功能不全者药物剂量的调整一般有延长给药间隔、减少单次给药剂量或两者相结合。调整剂量时需考虑以下几种情况：①主要经肝胆系统代谢或排泄的药物，如大环内酯类、头孢哌酮、多数抗真菌药物、多数钙离子拮抗剂降压药等，可正常应用或剂量略减。②主要经肾脏排泄，药物本身无肾毒性或仅有轻微肾毒性的药物，如头孢菌素类、青霉素类等，需根据肾功能减退程度调整给药方案。③药物本身或其代谢产物主要经肾脏排出，且有较大毒性，除非使用指征明确，应避免应用，如氨基糖苷类抗菌药物。④先通过简单的公式评估肾功能，如 Cockcroft – Gault 估计肌酐清除率，结合肾功能情况来调整给药剂量。⑤对于半衰期较短、主要经肾脏排泄且肾毒性较少、安全范围较宽的药物，首剂可按正常剂量给药，以后剂量根据肌酐清除率减少剂量。⑥接受规律肾脏替代治疗的患者，应根据肌酐清除率及各种透析参数调整给药方案，有条件时可开展血药浓度监测来协助剂量调整。

（二）肝功能不全患者合理用药

1. 肝功能不全对药动学影响　由于肝脏具有相当大的代偿能力，因此仅在肝功能严重受损时才发生药代动力学的明显改变。肝功能不全患者药物动力学特点包括：①肝脏自身代谢和消除能力下降。②肝病使蛋白合成数量和质量发生改变，使药物与血浆蛋白结合率降低。③肝硬化大量腹水时细胞外液量增加，亲水性药物的分布容积增大。④首过效应降低，生物利用度增加。⑤肝药酶含量和活性下降。⑥影响药物经胆汁的排泄。⑦胃肠道淤血、水肿，影响口服药物的吸收。

2. 肝功能不全时药物剂量的调整　根据肝功能受损程度来调整给药方案远比根据肾脏受损程度调整给药方案复杂，因为没有类似肌酐清除率的指标来评估肝脏清除或代谢药物的能力，所以肝功能受损的患者不能像肾功能不全者用比较简单的公式进行给药频次或给药剂量调整。临床上常将血清胆红素、转氨酶以及血浆白蛋白等的改变作为部分指标，再结合患者的实际情况，在严密监测肝功能的前提下，经验对给药方案进行调整。

肝功能受损患者选药或设计给药剂量时需考虑以下几种情况：①药物主要经肝脏清除或代谢，并可发生毒性反应，肝功能不全时清除减少，应避免使用，如严重肝功能受损者禁用甲氨蝶呤、来氟米特、特比萘芬、阿苯达唑、瑞舒伐他汀、阿托伐他汀等。②主要经肝脏清除但并无明显肝毒性的药物，可正常应用，必要时减量，治疗过程中需要严密监测肝功能，如卡泊芬净、罗红霉素等。③经肝、肾双途径清除的药物，肝功能轻度减退时不用减量，若严重肝硬化，尤其是肝、肾功能同时减退的患者使用这类药物时需要减量应用，并密切监测肝肾功能变化，如头孢哌酮钠舒巴坦钠等。④依据 Child – Pugh 分级调整给药剂量，Child – Pugh 分级将肝功能损害程度分为轻度、中度和重度，某些药品可参考药品说明书、Child – Pugh 分级为轻中度的患者中不需调整剂量，对于分级为重度受损的患者需要减量，如替加环素说明书规定在首剂 100mg 之后，减量至每 12 小时给予 25mg。

第四节　时辰药理学与临床合理用药

微课

时辰药理学（chronopharmacology）又称时间药理学，自 20 世纪 50 年代兴起，属于药理学范畴的一个边缘学科，也是时间生物学（chronobiology）的一个分支。生物节律是生命过程的基本特征。研究生物节律对药动学和药效学的影响是时辰药理学的主要任务。运用时辰药理学知识制定合理的给药方案，对提高药物疗效和降低不良反应都具有非常重要的临床意义。

一、时间生物学的基本概念

课堂互动

今天叫醒你的是"闹钟"还是"生物钟"？

时间生物学是研究生命活动的周期规律及其产生机制与应用的交叉性生命科学。生物节律是生物在其发生和进化过程中为适应环境影响和变化而逐渐形成的与自然环境周期性变化相近的节律性生命活动，因此是生物的固有特征。人类身体的生物节律是一套"智能调节系统"，通常又被称为"生物钟"，能够帮助身体调整新陈代谢的快慢，告诉我们的身体什么时候该干什么事，一旦失去正常节律，机体的生理功能就会出现紊乱，发生病变。

机体的许多生命活动都具有周期性变化的特征，即具有一定的节律性。生物节律的命名是参考了自然界存在的周期性变化的节律，根据生物节律发生的周期长短，以日、月或年为时间参照，将生物节律分为相应的种类（图 4 – 1）。其中研究最多的是近日节律（约 24 小时）。

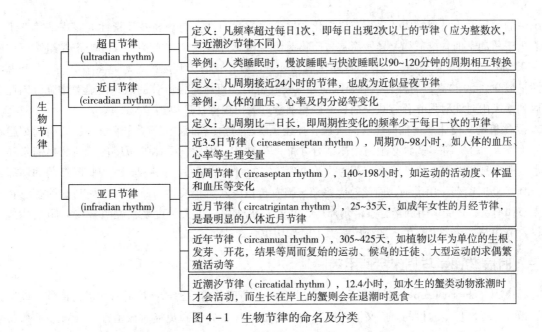

图 4-1　生物节律的命名及分类

二、时辰药理学的研究内容

时辰药理学是时辰生物学与药理学相结合的产物，是应用时辰生物学的原理和方法来研究药物的时效性，包括时辰药效学（chronopharmacodynamics）、时辰药动学（chronopharmacokineties）以及药效学和药动学时间节律的机制研究。

（一）时辰药效学

时辰药效学，即时辰敏感性，是综合反映药物对机体的治疗作用和毒性作用反应的时间节律，特指生物靶系统对药物敏感性的节律变化，即机体器官、组织、细胞、亚细胞以至受体等各种层次的生物节律所导致的药物效应的时间节律。如他汀类药通过抑制羟甲基戊二酰辅酶 A（HMG - CoA）还原酶而阻碍肝内胆固醇的合成，由于 HMG - CoA 还原酶活性存在昼夜节律，活性在中午最低，子夜最高，因此胆固醇在夜间合成较多，研究结果表明，短半衰期他汀类的降脂药，如辛伐他汀、氟伐他汀、洛伐他汀，夜间服用降低血清胆固醇的作用更强，推荐临睡前给药。但对于新一代阿托伐他汀和瑞舒伐他汀由于半衰期较长，以及缓释或控释剂型，均不需要夜间服用。

（二）时辰药动学

时辰药动学是研究体内参与药动学过程的生物节律对药物吸收、分布、代谢和排泄的影响，即药物体内过程中的节律变化。相同剂型、剂量的同一药物于不同时间给药，其治疗效应存在差异，产生的药物不良反应也会有所不同。如患者早上 7 时服用抗组胺药赛庚啶，疗效可维持 15～17 小时，若在下午 7 时服用，疗效只维持 6～8 小时；下午 7 时服用铁剂的吸收率较上午 7 时可增加 1 倍；第 3 代铂类抗癌药奥沙利铂的给药时间为从上午 10 时到晚上 10 时，可使不良反应发生率降低；肌内注射哌替啶时，06：00～10：00 给药的吸收速度较 18：00～23：00 给药快 3.5 倍。

（三）药效学和药动学时间节律的机制研究

1. 药动学机制　一般情况下，药物在血中浓度的高低与其药效成正比。药物在体内的血药浓度受药物在体内的吸收、分布、代谢与排泄过程的影响，每一过程都有可能存在昼夜节律性变化，因此，许多药物作用的昼夜节律有可能与其在血中浓度的昼夜节律性有关。研究表明，人体对多数脂溶性药物，如吲哚美辛、保泰松、呋塞米等，清晨吸收较快，傍晚吸收较慢；顺铂与血浆蛋白质结合率下午最高，早晨最低。

2. 组织敏感性机制　在许多情况，尽管药物的药效或毒性存在明显的昼夜节律，但药物在血中甚至靶组织中的浓度并不呈现相应的昼夜节律变化。这就提示我们许多药物药效及毒性的昼夜节律并不一定完全取决于药动学的昼夜节律差异，而是与药物对组织敏感性昼夜节律有关。如呼吸道对组胺反应的敏感性在0：00～02：00点最高，因此，哮喘患者易在凌晨发作；心力衰竭患者对地高辛等强心苷类药物的敏感性早晨04：00最高，另外，当遇暴风雨和气压较低时，机体对强心苷的敏感性显著增强，因此在早晨或遇到暴风雨时注射强心苷应减少剂量，避免剂量过大出现毒性反应。

3. 受体机制　受体是指任何能够同激素、神经递质、药物或细胞内信号分子结合并能引起细胞功能变化的生物大分子。许多药物必须与受体结合才能产生效应。因此，受体的敏感性、与药物的亲和力及受体密度所呈现的时间节律性将会使药物药效出现一定的时间节律性。如吗啡15：00时给药的镇痛作用最弱，21：00时给药作用最强，而此效应差异与脑内药物浓度无相关性，故认为可能与脑内多巴胺受体的昼夜节律有关。β受体阻断药普萘洛尔降压、减慢心率作用白天大于夜晚，说明β受体阻断药药理作用的昼夜节律与交感张力有关，即交感张力大时作用也强。

三、时辰药理学与临床合理用药

时辰疗法（chronotherapy）是根据时辰生物学和时辰药理学的原理选择最适时间进行治疗，以达到最佳疗效和最小毒性反应的目的。广义上包括药物的时辰治疗、放射和免疫时辰治疗、外科手术和器官移植的最佳时间选择等。本节从常见疾病的生物节律入手初步介绍相应药物时辰治疗的重要性。

（一）心血管药物

人体心血管系统的生理活动存在明显的生物节律现象，这些生物节律是多种神经体液因素调节的结果。心血管系统疾病的时间节律存在共性，即心绞痛、心肌梗死、心律失常、高血压等在发作时间上相对一致，均以清晨和上午多发。国外临床研究发现，硝酸盐类在发挥抗缺血性心脏病时在06：00～12：00对患者的心电图ST段具有最有利的影响，用药后5～6小时药效达到最高峰。而在午后使用同样剂量时，则对冠状动脉的扩张作用较小。清晨06：00～08：00血压急剧升高，临床应用的降压药物，尤其是长效降压药物，多采用早晨应用。

（二）平喘药物

支气管哮喘是一种由致敏原或其他刺激物引起的气道高反应性和阻塞性的呼吸系统疾病，是呼吸系统疾病中最重要的疾病之一。研究学者做了大量的研究，已经证实哮喘、支气管炎和肺气肿患者的呼吸困难症状在23：00～05：00最为严重，此段时间内，由于支气管平滑肌的张力增加，炎症加重，使黏膜水肿及黏液分泌增加，造成气道狭窄加剧，导致哮喘发生。因此有必要利用疾病及药物的昼夜节律特点，合理分配药物剂量和作用时间，有效地控制病情。β₂受体激动药是目前常用的支气管解痉药，多数报告指出，支气管哮喘患者的β₂受体反应性低下，亲和力低下，受体数目夜间减少，因此可采取晨低夜高的给药方法，有利于药物在清晨呼吸道阻力增加时达到较高血药浓度。例如22：00之后吸入沙丁胺醇气雾剂，可使支气管平滑肌的舒张作用维持并跨过凌晨气流量最低时间，使支气管哮喘得到有效控制；口服特布他林，晨8时服5mg，晚8时服10mg，可使该药的血药浓度昼夜保持相对稳定，有效地控制哮喘的发作。

（三）胰岛素

胰岛素是由胰岛B细胞分泌的一种由51个氨基酸组成的蛋白质，是糖尿病治疗的重要药物。糖尿病患者在空腹时的血糖和尿糖都有昼夜节律性。健康人或糖尿病患者对胰岛素及降糖药物的敏感性也伴有昼夜节律性。研究表明，机体05：00～09：00对胰岛素敏感，此时注射胰岛素用量小，降糖作用明显。但是，在实际治疗中，糖尿病患者在早晨胰岛素的用量是增加的，因为糖尿病患者的致糖尿因子的昼夜节律在早晨有一峰值，导致血糖及尿糖在早晨也有一峰值，而且其作用增强的程度远远大于机体对胰岛素敏感性增强的程度。另外，糖尿病患者尿钾排泄较多，其昼夜节律的峰值较健康人约延迟2小时，有视网膜病变的并发症患者还要再延迟2小时。

（四）抗肿瘤药物

肿瘤的生长具有明显的时间节律性，于正常组织在细胞生长、代谢及其对治疗的生物反应方面具有不同的节律特征。研究肿瘤细胞生命活动的节律特征，寻找二者节律的位相间差异，不仅可以探讨肿瘤发生、发展的机制，更可为肿瘤的时辰疗法提供理论依据。针对目前化疗药物应用存在的毒性大、抗药性等问题，专家学者们提出了"时辰化学治疗（chrono – chemotherapy）"这一概念，即根据人体的生物节律，对肿瘤患者在最佳给药时间给予化疗药物，尽可能使每种药物均发挥其最大疗效、产生最小的毒性反应。如卵巢癌 DNA 合成的高峰为 11：00 ~ 15：00，肺癌为 00：00 ~ 06：00 或 06：00 ~ 12：00，头颈部癌为 10：00。因此，针对不同的肿瘤类型结合上述时间应用抑制 DNA 合成的抗肿瘤药，可增强药物的疗效。又如应用于各型急性白血病治疗的甲氨蝶呤对小鼠及大鼠的毒性在光照期较强，曲线下面积大且清除率较低，在黑暗期则相反；06：00 给药毒性最大，24：00 给药毒性最小，但药物效应也最小，因此选择 12：00 ~ 20：00 给药为宜。

第五节　遗传药理学与临床合理用药

微课

药物反应个体差异是临床用药中普遍存在的现象，也是影响新药开发的重要因素，认识和阐明药物反应个体或群体差异的遗传机制是提高药物治疗水平、促进新药开发和改善临床合理用药的重要课题。遗传药理学是着重运用人类基因组及其变异序列信息，阐明药物反应个体差异发生机制的一门学科，其任务是阐明遗传因素对药物和外源性物质在机体反应中的作用。

一、遗传药理学的基本概念和研究内容

遗传药理学（pharmacogenetics）是研究人体遗传变异引起的药物代谢和效应群体以及个体差异的一门科学。遗传药理学起源于 1880 ~ 1910 年间，其较重要的发展时期是在 20 世纪 50 年代。遗传变异引起药物代谢和反应差异主要来自编码药物代谢酶、受体和药物转运蛋白基因的遗传多态性。因此，药物代谢酶、受体、药物转运蛋白等的遗传多态性是遗传药理学的主要研究内容。药物反应的个体差异是临床用药中的常见现象，遗传因素是造成个体间差异的主要原因。根据发生机制，个体差异可以分为药物代谢动力学差异及药物效应动力学差异。前者主要表现为药物吸收、分布、代谢及排泄的速度及程度差异，即药物代谢动力学参数（AUC、C_{max}、T_{max}、$t_{1/2}$、Cl 等）的差异；后者主要是指非药物代谢动力学原因引起的药理作用强弱或性质差异。

知识链接

遗传药理学和临床药理学家——周宏灏院士

我国遗传药理学发展起步于 20 世纪 90 年代，作为中国遗传药理学家和临床药理学家的周宏灏院士在国际上首次提出和证实药物反应的种族差异，并系统研究其发生机制，促进世界各国药政管理和新药开发对种族因素的重视；深入系统研究药物相关基因多态性的功能和机理，率先推向临床个体化药物治疗应用；自 20 世纪 90 年代，在我国首先提出和推动"量体裁衣"个体化药物治疗，创建我国首个个体化用药咨询中心，开发首张个体化用药基因芯片并推向市场，推动我国个体化医学分子检测的规范化和标准化国家管理。（详见中国工程院院士名单——周宏灏院士百科 http：//www. cae. cn/cae/html/main/colys/03292304. html）。

（一）药物代谢动力学差异

1. 药物代谢酶的遗传多态性

（1）细胞色素 P450 氧化酶遗传多态性　细胞色素 P450 氧化酶（cytochrome P450，CYP）超家族是参与 I 相氧化反应的代谢酶。其中 CYP2D6、CYP2D9 和 CYP2C19 等的遗传多态性目前被认为具有重要临床意义。CYP2D6 参与了多种抗心律失常药、β 受体阻断药、三环类抗抑郁药、阿片类药物等的代谢。*CYP2D6* 基因的核苷酸变异有的导致酶活性增强，成为"超快代谢者（ultra - rapid metabolizer，UM）"；有的导致酶活性降低或缺失，成为"慢代谢者（poor metabolizer，PM）"；而不存在核苷酸变异的则酶活性正常，为"强代谢者（extensive metabolizer，EM）"。CYP2C9 可对多种不同类型的治疗药物进行羟基化催化反应，已有研究发现 *CYP2C9*3* 基因型的纯合体是其野生型活性的 4% ~ 6%，而 *CYP2C9*2* 基因型的纯合子的活性相比 *CYP2C9* 野生型而言降低了 12%。CYP2C19 参与了多种质子泵抑制剂、抗抑郁药、选择性 5 - 羟色胺再摄取抑制剂、抗癫痫药、抗惊厥药、抗焦虑药、抗疟药和抗感染药物的代谢。CYP2C19 遗传多态性是由多个单核苷酸多态性引起，以 *CYP2C19*2* 和 *CYP2C19*3* 两种突变等位基因发生频率最高，编码几乎 100% 的东方人和 85% 白人人群中的 PM。

（2）N - 乙酰基转移酶遗传多态性　N - 乙酰基转移酶（N - acetyltransferase，NAT）是参与 II 相乙酰化反应的代谢酶。异烟肼是常用的抗结核药。在体内主要通过 NAT 将异烟肼转变为乙酰化异烟肼而灭活。NAT 活性在人群中呈多态分布，人群中可分两类：一类称为 EM，血中异烟肼 $t_{1/2}$ 为 45 ~ 110 分钟；另一类称为 PM，$t_{1/2}$ 为 2 ~ 4.5 小时。而慢代谢者是由于乙酰化酶的遗传缺乏，故代谢较慢。如肼屈嗪、柳氮磺胺吡啶、氨苯砜和普罗卡因胺等多种药物在体内乙酰化代谢，因此 NAT 遗传多态性可通过影响这些药物的血药浓度而影响其疗效和不良反应。

2. 药物转运体的遗传多态性　有机阴离子转运多肽 1B1（organic anion transporting polypeptide 1B1，OATP1B1）是有机阴离子转运多肽家族中重要的成员之一，对多种内源性物质及药物具有转运作用。几乎所有他汀类药物都是 OATP1B1 的底物，主要由 OATP1B1 转运吸收进。OATP1B1 活性改变将影响他汀类药物的吸收，进而影响他汀类药物的血药浓度及其药效，*SLCO1B1* 为 OATP1B1 的基因型，当 *SLCO1B1 521T > C* 遗传突变可显著影响其转运活性入肝细胞而发挥作用甚至引起不良反应。

3. 药物结合蛋白遗传多态性　血浆蛋白结合率决定血浆中游离药物的高低，结合蛋白多态性是导致血浆蛋白与药物结合能力个体差异的重要原因。人血清类黏蛋白（orosomucoid，ORM）又称 α1 - 酸性糖蛋白，是重要的药物结合蛋白之一。其由两个基因位点编码，*ORM*1 和 *ORM*2。*ORM*1 的多态性可影响药物与 ORM 结合率，而蛋白结合率的变化将明显改变药物在机体的药物代谢动力学行为，使得药物的代谢具有显著个体差异。如 *ORM*1 *A113G* 基因多态性影响替米沙坦在健康人体内血药浓度、*AUC* 等药物代谢动力学参数。

（二）药物效应动力学差异

1. 维生素 K 环氧化物还原酶基因多态性　维生素 K 环氧化物还原酶（VKOR）是华法林作用的靶点，也是维生素 K 依赖性凝血因子生成的限速酶，基因型 *VKORC1* 是决定维生素 K 循环的重要亚单位，*VKORC1 -1639A/G* 变异引起受体表达情况发生变化，从而导致对于到达一定华法林抗凝剂量时，*VKORC1 -1639A/G* 基因型的个体差异表现得十分明显，直接影响华法林的敏感性及抗凝效果。

2. 血管紧张素 II 的 I 型受体基因多态性　血管紧张素 II 是肾素 - 血管紧张素系统的主要活性物质，是心血管功能的重要调节剂。因而成为药物治疗的理想靶点。研究显示血管紧张素 II 的 I 型受体基因存在着 *A1166C* 的基因多态性，其中 1166C 等位基因在缺血性心脏病中可以增强其对血管紧张素 II 的反应，而在高血压患者中可以增强动脉的硬化过程。

3. β 受体多态性　呼吸系统疾病药物治疗哮喘常用药物包括三类，分别是 β2 受体激动剂、糖皮质激素和免疫因子调节剂。这三类药物在治疗哮喘时，疗效上存在较大的个体差异，这种差异的 50% ~ 85% 源于药物作用靶点的遗传多态性。机体 β2 受体多态性会影响 β2 受体激动药的疗效，如单次给予 β2 受体激动药时，携带 Arg16 纯合子患者的反应较大且迅速；而在长期应用该类药物后，携带 Arg16 型 β2 受体的患者容易产生耐药性。连续应用 β₂ 受体激动药后 Arg16 纯合子患者疗效下降，表现为呼吸流速峰值下降，而 Gly16 型 β₂ 受体携带者无此现象。又如糖皮质激素受体的多态性会影响药物与受体结合的敏感性从而影响药物的疗效。

二、遗传药理学与临床合理用药

（一）合理选择药物

对于存在遗传差异的不同人群，相同的治疗药物，特别是那些药效差异与基因改变有关的药物可能产生不同的，甚至是完全相反的作用。氯吡格雷是前体药物，需在体内 CYP2C19 代谢酶作用下转化为活性成分发挥抑制血小板聚集的作用。因此对 PM 患者应考虑选用其他抗血小板药物或调整氯吡格雷的治疗剂量。可待因通过 CYP2D6 经氧位去甲基代谢生成吗啡产生镇痛作用，PM 个体不能使其代谢生成吗啡，因此不能在这类患者中应用可待因镇痛。5 - 氟尿嘧啶（5 - FU）是目前广泛使用的抗肿瘤药物之一，用于多种实体肿瘤。二氢嘧啶脱氢酶（DPD）是 5 - FU 催化代谢限速酶，85% 的 5 - FU 经其代谢成非活性代谢产物。至今已发现超过 30 种单核苷酸多态性和缺失突变，大多数对 DPD 酶功能无影响，少部分使酶活性降低，甚至导致酶功能缺失，继而导致严重药物毒性反应。最常见的可导致严重毒性反应的突变是 14 外显子 1986 位 $A \rightarrow G$ 改变（$DPYD^*2A$ 等位基因），其编码的产物为无活性的酶。酶活性严重降低，导致氟尿嘧啶在体内蓄积，引起严重黏膜炎、粒细胞减少症、神经系统症状甚至死亡。因此，通过早期诊断发现患者的遗传多态性，可以更好地选择合适药物避免和降低不良反应的发生。

（二）合理调整药物治疗剂量

患者病理因素、年龄和体重是药物剂量设定的主要依据。随着遗传药理学的发展，患者的遗传特点逐渐成为确定剂量的重要参考依据。掌握患者的药物代谢酶和药物受体或其他作用靶点如何改变药物在体内药动学参数和药物敏感性来选择药物剂量，能够最大限度地减少药物不良反应，同时更好地提高药物治疗效应。奥美拉唑是 CYP2C19 的作用底物，近 20% 的亚洲人为 CYP2C19 的突变纯合子形式，为弱代谢型，因此对于亚洲患者中的弱代谢型及肝功受损的患者，应调低剂量进行治疗。胰岛素受体基因突变可引起机体对胰岛素产生耐受性，使药物敏感性减弱。胰岛素耐受性是非胰岛素依赖性糖尿病的一个重要的发病机制。对胰岛素有耐受性的患者，每天常需数千单位的胰岛素。

（三）展望

随着人类基因图谱绘制工作的不断完善和先进基因测序技术的不断提高，人们已经打开了遗传密码的大门，通过整合生活方式、危险环境因子和遗传疾病遗传图谱，能够尽早发现疾病的遗传性易感因子，及早进行预防并采取有效治疗措施。

第六节　药物滥用与药物依赖性

随着世界经济的发展和新化学合成精神活性物质的增多，药物滥用已成为威胁人类健康和社会安定的世界性公害。据联合国毒品与犯罪办公室统计，2017 年度，全球约有 5330 万阿片类药物滥用者，3500 万人因药物滥用需要医疗干预，约 2.71 亿人在一年内发生过至少一次药物滥用，约有 58 万人死于药物滥用。当前最常见的滥用药品为大麻、可卡因及阿片类药物（芬太尼、曲马朵等）。在药物滥用人群中感染性疾病的患病率增高，给世界各国带来了巨大的疾病负担和经济损失。

一、药物滥用与药物依赖性的基本概念

广义的药物滥用（drug abuse）是指任何不合理的或超出药物适用范围的用药行为。狭义的药物滥用，是指非医疗目的反复、大量地使用具有依赖特性的药物（或物质），使用者对此类药物产生依赖

（瘾癖），强迫和无止境地追求药物的特殊精神效应，由此带来严重的个人健康与公共卫生和社会问题。这类易被滥用的药物或物质习惯上被称为毒品，这类药物滥用行为被称为吸毒。

药物依赖性（drug dependence）也称物质依赖性（substance dependence），是许多中枢神经系统药物所具有的一种特性。WHO 专家委员会的定义：药物依赖性是药物与机体相互作用所造成的一种精神状态，有时也包括身体状态，它表现出一种强迫性连续或定期使用该药物的行为和其他反应，目的是感受它的精神效应，或者为了避免由于停药所引起的严重身体不适和痛苦。药物依赖性常见可分为以下两种类型。

1. 精神依赖性（psychic dependence） 又称心理依赖性（psychological dependence），是由于滥用药物对脑内奖赏系统（reward system）产生反复的非生理性刺激所致的一种特殊精神状态（欢愉、满足感）。导致精神依赖性的药物较少产生身体或生理依赖，即使产生身体依赖也相对较轻，如苯丙胺类、咖啡因、大麻类等中枢兴奋型精神活性药物。

2. 身体依赖性（physical dependence） 又称生理依赖性（physiological dependence），是指药物滥用所造成的一种特殊身体状态，在这种身体适应状态时，用药者一旦中断用药，将发生一系列生理功能紊乱，使用药者感到异常痛苦，甚至可以危及生命，即出现戒断综合征（abstinence syndrome）。在产生身体依赖性的同时也可伴有精神依赖性。导致身体依赖性的药物主要有阿片类、混合毒品和部分镇静催眠类药物。

二、药物滥用问题及管制

药物的滥用会导致精神依赖性和生理依赖性，造成精神紊乱和出现一系列异常行为，进而酿成严重的社会危害。近代以来我国深受毒品危害，新中国成立后，在中国共产党的领导下曾取得禁绝毒品近 40 年的伟大成就。时至今日，在全球毒品问题继续呈恶化态势之时，我国打响了新的禁毒战争，并取得了阶段性胜利，表现为吸毒人数持续下降、毒品滥用形势持续好转。为加强药物滥用的预防、治疗和研究，1993 年 12 月，我国成立中国药物滥用防治协会；1995 年，创办了《中国药物滥用防治杂志》；2007 年，第十届全国人民代表大会常务委员会第三十一次会议通过了《中华人民共和国禁毒法》，并于 2008 年 6 月 1 日颁布施行，将禁毒作为我国的基本国策。然而药物滥用问题仍然显著，国家禁毒委员会办公室在《2019 年中国毒品形势报告》中称，截至 2019 年底，中国现有吸毒人员 214.8 万名，占全国人口总数的 0.16%；吸毒方式越来越隐蔽，排查发现难；新类型毒品增多，识别查处难；滥用危害风险始终存在，严重影响社会治安。

三、药物依赖性的防治

在对抗药物依赖性的战争中，药物滥用的预防是重要的源头环节。应对药物滥用主要有以下措施：制定、发布麻醉药品、精神药品相关管理规定，规范药物生产、销售、使用等各个环节；在国家层面对药物滥用进行监测并发布年度报告，为麻醉药品、精神药品的科学管理和禁毒工作提供基础数据；对医务人员和公众进行教育培训，宣教正确用药方法及滥用药物的危害；推进缓释、控释阿片类药物的临床使用，以更好地避免药物滥用等。

药物依赖性临床治疗以药物治疗为主、结合其他治疗手段和方法进行干预。世界卫生组织提出了药物依赖性临床治疗的目的和目标，具体为减轻和消除对成瘾药物的依赖，降低和控制成瘾药物所致伤害，增加接受医疗机会和提高治疗水平。针对麻醉药物依赖的治疗，主要有阿片受体激动剂替代递减脱毒、阿片受体激动－拮抗剂类药物脱毒、阿片受体拮抗剂类药物脱毒、非阿片受体激动剂药物脱毒等治疗方法；针对精神药品主要是镇静催眠药物依赖性的治疗，临床常采用剂量递减法和替代治疗两种治疗方法。另外还有外科治疗、中医治疗及心理康复。药物依赖性的治疗需根据患者滥用药物的种类及其实际情况，实施个体化的脱毒治疗方案。

知识拓展

中华人民共和国禁毒法

第三章　毒品管制

第二十一条　国家对麻醉药品和精神药品实行管制，对麻醉药品和精神药品的实验研究、生产、经营、使用、储存、运输实行许可和查验制度。

禁止非法生产、买卖、运输、储存、提供、持有、使用麻醉药品、精神药品和易制毒化学品。

第二十二条　国家对麻醉药品、精神药品和易制毒化学品的进口、出口实行许可制度。国务院有关部门应当按照规定的职责，对进口、出口麻醉药品、精神药品和易制毒化学品依法进行管理。禁止走私麻醉药品、精神药品和易制毒化学品。

第二十三条　发生麻醉药品、精神药品和易制毒化学品被盗、被抢、丢失或者其他流入非法渠道的情形，案发单位应当立即采取必要的控制措施，并立即向公安机关报告，同时依照规定向有关主管部门报告。

第二十四条　禁止非法传授麻醉药品、精神药品和易制毒化学品的制造方法。公安机关接到举报或者发现非法传授麻醉药品、精神药品和易制毒化学品制造方法的，应当及时依法查处。

第二十五条　麻醉药品、精神药品和易制毒化学品管理的具体办法，由国务院规定。

本章小结

药物治疗作用的影响因素包括药物因素、机体因素、给药方法等方面影响，药物因素又包括药物结构、药物剂型以及药物与药物之间的相互作用；机体因素包括年龄、性别、病理状态、心理、遗传、种属差异等影响因素；给药方法包含给药剂量、给药途径、给药间隔、给药持续时间、给药时辰等。

特殊人群包含儿童、老人、妊娠和哺乳期妇女、肝肾功能异常患者等，这些患者有其特殊的药物作用特点。掌握药物治疗作用的影响因素及特殊人群的药物作用特点，做到安全、有效、经济、适当的合理使用药物。

生物节律是生命过程的基本特征。研究生物节律对药动学和药效学的影响是时辰药理学的主要任务。运用时辰药理学知识制定合理的给药方案，对提高药物疗效、适当调整药物用量和降低不良反应都具有非常重要的临床意义。

药物反应的个体差异是临床用药中的常见现象，遗传因素是造成个体间差异的主要原因。遗传变异引起药物代谢和反应差异主要来自编码药物代谢酶、受体和药物转运蛋白基因的遗传多态性。掌握遗传变异规律对临床用药的选择具有重要的参考价值。

药物的滥用会导致精神依赖性和生理依赖性，造成精神紊乱和出现一系列异常行为，进而酿成严重的社会危害。我国颁布《中华人民共和国禁毒法》进行管制。

练习题

题库

一、选择题

（一）A 型题（单选题）

1. 合理用药基本要素不包括（　　）

A. 安全性　　　　　B. 有效性　　　　　C. 经济性　　　　　D. 创新性

2. 下列给药途径，按吸收速率快慢排列正确的是（　　）

　　A. 舌下给药 > 皮下注射 > 直肠给药 > 皮肤给药

　　B. 气雾吸入 > 腹腔注射 > 皮下注射 > 肌内注射

　　C. 皮下注射 > 肌内注射 > 腹腔注射 > 皮肤给药

　　D. 口服 > 舌下给药 > 皮下注射 > 直肠给药

3. 新生儿期用药药动学特点描述不正确的是（　　）

　　A. 新生儿因其皮肤角质层薄，药物较易经皮肤吸收，因此水杨酸、萘甲唑啉等局部用药可引起中毒

　　B. 因皮下注射给药可损害周围组织且吸收不良，新生儿适宜静脉给药，一般不采用皮下或肌内注射

　　C. 婴幼儿肾小球滤过率与成人相似

　　D. 婴幼儿的肝细胞酶系统发育尚未成熟，使用氯霉素易致灰婴综合征

4. 关于妊娠期用药原则的描述，不正确的是（　　）

　　A. 可以自行选用中草药及膳食补充剂

　　B. 根据孕周大小考虑用药

　　C. 尽可能选择疗效确定的常见药

　　D. 尽量避免联合用药

（二）X 型题（多选题）

5. 老年人合理用药注意事项包括哪些（　　）

　　A. 明确用药目的，严格掌握适应证

　　B. 选择恰当的药物及剂型

　　C. 给药方案个体化，必要时进行 TDM

　　D. 联合用药需谨慎

　　E. 疗程不宜过长，长期用药应定期随访

二、思考题

1. 影响药物治疗效应的机体因素有哪些？

2. 在临床诊疗过程中，如何才能做到合理用药？

3. 时辰药理学与遗传药理学的研究内容是什么？

4. 举例说明时辰药理学与遗传药理学在指导临床合理用药的重要性。

5. 简述药物依赖的定义与分类。

（孙银香　朱　蕾）

PPT

第五章

临床药物治疗学

学习导引

知识要求

1. **熟悉** 临床药物治疗学的定义。
2. **掌握** 临床药物治疗的一般原则、基本过程。
3. **了解** 临床治疗学与临床药物治疗学的差异；临床药物治疗学与相关学科的关系。

能力要求

1. 熟练掌握药物治疗基本过程中的六大环节，初步建立临床药物治疗思维。
2. 学会在药物治疗过程中应用七项原则，以可靠的临床证据进行药物治疗实践。

素质要求 开展临床药物治疗应当以患者健康为中心，遵循安全、有效、经济、适宜的原则，通过临床药物治疗的理论知识学习和实践案例的训练，提高学生的药物治疗实践能力。

临床药物治疗学是研究药物预防、治疗、诊断疾病的理论和方法的一门科学。与药理学、临床药理学和内科学存在内在联系但又有所区别，临床药物治疗的七大原则是指导药物治疗的准则，药物治疗过程的六大步骤构成了药物治疗的完整过程，确定治疗方案时需要充分考虑患者用药选择的个体差异、用药过程中的监护事项，结合疾病发展变化情况优化治疗方案，最终保证患者临床药物治疗过程安全、有效、经济。

第一节 临床治疗学与临床药物治疗学

一、临床治疗学

临床治疗学（clinical therapeutics）是研究疾病治疗的各学科的总称。根据患者的临床表现，从整体出发综合研究疾病的病因、发病机制和病理过程，明确诊断后，通过治疗（包括物理、药物、手术、免疫、放射、心理、饮食等方式）以消除疾病、减轻痛苦、恢复健康。

二、临床药物治疗学

临床药物治疗学（clinical pharmacotherapeutics）是研究药物预防、治疗、诊断疾病的理论和方法的一门科学。其任务是运用药学相关学科的基础知识，针对疾病的病因和病理发展过程，依据患者的生理、心理和遗传特征，制定和实施合理的个体化药物治疗方案，以获得最佳的治疗效果并承受最低的治疗风险。临床药物治疗学是传统药理学与医学之间的衔接，帮助临床医生和药师对患者实施个体化的合理用药。临床药物治疗学的主要作用包括：①选择适宜的药物针对疾病的病因、病理和生理改变进行治疗；②明确遗传多态性与药物反应差异性的关系，对药物产生的特异反应有应对措施；③选择合理的给药途径和方法，能使药物在病变部位达到有效治疗浓度并维持一定时间；④减少治疗副作用，当发生不良反应时有针对性的处理措施；⑤降低治疗费用和风险，同时保障患者获得治疗学最大获益。

课堂互动

临床药物治疗学与临床药理学等相关学科的区别是什么？

三、临床药物治疗学与相关学科的关系

临床药物治疗学不同于药理学。药理学是研究药物和机体相互作用规律的一门科学，其中药物对机体的作用包括药效学和毒理学两大部分；机体对药物的作用主要指药动学。临床药物治疗学是治疗学的一个分支，它以疾病为纲，在阐述疾病的病因和发病机制分类和临床表现的基础上，根据患者特定的病理、生理、心理状况和遗传特征，再结合药物的作用特点和经济学特点，阐明如何给患者选用适宜的药物及合适的用法用量，以期取得良好的治疗效果，避免药物不良反应和有害药物相互作用的发生。药理学作为临床药物治疗学的基础学科之一，为临床药物治疗学提供理论基础。

临床药物治疗学不同于临床药理学。临床药理学是以药理学和临床医学为基础，研究药物与人体相互作用及其规律的学科，为临床药物治疗学的理论基础学科。临床药物治疗学与临床药理学差异主要体现在：①临床药物治疗学以疾病为纲介绍疾病的药物治疗，而临床药理学按药物分类介绍药物的药理作用；②临床药物治疗学重点强调根据疾病的分类分型该如何选用药物，而临床药理学重点强调药物的作用和临床疗效评价；③临床药物治疗学主要研究和评价个体或群体的治疗方案，关注在治疗目标指导下，个体药物治疗方案的制定与实施，而临床药理学主要研究单药在人体的药代动力学参数和药效学特点。

临床药物治疗学不同于内科学。内科学是临床医学中的综合学科，它涉及面广，整体性强，研究人体各系统器官疾病的病因、诊断与防治，因此也是临床医学其他学科的基础，并与各临床学科之间有着密切的联系。内科学在阐述疾病的流行病学、病因、病理变化及发病机制的基础上，重点关注疾病的临床表现、诊断（包括诊断措施和诊断标准等）和治疗原则。治疗的途径包括介入或手术治疗、物理治疗，当然也包括药物治疗，但对千变万化的疾病和千差万别的个体，如何综合应用药物和患者的众多信息，正确地选择和使用药物，则关注不够。临床药物治疗学对内科学的药物治疗部分是非常有益的支撑和扩展。

第二节　药物治疗的一般原则

课堂互动

1. 药物治疗的一般原则是什么？
2. 请举例说明如何提高药物治疗的安全性、有效性及经济性？

一、必要性

药物治疗的必要性是指患者只有在必要的情况下才需要使用药物，可用可不用时尽量不用，需要根据疾病和药物的特点权衡利弊。只有当药物治疗利大于弊时，才能体现药物治疗的必要性，患者才值得为必需的药物治疗收益承受一定的用药风险。

二、安全性

药物治疗的安全性是指在药物治疗过程中，最大程度上减轻或避免药物对机体可能产生的副作用，

保证患者的用药安全，是药物治疗的基本前提。患者用药的安全性是相对的，针对不同人群及治疗目标，对安全性的要求不尽相同。如妊娠妇女的治疗药物，安全性要求较高，而对病危患者，则以挽救生命为主要目的，对药物安全性要求相对较低。影响药物治疗安全性的因素有：①药物本身固有的生物学特征；②药物制剂中有毒有害相关物质的超标；③药物的不合理使用。

知识链接

"妊娠期妇女使用地塞米松"的安全性

目前妊娠期使用地塞米松的研究表明，妊娠早期全身使用地塞米松与新生儿唇腭裂、出生低体重和先天性肾上腺皮质功能减退相关。地塞米松区别于甲泼尼龙、泼尼松等非氟化糖皮质激素，不被胎盘的 $11-\beta-$ 羟基类固醇脱氢酶代谢失活，可以透过胎盘屏障。因此，对于合并风湿性疾病的妊娠期妇女，需全身使用糖皮质激素控制疾病活动时，妊娠早期尽量避免选择地塞米松，以减少相关妊娠期不良事件的发生。

然而，1972 年，Graham Liggins 第一次报告了产前应用糖皮质激素促进胎肺成熟的研究。目前多项研究已证实，早产孕妇分娩前应用糖皮质激素可以促进肺表面活性物质的合成、改善肺容积、增加肺的顺应性、降低血管渗透性，从而有效促进胎儿肺成熟，建立胎儿娩出后的呼吸，减少新生儿呼吸窘迫综合征、坏死性小肠结肠炎和脑室出血的发生，并降低早产儿死亡率。因而，对早产孕妇分娩前使用地塞米松，利用其不被胎盘代谢失活的特点，可以透过胎盘到达胎儿体内发挥促进胎肺成熟的作用。

最终在 1994 年，美国国立卫生研究院推荐所有 24～34 孕周有早产风险的患者应用地塞米松、倍他米松促进胎儿肺成熟，地塞米松用药方法为 5mg，肌内注射，每 12 小时 1 次，共 4 次。由此可见，药物治疗的安全性是相对的，不同人群对药物治疗的安全性要求不尽相同，即使同一疾病在不同时期对同一药物的安全性要求也不同，因此药物治疗的安全性需要结合药物本身特性、患者人群特点及不同疾病状态充分考虑。

三、有效性

药物治疗的有效性是指药物以其药效特征为基础，通过与作用靶点结合，引起机体生理、生化功能的改变，从而使患者获益。要达到理想的药物治疗效果，需考虑的因素有：①药物因素，包括药物的生物学特征、理化性质、剂型、剂量、给药途径、药物相互作用等；②机体因素，包括患者年龄、性别、疾病状态、精神因素、遗传因素等对药物治疗效果产生的影响；③药物治疗的依从性，患者遵从医嘱或治疗方案是保障治疗有效性的必要条件。

四、经济性

药物治疗的经济性是合理用药的基本要素之一，以最低的药物成本消耗，实现最佳的治疗效果。应用药物经济学，分析评价药物治疗经济性的目的在于：①控制药物需求的不合理增长，避免盲目追求新药、高价药；②控制有限药物资源的不合理配置，避免资源浪费或资源紧缺；③控制被经济利益驱动的不合理药物治疗。

五、规范性

药物的规范治疗是疾病规范治疗的一部分。目前许多疾病的诊治都制定出了公认、权威、规范的指南或标准，在给患者实施药物治疗时，医生和药师首先要熟悉这些指南或标准，同时还要教育患者了解并配合遵守这些指南或标准，尽量按公认的指南或标准去选择用药，减少用药的随意性和盲目性，保证药物治疗的科学性。

六、适宜性

药物治疗的适宜性是指在明确疾病诊断的基础上，从病情的实际需要出发，以循证医学为依据，选择适宜的药物治疗方案。在药物治疗过程中，把握适宜性原则是体现药物治疗必要性所必需的。医师和药师的整体素质和医疗大环境决定了适度治疗的发挥程度，应避免药物治疗不足和药物过度治疗。

七、方便性

药物治疗的方便性主要体现在给药方案要容易被实施，它是药物依从性的重要体现。药物治疗方案所选用的药物种类、剂型、服药次数、用药方式以及药物的可及性等均会影响方案实施的方便性，进而影响药物的治疗效果。

第三节 药物治疗过程

微课

课堂互动

1. 药物治疗过程包括几个步骤？
2. 药学专业技术人员在药物治疗过程中发挥什么作用？

临床药物治疗的过程包括：①信息收集与评价；②明确诊断；③确定治疗目标；④治疗方案的拟定和实施；⑤药学监护计划的拟定与实施；⑥治疗方案的优化。在药物治疗过程中，需要监测临床和实验室相关指标，及时修订治疗方案，直至达到预期治疗目标，实现患者痊愈或最大限度改善病情。药物治疗过程详见图5-1。

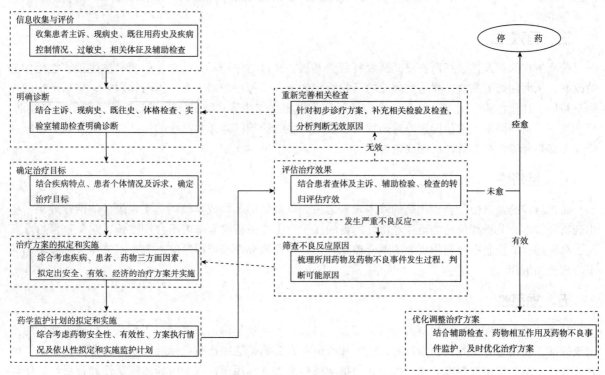

图5-1 药物治疗流程图

一、信息收集与评价

（一）信息收集

内容主要包括三大部分：①患者基本信息（姓名、性别、年龄、家庭情况、生活方式、心理社会因素、受教育程度、职业、经济状况、医保情况等）；②现病史、既往病史、药物治疗史、个人史、家族史、药物/食物过敏史；③体格检查、实验室检查、检验结果、其他特殊检查等。

（二）信息评价过程

通过信息收集获得的数据，与初步的实验室检查结果相结合，使医师和药师对患者疾病的致病因素、病理改变和病理生理学过程有所了解，初步形成诊断推理的基础，如果初始数据不准确，推理就可能出现偏差。如腹腔感染是消化系统常见疾病，可以分为社区获得性腹腔感染（community - acquired intra - abdominal infection，CA - IAI）和医疗机构或医院获得性腹腔感染（healthcare - or hospital - associated intra - abdominal infection，HA - IAI）。对于怀疑腹腔感染的患者，通过收集患者的临床症状、体征及实验室与影像检查结果：腹痛、反跳痛、肛门停止排气和（或）排便、发热等症状；实验室检查如白细胞（white blood cell，WBC）计数、C 反应蛋白（C - reactive protein，CRP）、血清降钙素原（procalcitonin，PCT）等指标；CT、超声等影像学检查。通过对收集的临床症状、体征及实验室与影像检查结果进行评价，以确定腹腔感染的病变部位、严重程度，具有较强的提示作用，对于后续治疗措施的选择也有着重要的辅助作用。

二、明确诊断

疾病的诊断过程也是认识疾病及其客观规律的过程。明确诊断是正确治疗的关键环节之一，也是药物治疗的基础。一个疾病的诊断过程往往是比较复杂甚至一波三折的，不一定开始就能给出十分明确的诊断。一般通过已有的临床症状、体征、实验室和影像学检查结果做出初步诊断，再根据不断完善的实验室检查结果和相关病理生理变化做出验证或修正诊断。

（一）初步诊断

在对现有的临床症状、体征、实验室和影像学检查结果进行分析、评价后，医师综合分析，将可能性较大的疾病依次列出，作为诊断假设，通过与其他疾病的鉴别诊断，形成初步诊断。由于病情的复杂程度不同、医师的认知水平差异等因素，初步诊断可能带有一定的主观臆断成分，为治疗提供参考依据，成为验证和修订诊断的基础。如腹腔感染，可由细菌、真菌、结核分枝杆菌等所致，只有具备指征时才可诊断并使用抗菌药物。CA - IAI 通常为多种肠道微生物的混合感染，常见病原菌主要以大肠埃希菌为主，其次是其他肠杆菌科（克雷伯菌属）、非发酵革兰阴性菌（铜绿假单胞菌）、链球菌和拟杆菌属（脆弱拟杆菌）。而 HA - IAI 的病原菌则与之不同，除了肠道菌群外，还可包含葡萄球菌属、链球菌属、肠球菌属以及非细菌学病原菌（念珠菌）等。临床治疗中首先要根据诊断标准明确是否存在腹腔感染，其次要根据前期收集的信息判断患者属于 CA - IAI 还是 HA - IAI，从而经验性地选择治疗药物。

（二）验证或修正诊断

在初步诊断的基础上，通过在临床实践中以及后期完善检验、检查结果，医师根据病情变化判断原有诊断的正确性，补充和修改初步诊断，最终明确诊断。如腹腔感染，在初步判断患者属于 CA - IAI 还是 HA - IAI 后，根据症状轻重选择相应的抗感染治疗药物，及时启动初始经验治疗后，临床仍需积极收集分泌物痰、引流液等，通过分泌物培养、血培养、药敏试验和一些血清学检查，进一步明确感染源及病原菌，依据检查结果验证或修正诊断，进一步优化药物治疗方案。可见，客观细致地观察病情，及时复查相关检查项目、给予必要的特殊检查、积极予以必要的治疗等都将为明确诊断提供可靠的依据。

三、确定治疗目标

确定治疗目标即是对治疗结果制定一种合理的期望。治疗目标是建立在详细获取患者信息，并对疾病充分认知的基础上，综合评判后确立的疾病治疗希望达到的最终结果。确定治疗目标是一个权衡多方面因素的过程，影响因素越少，治疗目标越明确，治疗方案也就越明了，制定药物治疗方案也更为容易。通常需要根据疾病种类的不同、疾病进展情况以及不同年龄段设定相对应的治疗目标：①有些疾病在急性发作期通常以对症治疗、快速缓解症状为主，减少和延缓对主要脏器的损伤，达到降低致死率、致残率的目的；长期目标是减少急性发作次数，延缓病情。如哮喘急性发作时，出现喘息、气促、咳嗽、胸闷等症状突然发生，或原有症状加重，呼气流量降低。此时目标是尽快缓解症状、解除气流受限和改善低氧血症。因此，按需使用缓解药物，通过迅速解除支气管痉挛从而缓解哮喘症状。而在哮喘慢性持续期，目标则是力求达到哮喘症状的良好控制，维持正常的活动水平，同时尽可能减少急性发作和死亡、肺功能不可逆损害和药物相关不良反应的风险。此时，以药物吸入治疗为主，强调规律用药，遵循分级治疗和阶梯治疗原则。②同一种疾病在不同年龄段治疗目标不同，对于年轻人要求控制严格一点，而对于老年人治疗目标则相对宽松一些。比如，普通糖尿病患者血糖监测指标中的糖化血红蛋白（HbA_{1c}）目标值应为 < 7.0%，而对于老年糖尿病患者，严格控制血糖以减少并发症的获益有限，且在一定程度上会增加低血糖风险，因此，老年糖尿病患者在未使用低血糖风险较高药物的情况下，血糖监测指标 HbA_{1c} < 7.5% 即可。对于健康状态差的老年糖尿病患者，基于以下原则：不因血糖过高而出现明显的糖尿病症状；不因血糖过高而增加感染风险；不因血糖过高而出现高血糖危象，可以将监测指标放宽至 HbA_{1c} < 8.5%。

在明确治疗目标后，医师需要同患者及家属进行充分的沟通，告知其治疗中可能存在的风险，使其对疾病的治疗效果产生正确的预期。如果在治疗过程中未能对治疗目标达成一致意见，有可能会影响患者治疗的依从性，还会导致患者对医务工作者产生误解，甚至引发医疗纠纷。

四、治疗方案的拟定和实施

（一）治疗方案的拟定

针对一个治疗目标有不同的治疗方案，多种治疗药物。需要综合考虑疾病、患者和药物各方面的情况，确定治疗药物、剂型、剂量和疗程，选择安全、有效、经济的治疗方案。

1. 疾病状态　在不同的疾病状态下，药物作用的结果不同。

（1）肝功能受损时　可导致药物代谢酶的活性降低，如氯霉素、苯巴比妥、洋地黄毒苷、苯妥英钠、奎尼丁、利多卡因等主要在肝脏代谢的药物在肝功能受损时需减量、慎用或者禁用。因此肝功能受损患者的用药应遵循以下原则：①明确诊断，合理选药；②避免或减少使用对肝脏毒性大的药物；③注意药物相互作用，特别应避免与肝毒性大的药物合用；④肝功能不全而肾功能正常的患者可选用对肝毒性小，并且主要从肾脏排泄的药物；⑤初始剂量宜小，必要时进行治疗药物检测（therapeutic drug monitoring, TDM），做到给药方案个体化；⑥定期监测肝功能，及时调整治疗方案。

（2）肾功能受损时　可造成主要经肾脏排泄的药物的半衰期延长、肾内蓄积，如氨基糖苷类、万古霉素等肾脏毒性较大或主要在肾脏排泄的药物在肾功能不全时需减量或避免使用。因此肾功能损伤患者的用药应遵循以下原则：①明确诊断，合理选药；②避免或减少使用对肾毒性大的药物；③注意药物相互作用，特别应避免合用有肾毒性的药物；④肾功能不全而肝功能正常的患者可选用双通道排泄的药物；⑤定期监测肾功能，根据肾功能的情况调整用药剂量和给药间隔；⑥必要时进行 TDM，设计个体化给药方案。

2. 患者因素　对药物作用的影响主要体现在年龄、性别、个体差异等。

（1）年龄对药物作用的影响　主要指老年人和儿童。

老年人器官功能减退，肝脏对部分药物代谢能力减退，肾小球滤过率和肾小管分泌功能亦减低，导致相同剂量的药物，老年人较年轻人的血药浓度高，可能导致不良反应，因此，老年人用药剂量一般应减少为成人剂量的 2/3 左右。老年人用药应该注意以下几方面：①必须在明确诊断的前提下选择用药，严防滥用药；②治疗中应用药物的种类不宜过多；③应选择药物的最小有效剂量；④肝、肾功能不全者，对应用的药物要做适当的剂量调整，最好结合 TDM，实行个体化给药；⑤治疗中应根据个体患者特点选用适宜的剂型；⑥治疗中应根据病情及时调整剂量、更换药物或停用药物；⑦老年人切忌滥用补药；⑧医护人员应详细、耐心、反复指导老年患者按医嘱用药。

儿童主要包括新生儿、婴幼儿、学龄前和学龄儿童，每个阶段的特点不尽相同。新生儿口服药物吸收差异很大，患病时口服吸收不可靠；肌内注射或皮下注射时吸收不恒定，应按具体药物选择给药途径。新生儿给药（包括中药），一般一剂可分为多次，在两次喂养之间喂服。婴幼儿期体格发育显著加快，各器官功能逐渐完善，对药物毒性反应不明显，特别要注意氨基糖苷类（耳毒性）、四环素类（抑制骨生长，损害牙釉质钙化并牙齿黄染）和喹诺酮类（影响软骨发育）药物等。儿童期正处于生长发育的特殊阶段，对于影响神经、骨骼发育和内分泌的药物特别敏感。长期服用中枢神经抑制药可造成中枢神经的损害；长期服用肾上腺皮质激素可严重影响儿童生长发育，引起儿童肾上腺皮质功能不全或萎缩；长期使用雄激素可使骨骼闭合过早，影响儿童生长，甚至使男童性早熟，女性男性化。因此儿童用药原则包括：①选择合适的药物；②应用正确的剂量；③选择适宜的给药途径；④给予适宜的剂型；⑤必要时进行 TDM，进行个体化给药。

（2）性别、妊娠期和哺乳期　一般情况下，性别在药物作用的性质上没有特殊差别，主要影响发生在妊娠期和哺乳期。由于某些药物可通过胎盘，且怀孕时母体酶系统反应改变，可影响药物代谢，尤其在妊娠反应剧烈时，常使药物在母体内停留时间延长；在分娩时，药物经肾排泄延缓。以上因素可使药物大量转运至胎儿，可能影响胎儿生长发育、某些器官的功能，导致新生儿的药物不良反应，甚至致畸、流产或死胎。临床用药时要充分考虑药物可能对胎儿的影响，以免造成严重的后果。药物在乳汁中的排泄：哺乳期妇女用药后，药物进入乳汁，但其中的含量很少超过母亲摄入量的 1%~2%，故一般不至于给乳儿带来危害，然而少数药物在乳汁中的排泄量较大，哺乳期妇女应避免使用。另外，要考虑药物的解离度，解离度越低，乳汁中药物浓度也越低。弱碱性药物（如红霉素）易在乳汁中排泄，而弱酸性药物（如青霉素）较难排泄。哺乳期妇女用药注意事项：①选药慎重，权衡利弊；②适时哺乳，防止蓄积；③非用不可，选好替代；④代替不行，人工哺育。

（3）个体差异　对任何药物个体之间的反应都不同。多数基本相似，少数人有量的差异（敏感、耐受）和质的差异（变态及特异质反应），主要受到环境因素和遗传因素的影响。如遗传因素导致药效学差异的典型例子葡萄糖 -6- 磷酸酶（G-6-PD）缺陷的患者，其红细胞内缺乏 G-6-PD，因此患者使用伯氨喹、磺胺等药物时易发生溶血反应。认识个体差异，要考虑到患者对某种药物毒性反应的易感性，必要时监测血药浓度。

（4）药物在体内的过程　某些药物进入机体内必须经肝脏活化后，其代谢产物才具有药理作用。如可的松和泼尼松必须经过肝脏分别转化为氢化可的松及泼尼松龙后方能生效，故严重肝病患者需要应用糖皮质激素时只宜选用氢化可的松及泼尼松龙。对这些需要体内活化后方能发挥药理作用的药物要根据机体脏器的功能选择。

3. 药物因素　影响药物疗效的药物因素主要包括药物的剂量、剂型、给药时间、给药途径和制剂工艺等。

（1）剂量　恰当的药物剂量应该是在最小的毒副反应下达到最好的疗效。药物剂量的合适与否直接关系到用药的安全及疗效，一般药物说明书上均标明常用剂量与极量，临床医师用药时应严格遵守，对毒、麻、精神药品尤其要注意。常用量对于普通病例是适宜的，对于特殊患者应根据患者病情制定个体化给药方案。

（2）剂型　注射剂经注射给药吸收速度快，其峰浓度较高。对于口服剂型，溶液剂吸收速度最快，散剂次之，片剂较慢。吸收快的药物峰浓度高，单位时间内排出的药量也多，维持时间则短。新的剂型不断出现，如缓释制剂、控释制剂和靶向给药系统等，控释制剂能避免血药浓度的较大波动，延长药效，其有效性和安全性都比传统剂型优越。靶向给药系统能把药物指向机体的特定部位，由此增加靶组织中药物浓度而其他组织中浓度较低，治疗指数高、不良反应少，如单克隆抗体具有高度的特异性，能够从正常组织中识别癌细胞，若把抗肿瘤药物连接到单克隆抗体上，导向肿瘤部位，则提高病变部位的药物浓度，从而提高疗效。临床医师以及药师根据患者的病情和经济负担能力选择适当的剂型对患者获得最佳疗效非常重要。

（3）给药时间　如药物对胃肠道刺激性较大时，为避免此反应发生，餐时或餐后服药，如抗幽门螺杆菌的抗菌药物阿莫西林、甲硝唑、左氧氟沙星、呋喃唑酮等均需要餐后服用以减少胃肠道刺激。治疗糖尿病的阿卡波糖餐时服用，以增加降糖效果。给药间隔根据药物的半衰期和药物有效作用维持时间来确定，确保药物维持有效浓度，达到控制病情的目的。

（4）给药途径　选择不同的给药途径，主要取决于疾病的状态，如果疾病危重，选择静脉用药，慢性疾病长期用药，可选择口服给药。口服给药时，药物的吸收速度和生物利用度较注射剂差，且受机体多种因素的影响，但给药方便，相对治疗费用较低。舌下及直肠给药，适用于少数口腔或直肠较易吸收的药物，起效快，血药浓度高，如硝酸甘油舌下含服可迅速缓解心梗急性发作。肌内或皮下给药，生物利用度比口服好，但略低于静脉给药，用药后需一定的吸收时间才能达到较高的血药浓度，但维持有效血药浓度的时间较静脉为长。静脉注射药物迅速进入血液循环，绝对生物利用度100%，起效快，起始血药浓度高但落差大，多次用药时血药浓度波动大，对治疗范围较窄的药物不宜多次给药。静脉注射分为快速滴注和恒速滴注，各有优缺点，可根据临床治疗需要选择。前者常用于抗生素，需每天多次给药；后者能较长时间维持一定的血药水平，不必每天多次给药。但对于危重的患者，必须先给予负荷量，滴注时间如果过长，易导致药物失效，如硝普钠恒速滴注时常需避光，以免药物分解产生毒性。综上，给药途径应依据药物的理化性质、生物利用度、疾病疗效和血药浓度的关系、患者的疾病状态及价格方面等原则进行选择。

（二）治疗方案的实施

药物治疗方案的实施其实并不简单，开具一张书写清楚、格式规范的处方（医嘱），形式上标志着医师一次接诊的结束，但对于药物治疗，则是刚刚开始。制定好的药物治疗方案，需要医疗团队成员（医药护等）、患者以及家属共同努力促使药物治疗方案的有效实施。如果患者不依从治疗或错误地用药，仍然不能获得预期的疗效。随着患者保健意识的增强和医药知识水平的提高，他们可能越来越不愿意被当作药物治疗的被动接受者，而是希望拥有对称的信息，有时甚至会提出很多自己的用药意见。因此，临床医药专业技术人员应向患者提供必要的用药指导，使患者成为知情的治疗合作者。医生或者药师需要向患者解释：药物将会怎样影响疾病过程或症状；为什么在感染症状缓解后不要立即停服抗菌药物；哪些不良反应是轻微，其出现并不影响继续用药；哪些反应即使轻微也必须引起高度重视，如服用有潜在骨髓抑制作用的药物后出现咽痛。

知识拓展

"处方前置审核系统"助力药师参与临床药物治疗方案的制定和实施

药师对医师治疗方案的传统干预即审方，是指发药环节药师对处方的规范性、适宜性审查。审方和对已经开出的处方进行事后抽查点评，具有效率低、滞后性、干预成功率低和实效性差等问题和难点，因此，利用信息化手段提高审核效率和准确性成为药师的迫切需求和必然选择。2017年7月，原国家卫生和计划生育委员会发布《关于加强药事管理转变药学服务模式的通知》明确指出，医疗机构要建立完善的处方审核制度，优化管理流程，确保所有处方经药师审核后调配发放，药师审核处方时，要与医师沟通并进行干预和纠正，保证患者的用药安全。该通知的发出为药师审核临床药物治疗方案提供了制度规范的保障。2018年7月，国家卫生健康委员会发布《医疗机构处方审核规范》，规范指出药师是处方审核工作的第一责任人。所有处方均应当经审核通过后方可进行划价收费和调配，未经药师审核的处方不得调配，同时要求医疗机构积极推进处方审核信息化，该规范为药师进行处方前置审核提供了强有力的依据，目前已有多家医院上线了处方前置审核系统，并对系统审核速度和效果给予了充分肯定。

处方前置审核系统是以合理用药软件知识库或医院自定义知识库为基础，以计算机智能算法引擎为依托，运用智能识别、语义分析及深度学习等人工智能技术，对药品说明书、临床指南、药典、医学研究文献等进行分析，自动生成可由系统识别的药学规则库，在医师开具处方时，系统自动对存在药品的适应证、用法用量、禁忌证、药物相互作用、特殊人群注意事项等问题处方进行"自动拦截"，并根据严重程度进行分级警示，未通过智能审核的处方则传递给前置审核药师进行药师"人工二次审核"，药师审核不通过的问题处方返回给医师进行修改，修改后的处方再次进行系统的"智能审核"，多方位、多环节对处方的合理性进行审核，促进安全合理用药。处方前置审核能实现医师-药师实时在线沟通互动，不仅极大地提高了审核效率和处方合格率，还能加强医师-药师团队合作，做到事前审核，减少用药错误和医患矛盾。

五、药学监护计划的拟定与实施

（一）药学监护计划的拟定

1. 药学监护的概念 药师提供与药物有关的监护，通过提高药物疗效、减少药物不良反应、预防某些药源性疾病的发生，以达到提高或维持患者的生命质量的目的，是保障患者安全、有效用药的至关重要的措施。药学监护的概念具有以下内涵：①药学监护是与药物治疗有关的服务，是药师直接给患者的专业服务。②药学监护的核心是关心和照顾（care），是药师对患者健康的关爱。在药学监护的实践模式下，药师与患者建立一种一对一的直接治疗关系（therapeutic relationship），药师通过与患者及其他专业人员进行直接的联系来设计、实施和监测治疗计划，让患者在知情的情况下参与到治疗中并获得确切的疗效，改善或维持患者的生命质量。③药学监护的目标是实现肯定的治疗结果，这些结果包括治愈疾病、消除或减轻疾病症状、阻止或延缓疾病进程、预防疾病或症状发生。④实施药学监护要求药师承担对药物治疗结果应负的责任。在药学监护中，药师与患者间直接的关系是一种职业契约关系，患者将安全与健康托付给药师，药师接受委托，以患者最大利益为目标的专业态度来维护这种信誉，并承担责任。

2. 药学监护的核心步骤 ①药师收集患者信息，发现并评估药物治疗问题；②为解决这些问题设置目标；③拟定并执行相应的药学计划；④在执行监护计划中和监护计划完成后，通过追踪与随访，了解药学监护是否完成。如果没有达到预期效果或出现新的药物治疗问题，则再次对问题进行评估，进入新一轮药学监护。

3. 药学监护的内容 主要包括药物有效性、安全性、药物治疗执行情况及患者用药的依从性等方面进行监护。

（二）药学监护计划的实施

1. 监护药物有效性

（1）治疗有效 如果患者按用药方案完成了治疗，疾病已治愈，则治疗可停止。如疾病未愈或为慢性，治疗有效且无不良反应，或者不良反应不影响治疗，可继续治疗。如在治疗过程中出现严重不良反应，应重新考虑所选择的药物治疗方案。

（2）治疗无效 如治疗无效（不论有无不良反应），应重新考虑诊断是否正确、治疗目标与处方药物是否恰当、剂量是否正确、疗程是否太短、给予患者的指导是否正确，患者是否正确服药（依从性）和对治疗的监测是否正确。若能找出治疗无效的原因，则可提出相应的解决办法如更换药物、调整给药方案、改善患者依从性等。若仍不能确定治疗无效的原因，应考虑停药，因为维持无效的治疗有害无益，而且浪费资源。无论何种原因停止药物治疗，应切记不是所有的药物都能立刻停药。为防止出现停药反跳或停药综合征，有些药物（如精神神经系统用药、糖皮质激素、β受体阻断剂等）需要经过一个逐渐减量的过程才能停药。

2. 监护药物安全性 药物安全性主要是通过药物不良反应和药源性疾病的概念、判断方法等方面进行分析、评估。结合药物剂量是否过大，疗程是否过长，药物使用频次是否过高，是否存在潜在的药物相互作用，患者是否存在用药禁忌证，超说明书用药是否有足够的循证依据，可能出现的不良反应是什么，是否能避免或预防，根据药物不良反应或药源性疾病的知识，诊察时有重点地观察相关的症状和体征，并制定相关的辅助检查计划。当怀疑症状、体征或辅助检查异常为药物不良反应或药源性疾病时，应注意出现时间与药物治疗的关系，以及停药或减量后的变化。

3. 监护药物的执行情况 药物治疗方案的执行情况也是药学监护的内容。如有些药物静脉注射时必须缓慢，如呋塞米、维生素 K_1、去乙酰毛花苷等；有些药物如硝普钠、硝酸甘油、左氧氟沙星注射液应避光静脉滴注，以免影响疗效；有些药物如胺碘酮，药液浓度 $>2mg/ml$ 时应中心静脉给药，避免静脉炎的发生。又如抗肿瘤药物正确的给药顺序可减少毒性或增强疗效，如紫杉醇与顺铂联合化疗时，应先使用紫杉醇再使用顺铂，若先用顺铂后再给紫杉醇，可使紫杉醇的清除率降低约1/3，产生更为严重的骨髓抑制；氟尿嘧啶若先于甲氨蝶呤给药可导致拮抗或失效，甲氨蝶呤用药后 4~6 小时后再用氟尿嘧啶则可产生协同效果。

4. 监护患者的用药依从性 药师须监护患者对治疗的依从性，尤其是那些危重患者或需要长期终身治疗的疾病如高血压、冠心病、糖尿病、高脂血症等，更应加强监护。主要内容：通过患者既往对其药物治疗的方案是否知晓、用药剂量和频次是否知晓、用药方法是否知晓及用药后有无不适症状等方面评估患者用药依从性。如依从性差，表现在什么方面，原因是什么？患者是否能方便、稳定地获得药物？患者是否存在吞咽困难、操作障碍等导致不能正确应用药物的问题？患者是否理解治疗的意义及重要性？是否存在故意不配合治疗的其他情况（如认为药物无效、服药带来的麻烦比好处更多、治疗目标与医生及药师的期望不一致或单纯不想服药）？

有时患者对治疗过度积极也可能增加发生不良后果的风险。如一位新诊断为冠心病需要服用他汀类药物的患者，为了避免药品浪费和增加调脂力度，患者想加用家中多余的几盒非诺贝特，而根据患者目前的血脂水平无须两者联用，联用的结果只会增加发生不良反应的风险，药师在实施药学监护时及时发现了潜在问题并给予用药教育。

六、治疗方案的优化

与临床医师相比，药师的优势在于对药品的熟悉把握，及对药品在临床实际应用相关问题的高度敏感性。在参与各类疾病的治疗过程中，应以病理生理学、药动学、药效学等优势协助医师将"疾病、药物、人体"三方面紧密结合，利用相关治疗指南、药物 PK/PD 知识、治疗药物监测或基因检测、药物代谢途径、血液净化模式、用药后肝肾功能情况等，对药物治疗方案进行优化，主要包括药物品种的选择、给药剂量和频次的计算、给药途径的考量等。再次优化后的治疗方案，在实施过程还要制定新的药学监护计划，对患者用药的安全性、有效性、依从性等进行监护。

七、药物治疗过程案例及分析

（一）信息收集与评价

主诉：发热伴咳嗽咳痰 7 天。

现病史：患者，男，79 岁，7 天前在外院因其他疾病死住院期间开始出现高热，当时体温 39.9℃，伴有咳嗽、咳痰，痰以白黏痰为主，无明显胸闷气促、呼吸困难、发绀、心悸等不适。血常规：WBC 9.7×10^9/L、NEUT% 86%，CRP 3.3mg/L，血肌酐 185μmol/L，BNP 3594pg/ml，PCT 7.42ng/ml，血浆白蛋白 27.5g/L，淋巴细胞亚群辅助/诱导细胞计数 281 个/μl。胸片提示肺部感染。给予头孢他啶他唑巴坦钠抗感染，多索茶碱、氨溴索等对症治疗，4 天后患者体温较前稍下降，但仍间断发热，体温波动于 37.3~38.5℃，转入 ICU，入院时胸部 CT 提示两肺炎症，伴右上、两下肺实变，两侧少量胸腔积液，右膈抬高，心影大，冠脉壁钙化。

既往史：既往外院住院期间诊断为"冠心病，心功能 3 级"，予以阿司匹林治疗。高血压 30 余年，最高血压 180/100mmHg，平时服用硝苯地平控释片治疗，血压控制可。长期大便不畅，外院诊断为"不完全性肠梗阻"，予以液状石蜡口服治疗。糖尿病病史 20 余年，最高血糖 40mmol/L，目前胰岛素治疗（具体不详），糖尿病致肾功能不全、视网膜病变。10 年前曾因急性脑梗住院治疗（具体不详）。

过敏史：否认药物及食物过敏史。

体格检查：神志清楚，精神萎靡，言语清晰。全肺呼吸音粗，可闻及散在湿啰音，HR 85 次/min，律齐，腹软，无压痛，无反跳痛，肠鸣音正常。

（二）明确诊断

1. 诊断：①医院获得性肺炎；②冠心病；③2 型糖尿病，糖尿病肾病；④高血压；⑤脑梗死后。

2. 诊断依据：①患者外院住院 48 小时后诊断肺炎；②症状：患者发热，体温 39.9℃，咳嗽、咳痰，痰以白黏痰为主；③体格检查：全肺呼吸音粗，可闻及散在湿啰音；④辅助检查：本次入院胸部 CT 提示两肺炎症，伴右上、两下肺实变，两侧少量胸腔积液；⑤血常规 WBC 9.7×10^9/L、NEUT% 86%，降钙素原（PCT）7.42ng/ml。结合患者感染时间、症状、体格检查、辅助检查，诊断为医院获得性肺炎。

（三）确定治疗目标

（1）针对患者医院获得性肺炎，调整抗感染方案及对症治疗，促使肺部感染好转。

（2）针对患者糖尿病、脑梗死、冠心病病史，给予降糖治疗，脑梗死及冠心病治疗，减轻症状、减少或延缓并发症。

（四）治疗方案的拟定和实施

1. 抗感染　患者诊断为医院获得性肺炎，外院给予头孢他啶他唑巴坦钠抗感染治疗，患者症状改善不明显，胸片提示感染由右上肺播散至双肺，考虑可能为多重耐药细菌感染（如产超广谱 β - 内酰胺酶肠杆菌、铜绿假单胞菌、鲍曼不动杆菌等）感染，入院 PCT 7.42ng/ml 提示患者为系统感染，因此经验性升阶梯使用亚胺培南西司他丁抗感染治疗。患者在外院住院期间曾有不完全性肠梗阻，肠道源性的感染也不能排除，即肠道定植细菌进入血流然后迁移到肺部导致感染，所以厌氧菌、肠球菌感染不除外，在外院未使用抗厌氧菌药物，本次入院选择亚胺培南西司他丁对厌氧菌有效，不需要单独加用甲硝唑等抗厌氧菌药物。该患者给予亚胺培南西司他丁，其中亚胺培南 70%、西司他丁 70% ~ 80% 主要经肾脏排泄，结合患者糖尿病肾病诊断，目前血肌酐水平 185μmol/L，计算肾小球滤过率（glomerular filtration rate，eGFR）为 29ml/（min · 1.73m²），考虑多重耐药菌感染，说明书推荐剂量为 1g（以亚胺培南计）ivgtt q8h，结合患者肾功能个体化调整剂量为 0.5g（以亚胺培南计）ivgtt q8h。

2. 化痰　患者伴有咳嗽、咳痰，痰以白黏痰为主，听诊全肺呼吸音粗，可闻及散在湿啰音，根据《雾化吸入疗法合理用药专家共识（2019）》推荐，成人感染后有咳嗽症状可以使用吸入用布地奈德混悬液 2mg，雾化吸入，每日 2 ~ 3 次，黏痰溶解剂乙酰半胱氨酸可以降低痰液的黏滞性，使痰液液化后容易咳出，同时抑制气道的细菌生物膜生成，协同抗生素有效抗菌，因而该患者使用吸入用布地奈德混悬液 2mg + 吸入用异丙托溴铵溶液 500μg + 吸入用乙酰半胱氨酸溶液 0.3g 雾化吸入 q12h 起到局部抗炎、扩张支气管及黏痰溶解作用。

3. 增强免疫　患者诊断糖尿病肾病，血浆白蛋白 27.5g/L，淋巴细胞亚群辅助/诱导细胞计数 281 个/μl，提示患者免疫功能低下，因而给予胸腺法新注射液 1.6mg，皮下注射，每周 2 次，以增强机体免疫力。

4. 脑梗死　患者 10 年前曾因急性脑梗住院治疗，根据《中国缺血性卒中及短暂性脑缺血发作二级预防指南》单药抗血小板是脑卒中二级预防中常用治疗方案，其中阿司匹林是最经典的二级预防治疗药物，可以降低血管事件的发生率，因而该患者阿司匹林肠溶片 100mg po qd。患者既往脑梗死、冠心病、糖尿病，为动脉硬化性心血管疾病极高危人群，根据《中国成人血脂异常防治指南（2016）》需要使用他汀降脂治疗，该患者肾功能 eGFR 29ml/（min · 1.73m²），禁用氟伐他汀和瑞舒伐他汀，可以选择阿托伐他汀钙片 20mg，口服，每晚一次。

（五）药学监护计划的拟定与实施

1. 疗效药学监护　监测感染相关临床表现：精神状态、食欲、咳嗽、咳痰、肺部听诊啰音，辅助检查血常规、CRP、PCT、肺部影像等。

2. 安全性药学监护　监测患者肾功能，及时根据肾功能变化调整亚胺培南西司他丁剂量。使用阿托伐他汀钙片注意监护是否有肌肉疼痛不良反应，每 3 ~ 6 个月检测患者肝功能。患者使用胰岛素降糖治疗，有低血糖风险，常见的低血糖症状包括出冷汗、皮肤发冷苍白、神经紧张、焦虑，建议患者备用糖块或饼干，并告知患者胰岛素注射后 5 分钟内必须进食含碳水化合物的食物，如果不进餐可能导致低血糖。

3. 用药依从性监护　阿司匹林肠溶片、阿托伐他汀钙片与胰岛素药物使用是脑梗死、冠心病和糖尿病二级预防的重要措施，查房时通过药学问诊评估患者用药依从性并告知患者规律用药的重要性。

4. 雾化时注意事项监护　雾化前 1 小时不应进食，保持口腔清洁，以防雾化过程中气流刺激引起呕吐，面部勿涂抹油性面膏，以免药物吸附在面部；雾化时采用坐位，用嘴深吸气、用鼻呼气的方式呼吸；

临床药学概论

雾化结束后及时洗脸或者使用湿毛巾擦干净口鼻，及时翻身拍背有助于黏痰排出。

（六）治疗方案的优化

1. 评估临床疗效优化治疗方案 入院第4天患者神清，体温 37.4～38.5℃，咳嗽，痰不易咳出。听诊肺部仍有湿啰音。辅助检验血常规 WBC 11.60×10^9/L、NEUT% 86.9%、Hb 105 g/L，CRP 117 mg/L 较前均有所升高，痰涂片未见真菌，肝功能未见异常，血肌酐 187μmol/L，痰培养回报嗜麦芽窄食单胞菌，药敏试验仅对左氧氟沙星、复方新诺明、头孢哌酮钠舒巴坦钠敏感。辅助检查胸部 CT 示两肺炎症，影像学较前加重。结合患者临床表现、听诊查体、辅助检验检查，患者肺部感染较前进展，目前抗感染药物亚胺培南西司他丁对嗜麦芽窄食单胞菌天然耐药，根据《中国嗜麦芽窄食单胞菌感染诊治和防控专家共识》肺部感染嗜麦芽窄食单胞菌通常采用联合治疗，可提高治疗的成功率、降低治疗期间抗菌药物耐药形成的风险，因而考虑停用亚胺培南西司他丁，换用头孢哌酮钠舒巴坦钠联合左氧氟沙星抗感染治疗。根据患者目前 eGFR 为 29 ml/（min·1.73m²），给予头孢哌酮钠舒巴坦钠 3g ivgtt q12h 联合左氧氟沙星首剂 0.5 g，维持剂量 0.25g ivgtt q24h。入院第7天患者体温正常2天，自述咳嗽咳痰较前好转，痰培养回报为白色念珠菌，药敏试验对氟康唑、伏立康唑、卡泊芬净敏感，1,3-β-D 葡聚糖 68.5 ng/ml。根据《中国成人念珠菌病诊断与治疗专家共识》和《2016 IDSA 念珠菌管理诊治指南》念珠菌是人体正常菌群，健康人群痰液中有 20%～55% 的分离率，即使支气管镜标本分离培养除的念珠菌也无法区分定值与感染，临床意义不大，所以暂不考虑针对白色念珠菌治疗。

2. 筛查药物相互作用优化治疗方案 入院第11天患者神清，前一天开始发热，体温 37.9℃，咳嗽，痰不易咳出。肺部听诊可闻及少量湿啰音。辅助检查血常规 WBC 12.50×10^9/L、中性粒细胞百分率 87.5%，CRP 10.8mg/L，PCT 1.58 ng/ml，痰培养结果为白色念珠菌，药敏对氟康唑、伏立康唑、卡泊芬净敏感，1,3-β-D 葡聚糖 287.5 ng/ml。结合患者临床表现、听诊查体、辅助检验，痰培养及 1,3-β-D 葡聚糖结果，结合患者糖尿病史，既往入住 ICU，该患者为真菌感染高危人群，目前抗细菌感染治疗方案效果不佳，痰培养两次结果均为白色念珠菌，1,3-β-D 葡聚糖检验结果较前升高，考虑给予氟康唑 0.2 g、口服、q24h 抗念珠菌治疗。根据药物相互作用 APC 分级，氟康唑与阿托伐他汀钙、硝苯地平存在药物相互作用，分级均为 P 级（谨慎合用），可能原因为氟康唑为 CYP3A4 强抑制剂，而阿托伐他汀、硝苯地平主要经 CYP3A4 代谢，合并使用可能会出现阿托伐他汀钙的肌肉疼痛、肝损伤等不良反应，硝苯地平血压较前下降等问题，合并使用期间需注意监测疗效及肝损伤、肌痛、肌无力的不良反应。

3. 监护不良反应优化治疗方案 入院第14天患者神清，仍有低热，热峰下降，少量咳嗽。血常规、PCT 较前好转，痰培养提示无细菌生长，目前抗感染方案为头孢哌酮钠舒巴坦钠 3g、静脉滴注、q12h + 左氧氟沙星 0.25g、静脉滴注、q24h + 氟康唑 0.2g、口服、q24h。今日患者出现血小板 89×10^9/L 较前下降，活化部分凝血活酶时间（APTT）45 秒较前显著升高。根据《卫生部不良反应因果关系评定法》发生血小板减少、APTT 延长的药物可能为头孢哌酮钠舒巴坦钠、左氧氟沙星。患者嗜麦芽窄食单胞菌两药联合治疗10天，两次痰培养结果提示该细菌清除，但是根据《中国嗜麦芽窄食单胞菌诊治和防控专家共识》该菌停药应参考患者临床病情的改善、而非细菌学清除，考虑头孢哌酮钠舒巴坦钠此类不良反应报道较左氧氟沙星多，经验性停用头孢哌酮钠舒巴坦钠，同时给予维生素 K_1 10mg、肌内注射、q12h。入院第19天患者神清，3 天无发热，无咳嗽咳痰，全肺呼吸音清，未闻及干湿啰音。辅助检查血常规、PCT 及 CRP、活化部分凝血活酶时间均恢复正常，痰培养未见细菌、真菌生长，停用左氧氟沙星及氟康唑出院。

 本章小结

本章包括临床治疗学与临床药物治疗学、药物治疗的一般原则、药物治疗过程三节内容。①临床治疗学与临床药物治疗学中，首先明确了临床治疗学和临床药物治疗学的概念。明确临床药物治疗学与药理学、临床药理学和内科学的关系以及不同之处。②临床药物治疗应遵循必要性、安全性、有效性、经济性、规范性、适宜性、方便性等七大原则，这些原则是指导临床药物治疗的准则。③药物治疗过程中，信息收集与评价、明确诊断、确定治疗目标、治疗方案的拟定和实施、药学监护计划的拟定与实施、治疗方案的优化等六个方面，构成了疾病药物治疗的完整过程，既体现严密的逻辑思维过程，又包含一切从临床出发、以患者为中心的个体化治疗思想。本章通过一个完整的药物治疗案例，体现药物治疗的一般原则、展示药物治疗的完整过程。最后附带一些参考习题和参考文献，供学生对理论学习知识进行检验和课外拓展学习。

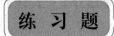

题库

一、选择题

A 型题（单选题）

1. 药物治疗的一般原则不包括（　　）
   A. 必要性　　　　　　　B. 规范性　　　　　　　C. 适宜性
   D. 随意性　　　　　　　E. 方便性

2. 药物治疗过程中信息收集与评价的内容不包括（　　）
   A. 性别　　　　　　　　B. 年龄　　　　　　　　C. 过敏史
   D. 确定治疗目的　　　　E. 院前辅助检查

3. 以下既是正确治疗的关键环节之一，也是药物治疗基础的是（　　）
   A. 信息收集与评价　　　B. 明确诊断　　　　　　C. 确定治疗目标
   D. 制定药学监护计划　　E. 优化治疗方案

4. 药学监护的核心是（　　），是药师对患者健康的关爱
   A. 关心与照顾　　　　　B. 安全性评价　　　　　C. 跟踪与随访
   D. 依从性评价　　　　　E. 有效性评价

二、思考题

1. 简述临床药物治疗的过程。
2. 药物治疗方案拟定时需考虑哪些因素？

（王婧雯）

第六章

药物流行病学

第一节 概 述

药物流行病学运用流行病学的原理与方法研究人群中药物的使用及其使用效果。药物流行病学的研究内容包括药物不良反应监测和药源性疾病、药物利用评价等。本章重点介绍药物流行病学的三种设计方法：描述性研究、分析性研究和观察性研究，同时通过几个实例详细介绍上述研究方法在临床药学中的应用。

一、药物流行病学基本概念

（一）药物流行病学的定义

药物流行病学（pharmacoepidemiology，PE）是运用流行病学的原理与方法研究人群中药物的使用及其使用效果的应用科学。药物流行病学以大范围人群作为研究对象，研究主要人群中药物的利用情况和药物效应的分布以及主要人群中出现的药物不良反应，特别是由于过敏性或免疫性的药物不良反应，从而提供有关药物利用及药品安全性、有效性的信息，为合理用药提供意见以及建议，从而使药品的开发、生产、经营、管理及使用趋向合理。

（二）药物流行病学与流行病学的关系

流行病学（epidemiology）是研究特定人群中疾病、健康状况的分布及其决定因素，并研究防治疾病与促进健康的策略和措施的科学。药物流行病学是一门由临床药理学和流行病学相互渗透所形成的新兴学科，所应用的理论主要是基于流行病学关于疾病分布的理论。药物流行病学运用流行病学的原理与方法，从群体水平去研究临床药理学所关注的药物效应及不良反应。仅通过对药物不良反应进行监测、收集、分析与药物有关的发病和死亡的自发报告，很难确定因果关系，因此，从假设的提出到最后论证的各阶段，都离不开流行病学的各种研究方法，尤其是观察性研究和分析性研究。所以评价药品在广泛人群中应用的效益－风险比（benefit－risk ratio），这是保障临床用药安全、合理的基础。

药物流行病学与流行病学有何异同点？

（三）药物流行病学与药物警戒的关系

药物警戒（pharmacovigilance）是与发现、评价、理解和预防不良反应或其他任何可能与药物有关问题的科学研究与活动。其覆盖的范围包括药物临床流行病学、药物利用研究、临床药学、自发报告系统等方面。药物安全性工作已不限定于药物不良反应报告制度所要求的对上市药品不良事件的早期信号进行监测，还涉及临床可能会发生的任何由药物导致的损害，也就是药源性损害，如用药错误、无根据地超说明书使用药物。

（四）药物流行病学与循证药学的关系

循证药学是运用循证医学的方法学解决药学领域的实践问题，研究范畴涉及药物研发、生产、使用、管理及药学教育等，其核心内容就是寻找、分析和运用证据，从而合理地做出用药决策。药物流行病学是临床医学干预中重要的监测手段之一，尤其需要循证，因此需要利用证据评价药物的相关问题，才能得到较为明确的结论以促进药物的合理使用。循证药学的工作还包括药物疗效证据的收集、整理和提供咨询，药品再评价，为医生提供最佳的用药方案等。

二、药物流行病学的研究内容

（一）药物不良反应监测与药源性疾病

药物在上市后对药物不良反应进行监测是药物临床流行病学的重要任务之一，而监测后所得信息可以使上市前研究中未获得的信息得以补充，如药物不良反应的发生率、药物的有效率、药物并发症、药物相互作用等。通过药物不良反应监测并同时运用药物流行病学的方法和推理加以验证，既可以保障公众用药安全，维护百姓切身的利益，又可以为上市药品再评价提供科学依据，提高合理用药水平。

（二）药物利用研究

世界卫生组织把药物利用研究（drug utilization study，DUS）定义为：对目前现有药物的市场、来源、处方以及药物应用状况进行的研究。其重点内容在于分析药物利用对医学、社会以及国家经济产生的影响，其宗旨在于实现药物利用的规范化、合理化，以期达到经济效益和社会效益的双赢。DUS涉及药剂学、药理学、药事管理学、社会学、行为学和经济学等领域。

一类药物的利用研究可以显示出各个地区对这种药物的利用趋势以及地区间药物使用的差异，且药物的利用趋势常常可以与相应疾病的流行趋势进行分析比较，从而管理药物评价和治疗方案的疗效－风险分析。

（三）药物有利作用研究

药物在上市前的研究中，受试者在严格的控制条件下进行了临床试验，但因受试者的依从性均较好，且年龄范围较局限，不包括一些特殊人群如老人、孕妇、儿童等，因此得到的数据可能与上市后药物在大范围人群以及一些不可控制的因素的情况下使用所得到的数据有显著的差异，所以药物在上市后的药物有利作用的研究是十分重要且必要的。

（四）药物经济学研究

药物经济学（pharmacoeconomics）是药物流行病学的主要研究内容之一，是卫生经济学的分支学科，是以药物流行病学的人群观点为出发点，运用经济学原理、方法和技术分析临床治疗的过程，从全社会的角度评估现有医药卫生资源的合理利用情况。药物流行病学的设计、实施和分析思路直接体现在对药物的经济投入以及产出方面，为临床合理用药和制定科学的治疗方案提供决策依据，为临床流行病学制定合理的成本效果处方。

（五）生命质量评价

世界卫生组织对生命质量的定义为：不同文化和价值体系中的个人对与他们的目标、期望、标准及所关心的事情有关的生存状况的体验。生命质量测定主要用于临床药物疗效的评价及不同的药物治疗方案的药物经济学分析。而生命质量测定为临床提供用药人群的身体状态、心理功能、社会能力以及个人综合状况的资料，还为评价药物疗效提供了一种更全面、科学的方法。生命质量已经成为健康评价的重要发展方向，还作为评价某些药物和治疗方案的关键参数，有些国家已经开始将其纳入新药申报的必要测量指标。

课堂互动

药物流行病学的主要研究内容是什么？

三、药物流行病学的作用

20 世纪 50 年代，世界陆续出现一些由药物毒副反应引起的对人类的危害，自此药物不良反应受到了世界各国的重视。到了 20 世纪 80 年代，世界各国陆续建立与药物流行病学密切相关的学术性机构和协会，并制定相关的药物流行病学研究指南，旨在为药品提供安全性和有效性的有益信息。中国药学会药物流行病学专委会在 2019 年发表了《中国药物流行病学方法学指南》。

在政策方面，药物政策是国家卫生战略中至关重要的组成部分，也是衡量国家医疗卫生体系的重要体现。建立基本药物制度是国家保障公众基本卫生服务需要和基本用药权益实施的重要工程。药物流行病学对于药物政策的制定、实施和评价有着一定的作用。药物流行病学的研究重点，主要包括药物的安全性、有效性、经济性、合理用药等方面，而这些方面也正是药物政策的组成部分。因此，通过药物流行病学的研究，可以增强药物政策过程的规范性、科学性，加强药品质量管理，促进合理用药，保障药品的公平可及性。

药物流行病学对医药学界的科学发展也有着显著的贡献。其理论、方法和技术广泛应用于药品不良反应监测、药物警戒研究、药物利用研究、药物有利作用研究、药物经济学研究、循证药学研究、生命质量评价等临床药学领域。在现今的社会，人们对于用药的安全性、有效性以及经济性十分看重，而药物流行病学研究就是通过了解药物在大范围人群中的实际使用情况，查明药物使用指征是否正确、用法是否适宜、产生何种效应、价格是否适宜，以及查明药物使用不当的原因、纠正方法、药源性疾病发生机制与防治的宏观措施，最终达到促进广大人群合理用药、降低用药风险、保障用药安全以及提高人群生命质量的目标，这是药物流行病学独特的作用，对促进临床药学的发展以及提升临床药学服务的质量发挥重要的作用。

第二节　药物流行病学研究的基本方法

微课

一、药物流行病学研究概述

药物流行病学是运用流行病学的原理和方法，研究药物在人群中的应用和作用及其效应的一门应用科学。药品上市后研究可根据研究目的选择流行病学的各种研究方法，既可以选择常用的原始研究方法，如描述性研究、分析性研究和实验性研究，也可以选择二次研究方法，如系统综述和 Meta 分析。常用的原始研究方法有病例报告和病例系列、病例对照研究、巢式病例对照研究、队列研究、随机临床试验等。

接下来介绍几个流行病学研究常用术语：发病率、患病率、比值比、相对风险、风险比。学习药物流行病学，必须搞清楚发病率与患病率的区别，发病率是指一段时间内新发病例数，患病率是指某一时间点共有病例数。

（一）术语

1. 发病率（Incidence） 指在特定时间段内，在有发病风险的人群中发生的新发病例数量。如 2009 年，纽约每 10 万人中有 45 名新发的艾滋病患者。

$$发病率 = \frac{某一特定时期内新发病例的数量}{在此期间观察高危人群的总人数} \times 100\%$$

2. 患病率（Prevalence） 指人群中现有病例（老病例或新发病例）的数量。分为时点患病率和时期患病率两种类型。

时点患病率指在某一时间点患有某种疾病的人数，除以该特定时间的人口数量。

$$时点患病率 = \frac{在特定时间患有某种疾病的人数}{在该特定时间内的人口数量} \times 100\%$$

时期患病率指在一段时期内患有某种疾病的人数除以这段时间内的人口数量。

$$时期患病率 = \frac{在某一特定时期内的任何时间患有某种疾病的人数}{在该特定时期内的人口数量} \times 100\%$$

3. 比值比（odds ratio，OR） 指风险比，常用于流行病学中病例–对照研究，表示病例组中暴露人数与非暴露人数的比值除以对照组中暴露人数与非暴露人数的比值。

比数（odds）指某事件发生的可能性（概率）与不发生的可能性（概率）之比。在此用 Odds1 代表病例组发生事件的概率，Odds2 代表对照组发生事件的概率。

当 $Odds_1 = Odds_2$ 时，$OR = 1$，表示暴露对事件的发生不起作用。

当 $Odds_1 > Odds_2$ 时，$OR > 1$，表示暴露是危险因素，暴露与事件之间为"正"关联。

当 $Odds_1 < Odds_2$ 时，$OR < 1$，表示暴露是保护因素，暴露与事件之间为"负"关联。

其计算公式为：

$$OR = \frac{Odds_1(暴露于某危险因素)}{Odds_2(未暴露于危险因素)}$$

表 6 – 1 暴露于危险因素与感兴趣的结果 2×2 表

	感兴趣的结果（事件）	相反的结果（无事件）
暴露于危险因素	a	b
未暴露于危险因素	c	d

$$Odds_1(暴露于某危险因素) = \frac{a}{b}$$

$$Odds_2(未暴露于危险因素) = \frac{c}{d}$$

$$OR = \frac{Odds_1(暴露)}{Odds_2(非暴露)} = \frac{a/b}{c/d}$$

事件概率（暴露于危险因素）：

$$p(事件/暴露于风险因素) = \frac{a}{a+b}$$

因此得到：

$$Odds = \frac{事件发生概率}{无事件概率} = \frac{p}{1-p} \quad (0 \leq p \leq 1)$$

$$Odds_1（暴露危险因素）= \frac{a/（a+b）}{1-a/（a+b）} = \frac{a}{b}$$

$$Odds_2（未暴露危险因素）= \frac{c/（c+b）}{1-c/（c+b）} = \frac{c}{b}$$

则：

$$OR = \frac{Odds_1（暴露）}{Odds_2（非暴露）} = \frac{a/b}{c/d}$$

例如，研究吸烟与胃溃疡风险，计算内窥镜检查患者胃溃疡的 OR（表6-2）。

表6-2　吸烟与胃溃疡风险 2×2 表

	胃溃疡	非胃溃疡
抽烟者	60	23
不抽烟者	45	28

OR 计算：

$$OR = \frac{Odds_1（暴露）}{Odds_2（非暴露）} = \frac{a/b}{c/d} = \frac{60/23}{45/28} = 1.62$$

OR 值为 1.62 可以解读为吸烟者患发生胃溃疡的风险是不吸烟者的 1.62 倍。

课堂互动

如何正确理解、分析和解释 OR 值？

4. 相对危险度（relative risk，RR）　是流行病学前瞻性研究的常用指标，其本质为率比（rate ratio）或危险比（risk ratio），它是暴露组的发病率与非暴露组的发病率之比，用于说明前者是后者的多少倍，是用来表示暴露与疾病联系强度的指标。

其计算公式为：

$$RR = \frac{危险因素情况下 ADE 或疾病发生概率}{无危险因素情况下 ADE 或疾病发生概率}$$

$$RR = \frac{a/（a+b）}{c/（c+d）}$$

OR 或 RR 值越大，表明暴露的效应越大，暴露于结局关联的强度也越大。

以下通过服用沙利度胺患者出生缺陷风险评估的例子进行说明（表6-3）。

表6-3　服用沙利度胺患者发生出生缺陷风险 2×2 表

	出生缺陷	正常
暴露组	28	45
非暴露组	1	52

$$RR = \frac{a/（a+b）}{c/（c+d）} = \frac{28/（28+45）}{1/（1+52）} = 20.6$$

RR 值为 20.6 可以解读为：服用沙利度胺的孕妇发生胎儿出生缺陷的风险是未服用沙利度胺孕妇的 20.6 倍。

5. 风险比（hazard ratio，HR）　HR 即风险函数比，是生存分析资料中用于估计因为某种因素的存在而使死亡、缓解、复发等风险改变的倍数，表示暴露组与非暴露组之间的风险差别。

其计算公式为：

$$HR = \frac{\text{暴露组的风险函数 } H(t)}{\text{非暴露组的风险函数 } H(t)} (t \text{ 指在相同的时间点})$$

（二）研究方法

药物流行病学所应用的理论主要是流行病学关于疾病分布的理论、多病因论和因果关系推断的原则，药品上市后研究可根据研究的目的和研究所针对的总体人群选择正确的研究方法，确定药物与不良结局的关系。

流行病学常用的原始研究方法包括观察性研究和实验性研究。观察性研究包括描述性研究和分析性研究。描述性研究是药物上市后研究的起点，它通过描述与药物有关的事件在人群、时间和地区的频率分布特征、变动趋势，对比提供药物相关事件发生和变动原因的线索，为进一步的分析性研究打下基础。分析性研究因为有事先设立的对照组，通过比较研究组与对照组之间在各种分布上的差异，可以筛选与检验病因假设。实验性研究是评价药物疗效的金标准，尤其是随机对照试验（图6-1）。

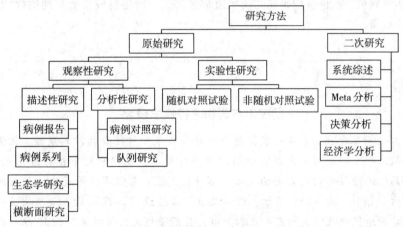

图6-1　流行病学研究方法（按设计类型分类）

二、描述性研究

描述性研究是药物上市后研究的起点，也是流行病学研究方法中最基本的类型。利用常规监测记录或通过专门调查获得的数据资料，按不同地区、不同时间及不同人群特征进行分组，描述人群中有关疾病或健康状态以及有关特征和暴露因素的分布状况，发现药品安全性信号与挖掘用药的危险因素，揭示暴露和疾病的因果关系，并且对"真实世界"药品使用的有效性和安全性进行评价。其中最基础的步骤是提出病因假设，为进一步调查研究提供线索，是其他流行病学研究方法的基础。病例报告与病例系列主要用于药物不良反应的发现与挖掘。生态学研究和横断面研究也是常用的描述性研究方法。

（一）病例报告

病例报告（case report）针对临床实践中发现的单个病例或10个以下病例进行的详尽临床报告，包括临床表现（症状、体征和实验室检查结果）、治疗、治疗后的反应及结局。

在药物流行病学领域，病例报告一般描述药物暴露并导致特殊事件（通常是不良反应）的病例，例如孕妇服用反应停引起新生儿先天畸形、口服避孕药增加静脉血栓栓塞的危险等。

病例报告的特点是即时报道，可以迅速引起同行甚至公众的注意，形成安全警示信号。但病例报告的研究对象具有高度选择性，容易产生选择偏倚，只能用来产生"关于药物存在某个疑似不良反应"的病因学假设，不能进行因果关系的确定。

由于病例报告是基于单个或几个患者的药物治疗过程，得到的数据以及结论存在偏倚，得到的结论不能一般化，而且一旦对某种药物的怀疑被公布，常引起医生和患者的过度报告，可能导致信息偏倚。对于药物可能存在的迟发性不良反应或是较为罕见的不良反应，仅仅依靠病例报告是很难被发掘的。

（二）病例系列

病例系列（case series）与病例报告类似，但病例数多在 10 例以上，且常是连续性病例的描述和总结。

病例系列研究可以通过收集所有单一暴露因素的病例，对结果进行评价，也可以收集具有相同结局的病例，再追溯其暴露史。药物上市后，通过病例系列可以定量研究某种药物不良事件（ADE, adverse drug events）或药物不良反应（ADR, adverse drug reaction）的发生率，短时间内可以总结一定数量的病例，还可以发现某些特殊的不良反应。例如盐酸哌唑嗪第一次进入市场时关于其首剂效应的上市后研究。再举个例子，Lenz 和 Knapp 报道德国汉堡新生儿短肢畸形发生率为 0.17%，回顾性询问短肢畸形儿的母亲多有服用过反应停或含反应停成分药物史，这些病例报告为短肢畸形的病因研究提供了线索。但因其没有对照组，无法排除背景事件发生率的影响，因果关系论证的力度较弱，故仍然只是产生病因学假设的方法。

在药物流行病学领域，病例系列研究的病例通常来自同一所医院或接受相同治疗的患者，减少了患者差异导致的结论偏倚。

知识链接

反应停与药物流行病学研究

1953 年，瑞士一家制药公司在研发抗菌药物时合成了一种化合物沙利度胺，因没有强大的抗菌药物活性而被放弃。但德国一家制药公司继续进行研发，发现它对中枢神经系统有抑制作用，用来作为镇静药以治疗妊娠初期妇女的恶心、呕吐、失眠、食欲减退等反应，并以商品名"反应停"作为非处方药销售。由于疗效确切、价格便宜，又恰逢"二战"后人类生育高峰，不久便被推广至欧美、非洲地区以及澳大利亚和日本上市，且用量极大。据报道，在 1959 年德国每天约有 100 多万名妇女服用，每月销售量达 1 吨之多，先后在全球有 46 个国家和地区应用。

1961 年 10 月，在德国柏林举办的妇产学科国际会议上，3 位德国医师在报告中谈及最近发生的一些海豹肢畸形胎儿病例，引起了大家的高度重视，以后其他地区陆续也有报告。1962 年 3 月，澳大利亚妇产科医生威廉米切尔在《柳叶刀》杂志上发表文章，将畸胎儿命名为"海豹胎"。通过长时间的流行病学调查，证明这种畸形与畸胎儿的妈妈在妊娠期间服用"反应停"密切相关。

（三）生态学研究

生态学研究（ecological study）统计学上常称为相关性研究（correlation study），它是在群体的水平上通过描述和比较不同人群中某因素的暴露状况与某研究结局（疾病或健康状况）分布的一致性和差异性，分析该暴露因素与研究结局之间的关系，从而探求病因学线索。

在药物流行病学领域，生态学研究主要是描述某种不良事件和具有某些特征者，分析某种不良事件是否与服用某种药物有关，为进一步确定原因提供研究线索。生态学研究的特点是易于实施，可以应用常规资料或现有资料，方便快捷得出结果。但生态学研究只是分析群体平均药物暴露水平和人群总体发病率、死亡率之间的关系，我们并不知道每名患者的药物暴露与疾病情况，也无法控制可能的混杂因素。因此这种方法只是粗线条的描述性研究，在下结论时必须慎重，避免出现生态学谬误（ecological fallacy），即生态学上某疾病与药物平均暴露水平的总体分布一致，可能是该药物与疾病之间确有联系，但也可能在个体水平二者毫无关系。生态学研究为病因分析提供线索，因果关系的确定必须采用分析性研究和实验性研究方法。

课堂互动

生态学研究的局限性主要有哪几个方面？

（四）现况调查

按照事先设计的要求在某一人群中应用普查或抽样调查的方法收集特定时间内疾病的描述性资料，以描述疾病的分布及观察某些因素与疾病之间的关联，称现况调查。由于所收集的资料反映该时间断面的状态，特定的时间范围内相对较短，因而它又被称为横断面研究（cross – sectional study）。由于在描述疾病或健康状况的水平时主要应用患病率指标，因此还被称为患病率研究（prevalence study）。

在药物流行病学领域，研究在特定时间与特定范围人群中的药物与相关事件关系，如老年人群镇静催眠类药物滥用情况调查就属于此类研究。横断面研究在药物流行病学的主要作用之一在于药物警戒，挖掘使用药物过程中来自药物或是患者自身的危险因素和类型，也可以应用于药物有效性的研究。现况调查主要用于了解药物使用的特点以及与药物有关的事件分布特征，从而为进一步的病因学研究提供线索，为制定合理的药物使用策略和进行效果考核提供依据。

现况调查一般不设对照组，时间短，花费少，一般不用于病程比较短的疾病。这些假设是否成立需要通过后续的分析性研究或是实验性研究检验。通过调查可同时发现与获得疾病或健康状况与某些因素或特征的信息，但一般不知孰先孰后，因此在病因学分析时不能得出有关因果关系的结论，只能提示因素与疾病之间是否存在关联，从而为进一步的病因学研究提供初步线索。因为它可能无法确定潜在的暴露是否在结果之前，除非暴露在一个人的生活史上没有变化，例如基因型、ABO血型或眼睛颜色。

三、分析性研究

分析性研究用于筛选危险因素，检验描述性研究中提出的病因假说。它主要包括病例对照研究和队列研究两种基本类型，以及在两者基础上的衍生设计方法，如巢式病例对照研究、病例 – 队列研究、病例 – 时间 – 对照设计等。

（一）病例对照研究

病例对照研究（case – control study）是指以现在患有某疾病的患者为一组（称为病例组），以未患该疾病但其他条件与患者基本相同的人群为另一组（称为对照组），通过询问、体检、化验或复查病史，搜集既往各种可以致病因素的暴露史，测量并比较两组研究对象对于各种因素的暴露比例，比较病例组与对照组之间在各种暴露中分布的差异，经统计学检验若判定为有意义，则可认为因素与疾病之间存在着统计学关联。

估计各种偏倚对研究结果的影响之后，再借助病因学推断技术，推测出危险因素，从而达到探索和检验病因学假说的目的。病例对照研究的观察方向是由"果"及"因"的，先有结果，即已知研究对象患有某病或未患某病，再追溯其可能与疾病有关的原因。这种回顾性调查不能观察到由"因"到"果"的发展过程，因此更不可能证实其因果关系，故只能推测，判断暴露与疾病是否具有关联，临床上主要应用于药物安全性和有效性的研究。

病例对照研究可以用于广泛探索疾病的可疑危险因素，也可以深入检验某个或某几个病因学假说。ADR研究由于病例数较少，且经常面临要求迅速做出结论的情况，因此病例对照研究特别适用。例如，1975年Ziel研究妇女服用复方雌激素与子宫内膜癌关系的病例对照研究，服用复方雌激素的妇女因导致阴道出血而就医，故被发现患有早期子宫内膜癌的机会增多，从而得出复方雌激素与子宫内膜癌有关联的结论。

（二）队列研究

队列研究（cohort study）是将人群按照是否暴露于某种可疑因素及其暴露程度分为不同的亚组、追踪其各自的结局，设立对照组，比较不同亚组之间结局频率的差异，从而判定暴露因子与结局之间有无因果关联及关联程度大小的一种观察性研究方法。

在药物流行病学研究中，可追踪观察服药组与未服药组某种疾病（即不良反应）的发生情况，以判断药物与不良反应之间的关联，是否存在因果关系。例如 DOll 和 Hill 等于 1951～1976 年间进行吸烟与肺癌的关系的队列研究，结果发现吸烟者相对于不吸烟者发生肺癌的比数大，吸烟量愈大、吸入肺部愈深者，患肺癌的危险性愈大。在队列研究中，所选研究对象必须是在开始时没有出现所研究的结局，但在随访期间有可能出现该结局（如疾病）的人群。暴露因素不是人为给予，是研究之前已客观存在的。暴露组与非暴露组必须具有可比性，非暴露组除了未暴露于某种因素之外，其余各方面均应尽可能与暴露组相同。

队列研究由"因"及"果"，能确证暴露与结局的因果关系，进而推断暴露因素与不良反应有无因果关联及关联强度。例如 LABA 与严重哮喘发作等的关联就是通过队列研究确证的。队列研究不仅可以计算出与药物相关事件的发生率，直接估计相对危险度，与病例对照研究相比，还减少了信息偏倚的发生，因此队列研究提供的因果证据更有说服力。

队列研究可以是前瞻性的（prospective），也可以是回顾性的（retrospective），或两者相结合构成双向性（ambispective）队列。

1. 前瞻性队列研究 药物流行病学研究中，前瞻性队列通常是根据研究对象目前是否用药分为两组，随访观察一段时间而获得某健康结局的发生情况并加以比较，例如，对口服避孕药和使用其他避孕措施的两组育龄妇女进行随访，观察其静脉血栓的发病率。但是对于不常见的药物暴露或罕见、迟发的不良反应，因需要经历很长时间、观察很大的样本量才能获得结局资料，故前瞻性方法不是很适用。此外，如果已经高度怀疑某种药物可能有害，为了研究目的仍使用前瞻性队列研究，就违背了伦理学原则。

2. 回顾性队列研究 是根据已掌握的历史记录确定研究对象是否服药，并从历史资料中获得不良结局的发生情况。服药与不良结局虽然跨越时期较长，但资料搜集与分析却可在较短时期内完成，而且没有伦理学问题，因此比较适用于 ADR 研究，需要注意的是服药与不良结局的历史资料必须完整、可靠。其缺点为因资料积累时未受到研究者的控制，所以内容上未必符合要求。

课堂互动

什么是队列研究？其基本原理是什么？

四、实验性研究

流行病学实验（epidemiological experiment）又称实验流行病学（experimental epidemiology）或干预试验（interventional trial），是将研究人群随机分为试验组和对照组，以研究者所控制的措施给予试验组人群后，随访观察并比较两组人群结局发生率（如发病率、死亡率、治愈率等）的差异，从而判断干预措施效果的一种前瞻性研究方法，主要包括临床试验、现场试验和社区试验。

临床试验（clinical trial）是指任何在人体（患者或健康志愿者）进行的药物系统性研究，以证实或揭示试验药物的作用、不良反应或试验药物的吸收、分布、代谢和排泄，目的是确定试验药物的疗效与安全性。

现场试验（field trial）主要用于预防和干预试验，常用于评价在健康人群中推行预防接种、药物预防等措施的效果或用于对发病广泛或危害严重的疾病进行预防性研究。

社区试验（community trial）是以一个完整的社区或行政区域为基本单位，以人群作为整体对某种预防措施或方法考核或评价所进行的试验观察，是现场试验的一种扩展。

（一）随机对照临床试验

随机对照试验（randomized controlled trial，RCT）是一种常用的流行病学研究设计，是在人群中进行的、前瞻性的、对医学干预措施效果的测试。随机对照试验的基本方法，将研究对象随机分组，对不同组实施不同的干预，以对照效果的不同。具有能够最大限度地避免临床试验设计和实施过程中可能出现的各种偏倚，平衡混杂因素，提高统计学检验的有效性等诸多优点，被公认为是评价干预措施的金标准。

但是随机临床试验不适用于发现并且验证药物不良反应、进行安全性评估以及用药危险因素，原因如下：①临床试验受试者数量太小，对于真实世界大量的用药群体不能完全代表，不良反应发生率不高，同时也难以发现一些较为罕见的不良反应；②临床试验的受试者的给药方案药物剂量太低，无法充分评估药物的安全性；③临床试验会对受试者群体特征进行限制（大多会选择在青中年人群当中招募受试者），导致基于试验得到"某药物安全性良好"的结论不一定能够外推到试验群体以外的其他群体；④除了试验药物外，在临床试验当中会对受试者服用的其他药物加以限制，难以检验试验药物与其他药物是否存在药物相互作用，而在真实的用药环境中患者通常会联合用药，用药环境超出了临床试验的范围，可能产生的不良反应或是不良事件等非预期作用也是无法估计的；⑤临床试验受观察时间所限，药物长期应用后的不良事件或不良反应，或是停药后的迟发效应在整个临床试验期间是难以发现的；⑥开展随机临床试验存在伦理问题，例如，虽然理论上研究者可以随机分配一组妇女服用口服避孕药，另一组妇女不服用或采用其他避孕措施，进一步观察两组静脉血栓发病率的差别，从而验证口服避孕药与静脉血栓的因果关系，但很明显，无论从伦理学还是逻辑的角度都不可能开展这样的研究。

随机对照试验的设计遵循三个基本原则，即对研究对象进行随机化分组、设置对照组以及应用盲法。随机分组是双盲设计的前提条件，双盲设计导致研究者和受试者双方均无法知晓分组结果，又保护了随机化不被破坏。

五、衍生设计

药物流行病学研究中传统的研究方法有时无法解决所面临的许多实际复杂问题，如数据的缺失或不完整，由此推动了药物流行病学研究方法的发展，开发了各种衍生设计。

（一）病例交叉设计

Maclure 1991 年提出在评价药物急性不良反应事件的危险性时，选择病例源人群时最好的对照来源是病例本身，因而提出了病例交叉研究（case - crossover study）方法，它是一种用于研究短暂暴露对罕见急性病瞬间影响的流行病学方法。选择发生某种急性事件的病例，分别调查事件发生时及事件发生前的暴露情况及程度，以判断暴露危险因子与某事件有无关联及关联程度大小的一种观察性研究方法。病例交叉设计仅适用于效应短暂问题的研究，不适用于随时间推移暴露可能发生变化的情况。病例交叉设计的研究对象包括含病例和对照两个部分，但两部分的信息均来自同一个体。其中，"病例部分"被定义为危险期，该期是指疾病或事件发生前较短的一段时间；"对照部分"为对照期，该期是指危险期之前特定的一段时间。研究就是对同一个体在危险期和对照期内的暴露信息（如服药、运动等）进行比较，目前已被广泛应用于心脏病、伤害、车祸等方面的研究。

（二）病例 - 时间 - 对照设计

1995 年 Suissa 提出的病例 - 时间 - 对照设计（case - time - control study），该设计选择对照组时并不采用外部对照，而是将未来病例作为当前病例的对照，从而避免了暴露的时间趋势所带来的混杂。

（三）巢式病例对照研究

巢式病例对照研究是将传统的病例对照研究和队列研究的一些要素进行组合后形成的一种研究方法，最初叫作综合式病例对照研究，1982 年被美国流行病学家正式命名。巢式病例对照研究目前已使用较多，因病例与对照具有可比性好、样本量小等优点，在药物评价中具有很好的前景，是一种可以克服先前的观察性研究局限性的新方法。

六、药物流行病学基本研究流程

中国药学会药物流行病学专委会 2019 年发表了《中国药物流行病学研究方法学指南》。该指南是在国内外药物流行病学研究方法学标准或指南的基础上，结合我国的医疗卫生实践，制定出符合我国国情的药物流行病学研究方法学指南，目的是为了进一步促进药物流行病学研究的规范化，满足当前研究实践的需要。现根据该指南总结了药物流行病学基本研究流程（图 6 – 2）。

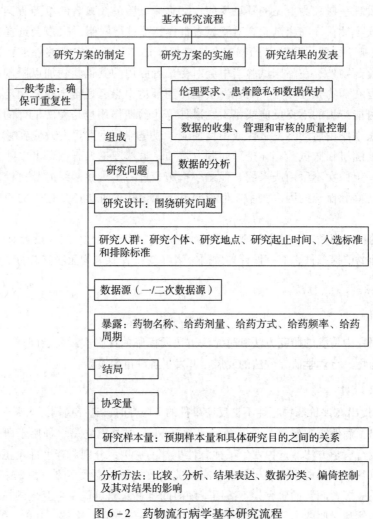

图 6 – 2　药物流行病学基本研究流程

第三节　药物流行病学在临床药学中的应用

自从 1984 年把药物流行病学作为一门学科提出至今，随着时代的发展和现实的需求，在很多方面的应用也越来越广泛，涵盖工业、学术界、政府机构等领域，特别是药物流行病学的方法论——描述性研究、分析性研究、实验性研究，受到了众多学者的日益重视，下面将通过公开发表的几个例子详细介绍这三种方法在临床药学方面的具体应用。

一、描述性研究

本部分将以吡格列酮的不良反应病例报告分析为例，介绍病例报告在挖掘不良反应上的应用。

1. 研究背景与目的　2010 年 9 月 23 日，吡格列酮的同类药物马来酸罗格列酮（文迪雅），因存在引发心血管疾病的风险，被欧洲药品管理局暂停销售，美国食品药品监督管理局（FDA）和原中国食品药品监督管理局（SFDA）也先后决定严格限制它的使用。此前，格列酮家族中的曲格列酮和恩格列酮因药物不良反应撤市，导致吡格列酮的安全性再次受到关注。就以上发生的问题，该文回顾分析了 Ovid 数据库中的 Reactions Weekly 中所有与吡格列酮相关 ADR 病例报告，以期为临床安全使用该药提供参考。

2. 研究方法

（1）资料来源　ADR 病例报告来源于 Reactions Weekly 这一主要的 ADR 周刊。以"pioglitazone"作为检索词对 Reactions Weekly 进行检索，对检索时段不作限制（Reactions Weekly 于 1983 年创刊），共检索到与吡格列酮相关的 ADR 病例报告 41 份。

（2）统计方法　按 WHO 不良反应术语集（WHOART）累及系统/器官标准将 ADR 分类，并分别提取患者年龄、性别、吡格列酮剂量、从开始服用到出现 ADR 的时间（疗程）、合并用药、既往史、ADR 类型、ADR 转归等信息，进行统计分析。

3. 研究结果

（1）ADR 类型和症状　41 名患者的 ADR 涉及心血管系统、呼吸系统、肝胆系统等多个系统/器官。在 11 名出现下肢水肿、心衰、肺水肿、胸腔积液、黄斑水肿 ADR 的患者中，除 1 位患者情况不明外，其余患者均合并周围水肿。而 16 名发生肝胆系统损伤的患者中，3 名患者出现了转氨酶的异常增高；1 名患者总胆红素水平和 AST 都有增高；1 名患者转氨酶轻度增高；9 名发生肝脏衰竭的患者均出现了肝性脑病、黄疸、肝酶增高。3 名出现血液系统损伤的患者分别出现了疲乏乏力、腿疼、头疼、咽喉疼等症状。

（2）ADR 的转归　41 名患者中，有 8 名患者死亡，32 名患者痊愈或好转，1 名转归不明，其中 8 名死亡患者均是由于肝衰竭。

4. 结论与讨论

（1）水肿是吡格列酮的主要 ADR，这个 ADR 在吡格列酮说明书上已清楚注明。而在最新版的吡格列酮说明书上注明，吡格列酮可能引起转氨酶可逆性的升高，而研究检索到的病例报告中，9 例患者发生肝衰竭，其中 8 例死亡，可见吡格列酮的肝毒性导致的后果可能是非常严重的。吡格列酮说明书上也指明盐酸吡格列酮可能会使血红蛋白和红细胞压积下降，Reactions Weekly 通过检索 WHO 不良反应数据库与吡格列酮相关的 ADR 报告，也分别检索到白细胞减少、血小板减少、全血细胞减少的数份报告，吡格列酮的血液系统 ADR 仍然值得重视。

（2）在研究检索到其他类 ADR 病例报告中，横纹肌溶解、双侧唾液腺肿大、血管神经性水肿、抗利尿素分泌异常症都是首次公开发表。这些不良反应的类型，说明书上都未曾提及。

二、分析性研究

以躁郁症患者使用非典型抗精神病药物与糖尿病风险相关性的研究为例，详细说明病例对照研究在药物不良反应研究中的应用，具体内容如下。

1. 研究背景与目的　锂剂、丙戊酸钠和卡马西平等药物是用于治疗躁郁症的传统药物，自 20 世纪中期以来，非典型抗精神病药（氯氮平、奥氮平、利培酮、齐拉西酮）开始广泛应用于躁郁患者中。这些药物具有减少锥体外系副作用的优点，但是也存在不少局限性，如增加体重、改变糖代谢、导致血液中胆固醇与脂质浓度升高等。有证据表明，精神分裂症患者使用某些抗精神病药与糖尿病之间存在关联，但在躁郁症患者中药物诱发的糖尿病发作尚未得到深入研究。美国俄亥俄州的一所大学，在躁郁症患者中开展了抗精神病药与糖尿病关联的病例对照研究，特别是非典型抗精神病药。

2. 研究方法

（1）纳入标准　在研究期间患者服用抗精神病药物治疗躁郁症或其他共患疾病至少 3 个月或患者服用这类药物的处方至少 3 张，通过最早的疾病诊断代码（ICD－9 代码 250. xx）或患者使用糖尿病药物确定糖尿病病例。

（2）排除标准　医疗救助人群，先前患有糖尿病的患者，在研究期间仅诊断为抑郁症（ICD－9 代码为 296. 2x 或 296. 3x）或精神分裂症（ICD－9 代码为 295. xx）的患者。

（3）病例组和对照组　根据纳排标准，按照年龄、性别以及躁郁症诊断时间进行匹配，采用 1∶6 配对原则选择病例组和对照组，即每位患者匹配 6 位未患病对照者。

（4）统计分析　采用 Cox 比例风险回归评估与使用抗精神病药有关的糖尿病风险。

3. 研究结果

（1）1998～2002 年期间，根据研究的纳排标准，病例组 920 例糖尿病患者，与对照组进行了匹配。与对照组相比，病例组更常使用非典型抗精神病药、传统抗精神病药、锂、抗惊厥药以及抗抑郁药。在 920 例患者中，41% 的患者服用了非典型的抗精神病药物治疗，包括奥氮平（20%）和利培酮（14%），34% 的患者服用了传统的抗精神病药。

（2）Cox 比例风险回归分析。控制年龄、性别、随访时间、药物使用和伴随药物等混杂变量后，非典型抗精神病药中，氯氮平使用者患糖尿病的风险最大（HR = 6.9，95% CI 为 1.7～27.7），其次是齐拉西酮使用者，接受传统抗精神病药的患者风险比较低（HR = 1.5，95% CI 为 1.3～1.8）；在控制年龄、性别、随访时间、使用锂、抗惊厥药、抗抑郁药或伴随药物以及精神病和医学合并症等混杂变量后，与接受典型抗精神病药物治疗的患者相比，服用氯氮平的患者糖尿病风险最高（HR = 7.0，95% CI 为 1.7～28.9），其次是利培酮（HR = 3.4，95% CI 为 2.8～4.2）。

4. 结论　这是一项基于人群的病例对照研究，旨在研究躁郁症患者抗精神病药相关的糖尿病的风险。在控制了个人危险因素和同时使用的药物后，接受传统或非典型抗精神病药治疗的躁郁症患者患糖尿病的风险增加。

三、实验性研究

本部分将以小剂量质子泵抑制剂（proton pump inhibitors，PPI）预防内镜黏膜下剥离术（endoscopic submucosal dissection，ESD）后出血的多中心随机对照研究为例，介绍 RCT 在药物利用研究上的应用，帮助读者理解该类方法的关键步骤和要点。

1. 研究背景与目的　当前，治疗 ESD 术后出血的临床实践主要基于消化性溃疡的策略——大剂量 PPI，但对于接受 ESD 术后治疗的患者，PPI 最佳治疗方案尚无共识。2017 年，中国多位学者一起开展了一项关于低剂量 PPI 预防 ESD 术后出血的多中心随机对照研究，观察 ESD 术后 7 天的出血率，评估小剂量 PPI 预防出血的有效性和安全性。

2. 研究方法

（1）数据来源　从 2017 年 9 月 30 日至 2019 年 7 月 30 日在中国 9 家医院接受 ESD 手术的患者中筛选受试者。

（2）纳入标准　18 岁以上被诊断为早期胃癌或癌前病变并计划进行 ESD 治疗的患者。

（3）排除标准　根据美国麻醉学家协会Ⅲ或Ⅳ分级或严重合并症（如心血管疾病、出血性疾病、严重肝功能异常、肾功能异常和精神疾病）进行治疗的患者，服用一种或多种抗血小板药物或抗凝剂的患者，既往 ESD 术后皮损复发的患者，不愿提供知情同意的患者。

（4）干预　在 ESD 手术后，患者被随机分为两组，209 例患者接受低剂量埃索美拉唑 40mg 静脉注射，每日 2 次，共 3 天；205 例患者接受高剂量埃索美拉唑静脉滴注（80mg，然后 8mg/h，共 72 小时）。所有患者在 ESD 术后禁食 72 小时，72 小时后，两组患者均口服埃索美拉唑 40mg/d，疗程 8 周。如果患者需要根除幽门螺杆菌，则在 ESD 术后 8 周开始。

（5）结局　以 ESD 术后 7 天内出血为主要终点，定义如下：①明显出血体征（呕血、黑便或便血）；②失血性休克（定义为收缩压 < 90mmHg，心率 > 110 次/min）；③血红蛋白在 24 小时内下降 20g/L；④活动性出血经二次内镜检查证实。以 ESD 术后一个月的溃疡愈合率为次要终点，溃疡分期采用 Sakita 和 Fukutomi 的分期系统进行分类：活动期（A1 和 A2）、愈合期（H1 和 H2）和瘢痕形成期（S1 和 S2）。

（6）统计分析　采用非劣效检验分析 ESD 术后出血率（$P < 0.025$，非劣效差为 0.05）。计算 ESD 术后绝对出血率差值、绝对差值、需伤害人数（number needed to harm，NNH）。连续变量比较采用 t 检验或非参数检验，分类变量比较采用卡方检验或 Fisher 精确检验。累积出血风险通过 Kaplan - Meier 分析进行估计，并使用对数秩和检验在治疗组之间进行比较。

3. 研究结果

（1）两组患者在性别、年龄、合并疾病、病变部位、术前病理诊断、胃黏膜萎缩程度和幽门螺杆菌感染等方面均无显著性差异。低剂量组的中位静电放电操作时间以及 ESD 术后人工溃疡大小（人工溃疡最大直径、最小直径和人工溃疡面积）与高剂量组相似。

（2）低剂量组 209 例中有 13 例（6.2%）发生 ESD 术后 7 天出血，高剂量组 205 例中有 12 例（5.9%）。优效检验 P 值为 0.876，非劣效检验 P 值为 0.022（$Z = 2.293$），绝对风险降低 0.4%，NNH 为273 人。经对数秩和检验，HR 为 0.94。随访 2 个月，两组均无手术相关死亡。

（3）212 例在 ESD 后 1 个月完成胃镜检查的患者中，低剂量组活动期溃疡 121 例（57.9%），愈合期44 例（21.2%），瘢痕期 44 例（21.2%）；高剂量组活动期溃疡 122 例（59.5%），愈合期溃疡 44 例（21.5%），瘢痕期溃疡 39 例（19.0%）。

（4）所有 414 例患者在 ESD 术后随访 2 个月，两组均未发生相关的 ESD 穿孔或感染。低剂量组平均住院天数为 10 天，与高剂量组相似。而高剂量组住院平均费用高于低剂量组（25707.3 元 VS 23129.0元）。

4. 结论与讨论

（1）低剂量组与高剂量组 ESD 术后出血率无显著性差异。同时 ESD 术后 1 个月，低剂量组有 44 个溃疡处于瘢痕期，高剂量组有 39 个溃疡处于瘢痕期。表明小剂量应用埃索美拉唑预防 ESD 术后出血效果不劣于大剂量埃索美拉唑，且不影响 ESD 术后 1 个月溃疡愈合。

（2）低剂量组 PPI 用量低于高剂量组，降低了 PPI 相关成本。显示小剂量 PPI 预防 ESD 术后出血的效果与大剂量相同，且费用更低。

综上所述，小剂量间歇性使用 PPI 对于预防 ESD 术后出血是足够经济且有效的。本研究结果为 PPI预防 ESD 术后出血提供了医学依据，对临床上减少 PPI 用量及其相关不良反应具有重要价值。

本章小结

　　药物流行病学是一门运用流行病学的原理与方法研究人群中药物的使用及其使用效果的应用科学。其主要研究内容包括药物不良反应监测、药物利用研究、药物有利作用研究、药物经济学以及生命质量评价。其最终目的是达到促进广大人群合理用药、降低用药风险、保障用药安全以及提高人群生命质量的目标，这是药物流行病学独特的作用，对促进临床药学的发展以及提升临床药学服务的质量发挥重要的作用。

　　流行病学常用的原始研究方法包括观察性研究和实验性研究。观察性研究包括描述性研究和分析性研究。描述性研究是药物上市后研究的起点，病例报告与病例系列主要用于药物不良反应的发现与挖掘，生态学研究和横断面研究也是常用的描述性研究方法。分析性研究用于筛选危险因素，检验描述性研究中提出的病因假说，主要包括病例对照研究和队列研究两种基本类型。实验性研究最常采用随机对照临床试验，试验设计遵循三个基本原则，即对研究对象进行随机化分组、设置对照组以及应用盲法。随机对照临床试验被公认为是评价干预措施的金标准。

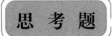

题库

一、选择题

A 型题（单选题）

1. 药物流行病学是将流行病的理论、知识、方法应用于（　　）

　　A. 研究药物在人群中的应用及效应

B. 观察药物不良反应

C. 观察药物的效应

D. 研究新药在人群中的应用及效应

2. 下列哪项不是药物流行病学的特点（　　）

A. 通过比较与对照的方法开展研究

B. 研究对象为个体而非群体

C. 研究药物在人群中的应用及效应的学科

D. 研究对象除患者外也包括健康人

3. 以下哪项不是药物流行病学的作用（　　）

A. 加强药品质量管理　　　　　　B. 促进合理用药

C. 保障药品的公平可及性　　　　D. 减少药物不良反应

4. 以下不属于药物流行病学研究内容的是（　　）

A. 药物警戒　　　　　　　　　　B. 风险管理

C. 药物代谢动力学　　　　　　　D. 有益药物效应的研究

5. 以下哪项不是药物警戒包含的工作（　　）

A. 报告不良反应

B. 对上市药品的不良事件进行早期监测

C. 发现药源性损害

D. 指导超说明书用药

6. 关于流行病学各种研究方法，下列说法错误的是（　　）

A. 随机临床试验可控制混杂

B. 病例对照研究是最具说服力的方法

C. 个例报道简单易行，可产生假设

D. 队列研究费用较大

7. 下列哪种研究方法不是观察性研究（　　）

A. 个例报道　　　　　　　　　　B. 病例组报告

C. 队列研究　　　　　　　　　　D. 随机临床试验

8. 关于前瞻性队列研究，下列说法错误的是（　　）

A. 随访观察一段时间而获得某健康结局的发生情况

B. 不存在违背伦理原则问题

C. 根据研究对象目前是否用药分组

D. 不常见的药物暴露或罕见、迟发的不良反应，需要经历很长时间才能获得结局资料

二、简答题

1. 药物流行病学的主要研究内容是什么？

2. 药物流行病学在临床药学中有哪些应用？

3. 病例对照研究和队列研究有何区别？

4. OR 和 RR 的结果如何解读？

5. 简述药物流行病学研究基本流程。

（张建萍）

PPT

第七章

药物经济学

药物经济学始于 20 世纪中后期，作为一门新兴的边缘学科，是健康经济学新的分支。医院管理中科学运用药物经济学，为医药资源的合理配置和高效利用提供依据，能在有限资源条件下最大限度地促进药物治疗的可获得性。临床药师需明确药物经济学的概念与方法，运用药物经济学研究与评价方法对临床治疗方案的投入与产出进行比较，制定安全、有效、经济、合理的药物治疗方案，促进临床合理用药。

第一节 概 述

微课

一、基本概念

药物经济学（pharmacoeconomics，PE）是指应用经济学的基本原理和方法，研究医药领域有关药物资源利用的经济问题和经济规律，研究如何提高药物资源的配置和利用效率，以有限的药物资源实现最大限度的健康效果改善的学科。药物资源有狭义和广义之分，狭义的药物资源是指在药品及其使用过程中所必须投入的医疗产品或服务（例如，注射器及注射服务等）等资源。广义的药物资源通常是指在药物研发、生产、流通、使用过程中所需投入的各种人力、物力、技术、资金和时间等资源。

广义的药物经济学，是对广义药物资源的配置和利用效率进行研究与评价，主要表现为对药物研发、生产、流通及使用全过程及各环节的投入与产出进行识别、计量与比较。狭义的药物经济学，则是对狭义药物资源的配置和利用效率进行研究与评价，主要表现为对临床药物使用过程中各种可供选择的治疗方案的投入与健康产出进行识别、计量和比较。在药物治疗活动中，药物经济学是研究和比较不同药物干预方案间或药物干预与其他干预方案的成本与结果，以促进合理用药的学科。

在临床药学实践中的药物经济学主要涉及其狭义范畴，泛指经济学在临床药物治疗评价上的应用，包括一切有关药物临床应用的经济学研究。

二、药物经济学的基本术语

（一）成本和结果

1. 药物经济学中的成本概念及其类型　药物经济学中的成本概念服从于公共领域经济评价中的成本概念，在此基础上，结合医药领域的特点，可以将其具体化为药物经济学研究中的成本（costs），是指在实施预防、治疗和诊断等干预项目所耗费的资源或所付出的代价，包括所消耗人、财、物、时间等资源及因实施干预方案而产生的恐惧、不安、痛苦、行动不便等。可分为直接成本、间接成本与无形成本。

（1）直接成本（direct costs）　包括直接医疗成本（direct medical costs）和直接非医疗成本（direct non‐medical costs）。直接医疗成本是由于医疗资源的消耗而产生的费用，如诊疗费、手术费、护理费、药费、检验费、住院费等。直接非医疗成本是由治疗直接引起的非医疗成本，主要包括交通费、营养费、家属照护的直接费用等。

（2）间接成本（indirect costs）　包括间接医疗成本（indirect medical costs）和间接非医疗成本（indirect non‐medical costs）。间接医疗成本是指不能直接计入，需要按一定方案进行分摊的医疗服务项目的成本。间接非医疗成本又称疾病自身成本，主要是指与疾病、残疾或者死亡相关的患者劳动力的损失，以及家属看护造成的收入损失等。

（3）无形成本（intangible costs）　亦称隐形成本，是指与疾病引起的或因治疗相关的心理上的成本，如疼痛、焦虑、不安、紧张、恐惧等难以用货币衡量的成本。无形成本在实际研究中难以测量，很少应用。

2. 药物经济学中的结果及其类型　在药物经济学中，结果（outcomes）即医疗卫生服务的产出。常用衡量产出的指标如下。

（1）效果（effectiveness）　是指特定的药物治疗方案的临床结果，以临床指标进行计量的结果，通常用非货币化的自然单位表示，如治愈率、好转率、症状消除率、生存率、挽救的生命数、发病率、死亡率、不良反应发生率、生理生化指标（如血压、血脂、血糖）等。

（2）效用（utility）　是指人们对于特定健康状态的期望或偏好程度，是人们对于医疗干预措施结果做出的主观的满意度判断。

（3）效益（benefit）　是指有利的或有益的结果的货币表现。具体而言，是指实施某一药物治疗或药物治疗相关的干预方案所获得的所有有利的或有益的结果，即用货币表示医疗卫生服务或药品治疗的有用效果。效益可分为直接效益、间接效益和无形效益。

三、药物经济学的作用和意义

人类的欲望和需求是无限的，而用来满足需求的物品和资源却是有限的，这种有限和无限的矛盾被经济学定义为稀缺性。稀缺性（scarcity）是指相对于人类欲望的无限性来说，再多的物品和资源也是不足的。稀缺性的客观存在，使得如何合理配置和有效利用有限的资源、提高资源配置和使用效率成为国家、组织、行业和个人所必须面对的问题。

药品是人类抵抗疾病、生存繁衍的重要物质资源。全社会资源的稀缺性决定了医药领域可用资源（药物资源）的有限性，因此客观上决定了优化配置、高效利用药物资源的必要性。药物经济学正是研究人们对生命和健康需求的无限性与药物资源的有限性来实现最大经济效益化的应用学科，广泛用于临床合理用药的指导、药品费用的控制及资源的合理分配、医院药事管理、药品研发、基本药物的遴选及制度制定、药品上市前后的评价、销售、注册及不良反应等诸多方面。它可以实现合理用药四个指标中的"经济"指标。从 20 世纪 90 年代末，全国各地不断探索药品集中采购模式，如何在降低药品价格同时保证药品质量确保疗效？2018 年底进行的 4＋7 城市（北京、天津、上海、重庆、沈阳、大连、厦门、广州、深圳、成都、西安 11 个城市）药品集中采购，是在通过一致性评价的仿制药和原研药中开展，旨在探讨一致性评价基础上进行集中采购药品的有效性和经济性，为药品集中采购提供参考。因此，药物经济学的有效应用对于制订合理的治疗方案、有效的临床治疗和药品定价起着至关重要的作用.

第二节　药物经济学研究的基本方法

一、药物经济学的研究设计

作为一门应用性学科，药物经济学需要根据不同的研究目的、疾病种类选择相应的设计方法及数据的收集与分析方法。研究设计中应坚持随机化原则，以保证实验中非处理因素的均衡一致。

（一）前瞻性研究

1. 平行研究　平行研究（parallel study）是将药物经济学、临床试验研究，通常平行进行，一般选择在药物临床试验的 Ⅱ 期或 Ⅲ 期进行，也可以在 Ⅳ 期临床试验中进行。由于借助药物临床试验中的随机对照盲（randomized controlled blind）设计，消除了受试者的分配偏倚，可信度高。值得注意的是，新药临床试验的主要目的是评价新药的安全性和有效性，因而临床试验严格规定患者的取舍标准、试验中常采用安慰剂作为对照组，可能额外增加检查化验次数从而增加治疗成本，而且研究常常在特定的医疗机构中展开，人为地提高治疗方案的依从性，药物疗效显著的病例样本数一般较小，这些特点降低了平行研究结论的有效性，较之少用于与已上市同类药物的比较与评价，研究结果转化为临床实践存在一定困难。因此，平行研究设计的应用范围受到一定限制。

2. 临床试验研究　药物经济学临床试验（clinical trials）专为药物经济学研究而设计，符合随机化原则和前瞻性特点，具有较高的外部效度。它要求将具有代表性的人群纳入研究对象，并且将研究方案与现实中所有的方案进行比较，研究组和对照组的患者按常规进行随访观察。因此，较之平行研究，该研究设计的结果更接近真实状况。

（二）回顾性研究

回顾性研究（retrospective study）是指对已有病例资料进行回顾性整理分析，研究设计的思路是通过收集过去某个时间段内所有满足条件的病例，进行分组，以使用研究用药的病例组为研究组，使用其他药物或者非药物治疗方案为对照组，进行比较研究。这种研究方法因为有关数据大多可直接获得，成本较低，研究时限较短，是目前我国临床医师及药师较常采用的药物经济学研究方法。回顾性研究需要注意尽可能控制病例选择及分配上的偏倚和准确测算药物治疗方案的间接成本。

（三）模型研究

模型研究（model study）是指使用计算机辅助的数学方法和统计学方法，以一定的医学或药学文献、临床试验资料或者专家意见为基础，对各个备选方案在特点时间内的预期结果以及变化过程进行定量描述和数学模拟。在药物经济学研究中，选择正确的模型是药物经济学研究的关键部分，会对研究的准确性和可行性产生重要影响。在药物经济学中常用的模型为决策树模型（decision tree model）、马尔可夫模型（Markov model）、蒙特卡洛模拟（Monte Carlo simulation）、离散事件模拟（discrete event simulation）、系统动力学模型（system dynamics model）等。其中较常用的是决策树模型、马尔可夫模型和蒙特卡洛模拟。

决策树模型在是药物经济学中最常用的模型，其适用于在短期疗效中的评价。主要根据药物在治疗阶段的不同治疗效果和成本来构建决策树，进而计算药物的最优成本 - 效果。其分析方法较为简单直观，能够在较短时间内对大量数据进行分析，结果可信度较高。但是决策树模型的缺点是整体模型较为单一，不适用于复杂的诊断和治疗方法。

马尔可夫模型是药物经济学最常用的模型之一，为一种分析随机过程的方法，其适用于评价治疗时间较长的长期成本和效益，通过循环计算得出最优结果，尤其适用于慢性疾病的研究。其原理是通过构造出一系列的健康状态，并模拟各状态在一定时间内的相互间的转移概率，结合每个健康状态上的健康效用值和资源消耗，进行多次循环计算，估计疾病的结果和费用（图7－1）。根据特定的状态转移概率矩阵，一个或多个假设的队列将被模拟从一个健康状态发展到另一个健康状态。随着时间的推移和病情的变化，每一个健康状态均与特定的临床结果和成本相关联，可以对研究时间框架内干预队列和非干预队列的成本和结果进行估计，即对患者在不同干预或治疗方案中的期望寿命、质量调整生命年、资源消耗进行比较，进行成本效果分析、成本效用分析或增量分析。

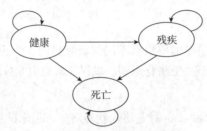

图7－1　某疾病的简化 Markov 模型

蒙特卡洛模拟是一种随机模拟方法，主要通过计算机进行模拟模型中各参数，然后通过模拟多次随机抽样试验，统计出某事件发生的百分比。

（四）混合研究

综合运用上述几种研究方法即为混合研究（mixed study）。药物经济学研究需要估算患者在接受药物治疗后长期的健康结果和资源消耗，需要利用已有的经济学资料、前瞻性研究的临床结果以及报告过的回顾性临床研究结果，并建立影响疾病发生和医疗费用产生的数学模型来进行模拟研究。混合研究的优点是可以利用多种研究设计来解决单一研究不能解决的问题；缺点是方法过于繁杂，在实践中不易应用。

二、药物经济学成本的测算

药物经济学中的成本包括整个治疗周期的资源消耗或所付代价，不限于药物本身的成本，还包括相关医疗产品和服务的成本。需要测算的部分包括医疗成本、直接非医疗成本、间接非医疗成本和无形成本。

（一）医疗成本的测算

1. 医疗成本的测算内容　医疗成本是指医疗服务提供方在预防、诊治或干预项目中提供的各项产品和服务所消耗的资源。其内容主要包括以下6大类。

（1）人力成本　医疗机构员工直接或间接为患者提供医疗服务所获取的报酬，包括工资、奖金以及各种福利和补贴等。

（2）公务成本　包括办公费、差旅费、公杂费等。

（3）药品及其他卫生材料成本　包括药品、X线材料、化学试剂、医用敷料的费用等。

（4）低值易耗品损耗成本　包括注射器、输液管、玻片的费用等。

（5）固定资产折旧成本　包括房产、仪器设备、办公及其他设施、家具、被服等各种固定资产的损耗。

（6）卫生业务成本　维持医疗机构业务开展所需的水、电、气的费用，设备维修和更新费用等。

2. 医疗成本的测算方法与步骤

（1）明确项目科室与非项目科室　即确定承担成本的对象。医院成本的最终表现形式通常是医疗项目成本，如挂号、手术、化验、放射线、输血、检查等项目的成本。医疗项目成本既与直接提供该项目的科室成本有关，也与间接为该项目提供服务的科室有关。通常把直接为患者提供医疗项目服务的科室称为项目科室；把间接为患者提供医疗服务的科室，即直接为项目科室提供服务的科室，如行政管理和后勤科室，称为非项目科室。

（2）明确分摊系数 非项目科室直接为项目科室提供服务，但是不同的项目科室对非项目科室所提供的服务的消耗量通常并不相同。因此，非项目科室的服务成本不能平均分摊到相关的项目科室，而应根据项目科室消耗的服务量的多少进行分摊，即需要确定分摊比例。分摊比例的确定遵循"收益原则"，即谁收益谁分摊，谁收益多谁多分摊。

（3）测算医疗项目服务成本 以医疗项目为成本测算对象，归集与分摊项目科室及其相关的非项目科室的费用，进而测算出医疗项目服务成本为项目法。采用项目法测算医疗项目成本，可以为制定医疗收费标准、调整医疗机构补偿机制、定点医院的选择以及有关政策的制定等提供可靠的依据。

因此，每例患者的治疗成本＝药品成本＋检查治疗项目成本×项目服务次数＋病房床位成本。如治疗过程中发生不良反应，则不良反应成本也按上述公式计算，并计入药物治疗成本。

（二）直接非医疗成本的测算

通过搜集实际发生的数量和单价资料测算患者为治疗疾病所花费的食宿费、营养费、交通费等。交通费和营养费按实际支出累计，家属照护的直接费用包括家属照护的交通费、住宿费等。若雇人照护，则雇人照护的费用也应计算。若患者接受治疗之前可做家务，而治疗期间需要雇人完成家务，则这笔费用也应计算在内。

（三）间接非医疗成本的测算

通常采用人力资本法（human resources approach，HRC）来进行间接非医疗成本的测量。人力资本法按照机会成本的原则测量，即通过衡量患者接受治疗的时间损失来进行测算。通常按患者接受治疗前的日均收入乘以治疗的天数计算，家属照护的时间损失，也按机会成本原则测量，即按家属正常工作时的日均收入乘以照护的天数。例如，假定居民的年平均工资为105850元，1年按365天计算，则居民的日收入为290元，患者住院10天，则其间接成本为10×290＝2900元。如果患者的实际工资高于年平均工资，依此法计算会导致成本偏低。

摩擦成本法也是常用的测量方法，其原理是在完全劳动力市场条件下，由于患者缺勤、休工需要聘请新的职工来代替，包括招募、培训后才能上岗，因此在这一段磨合时期中除生产损失外，还需要有培训上岗成本的投入，以此来估计患者病后对总生产成本造成损失的价值。

（四）无形成本的测算

目前国际上常采用意愿支付法测量无形成本。意愿支付法（willingness to pay，WTP）是指个体愿意为避免某一种情况的发生而自愿支付的最高金额。意愿支付的金额可以通过对人群或患者的问卷调查获得相关数据。

三、药物经济学分析方法

（一）药物经济学的评价方法

药物经济学研究的核心内容，就是评价各种药物治疗或非药物治疗方案的经济性。通常，成本指标采用货币单位表示，结果指标则因研究目的不同而采用效果、效用、效益等产出指标。目前最常用的药物经济学评价方法有四种，即成本效果分析（CEA）、成本效用分析（CUA）、成本效益分析（CBA）和最小成本分析（CMA）。其中最小成本分析为不完全分析，其余3种均为完全分析。

1. 成本效果分析（cost–effectivenessanalysis，CEA） 是以临床效果为产出指标，比较两个或多个可选择的药物治疗方案的成本和结果的经济学评价方法。

CEA是一种评估哪种治疗方案最具有效益的方法，旨在寻求达到某一临床治疗效果，成本相对最低的治疗方案，而成本效果比（C/E）恰好将二者巧妙地结合在一起。C/E的意义是不同治疗方案每达到一单位治疗效果所需要的成本，通常来说，C/E越小，方案的治疗效果、经济性越好，但这不是绝对的，存在一些特殊的情况。比如某些治疗方案的C/E相同或相近，或者某些治疗方案的疗效非常好，但是所需的成本也比较高时，单看C/E就显得片面，会对最终结果造成一定的偏差，此时需要一种新的评价标准——增量成本效果比（△C/△E）。

（1）效果指标 常用的效果指标主要分为中间指标（intermediate endpoints）和最终指标（final endpoints）。中间指标一般是指预防和临床治疗的短期效果指标，通常是血压、血脂、血糖、白细胞数量等生化检验指标。最终指标，是指反映干预方案的长期效果指标，例如，有效率、治愈率、生存率、死亡率、并发症发生率、生命延长年数等。如 5 年生存率通常作为肿瘤患者接受药物治疗后最终健康改善的评价指标。

（2）成本效果分析评价准则 主要有两种。

1）成本效果比（cost effectiveness ratio，CER） 在两个或两个以上备选方案中，通过计算每个备选方案的成本/效果比值或效果/成本比值，寻找经济性最佳的方案，即用单位临床效果所花费的成本或每一货币单位所产生的临床效果来评价经济性。CER 的意义在于表示要找出每改变单位临床效果，成本最小的方案，常用以下公式（7-1）表示：

$$CER = C/E \tag{7-1}$$

其中，C 表示方案的成本，E 表示方案的治疗效果指标。

2）增量成本效果比（incremental cost effectiveness ratio，ICER） 在某种药物治疗方案的基础上，采用另一种或更多种药物治疗方案所增加的成本和产生的额外效果进行的增量分析，其反映的是两种或两种以上备选方案之间效果差异的单位成本是否符合一定的外部判断性标准（阈值）用于考察所增加的成本是否满足一定经济性的要求，其计算公式（7-2）如下：

$$ICER = \Delta C/\Delta E \tag{7-2}$$

（3）成本效果分析的适用范围与局限性 成本效果分析适用于在两个或两个以上备选方案中必须选择其一的情况，而这种情况在医疗服务中非常常见。因此，成本效果分析成为最常用的药物经济学评价方法，适用范围非常广泛。

由于成本和效果的计量单位不同，无法判别单位成本应该达到的经济性的最低效果值（比较基准值），导致决策者对单一方案进行成本效果分析因缺乏比较基准值而不具有经济意义，不能判定单一方案的绝对意义上的经济性（即是否总产出大于总投入），只能在两个或两个以上的方案中比较，进而选择相对最优的方案。因此，成本效果分析仅适用于可获得同类临床效果并同时符合可比条件的两个或两个以上备选方案间的评价与比较，但不能在不同的疾病之间进行比较。

2. 成本效用分析（cost-utility analysis，CUA） 是指以效用值来评价结果的价值，比较两个或多个可选择药物治疗方案的成本和结果的经济学评价方法。

（1）效用指标 目前常用的健康效用指标包括质量调整生命年（quality adjusted life years，QALYs）和伤残调整生命年（disability adjusted life years，DALYs）。

质量调整生命年（QALYs）同时考虑患者的生命长短和生存质量，即患者相当于完全健康的人生存的时间数，该指标是生命数量和质量指标的结合。健康权重系数的确定则由人们对自己健康和生活质量的满意程度来判定。健康效用值是介于 0~1 之间的数值，即各种健康状况或失能情况下的权重系数。权重为 0 表示个体的健康状况接近死亡或者已死亡；为 1 时表示该个体已完全处于健康状态。权重系数越接近于 1，说明患者越健康；反之，则越不健康。通过健康效用值的调整，可以将疾病状态下的生命质量转化为相当于完全健康人的生命质量年数。例如，假设完全健康人对生命质量的效用评价为 1，而早期糖尿病患者对生命质量的效用评价为 0.8，那么，早期糖尿病患者生活 1 年的生命质量，相当于生活过 0.8 个完全健康人的生命质量年。

（2）成本效用分析与成本效果分析法的原理一致，两者均以货币单位衡量成本指标，也均以健康产出为结果指标。成本效用分析的结果指标对难以用货币衡量的生命质量内容进行量化，以质量调整生命年数或失能调整生命年为结果指标。

1）成本效用比（cost-utility ratio，CUR） 采用方案总成本/质量调整生命年数的评价准则在不同备选方案之间进行选择，与 CER 的含义类似，该比值的意义表示治疗方案使患者每获得一个质量调整生命年数成本的大小，即找出每改变 1 个 QALY，成本最小的方案。常用以下公式（7-3）表示：

$$CUR = C/U \tag{7-3}$$

鉴于效用，通常使用 QALYS（或类似指标，如 DALYs）来表示，因此 CUA 的常用表达方式为式 7 - 4，其内涵为获得每单位的 QALY 所耗费的成本：

$$CUR = C/QALYs \tag{7-4}$$

其中，C 表示成本，U 表示方案给患者带来的效用，即方案使患者获得的 QALYs。例如，假设有 A、B 两种方案可以治疗瘫痪患者，方案 A 可延长患者 5 年的期望寿命，该 5 年间患者的健康效用值为 0.8，需消耗 50000 元；方案 B 可延长患者 10 年的期望寿命，但该 10 年间患者的健康效用值为 0.2，需消耗 30000 元。方案 A、B 的质量调整生命年数分别为 $0.8 \times 5 = 4$ 和 $0.2 \times 10 = 2$，相应的成本效用比分别为 $50000/4 = 12500$ 和 $30000/2 = 15000$，因而方案 A 优于方案 B。

2）增量成本效用比（incremental cost utility ratio，ICUR）　在某种药物治疗方案的基础上，采用另一种或更多种的药物治疗方案所增加的成本和产生的额外效用进行增量分析，目的是评价获得两种或两种以上备选方案之间效用差异的单位成本是否符合一定的外部判断性标准（阈值）。该指标用于考察所增加的成本是否满足一定经济性的要求，表示一个治疗方案比另一个治疗方案多获得一个 QALY 所需增加的成本。两个方案之间的 ICUR 计算公式（7-5）如下：

$$ICUR = \Delta C/\Delta QALYs \tag{7-5}$$

（3）成本效用分析的适用范围及局限性　CUA 的适用范围包括：①某些以生命质量为重要衡量指标的疾病，如关节炎、失眠、阿尔茨海默病、帕金森病、终末期肾病等。②某种医疗方案延长了患者的生命却伴有严重副作用时，如癌症患者的治疗方案。

成本 - 效用分析中的成本与效用的计量指标和计量单位不同，因此无法通过对效用与成本的比较来判定单一方案绝对意义上的经济性，只能用于对多个方案（两个或两个以上）的经济性进行比较选择，可在不同疾病之间进行比较，通过计算将体现生命质量的内容指标量化，从而实现把生命质量调整年作为评价健康生命质量的评价标准。

3. 成本 - 效益分析（cost - benefit analysis，CBA）　是一种用于比较药物治疗方案所投入的成本和由该方案带来的产出效益的方法。效益和成本均用货币单位计量。

（1）效益的测量　直接效益表示的是节约的医疗卫生资源，例如减少的药品费用、诊断和检验费用、手术费用等。间接效益的测定需要对各种效果指标和效用指标进行货币化，如生产力、发病率、患病率、治愈率、生命质量调整年等。无形效益需要把患者痛苦的减轻、悲伤的减轻或消失等精神收益货币化，通常在研究时不予考虑。

目前，最常用的效益测量方法为人力资本法（human capital approach，HCA）和意愿支付法（willingness to pay，WTP）。人力资本法用市场工资率来货币化患者健康时间的获得，并用患者增加的未来工资收益的现值来评价一个健康项目的效益。意愿支付法是一种用来评价对某商品偏好的强度（strength of preference）或者某商品价值的工具。它以患者的健康效用为基础，通过问卷测量患者的偏好，获得患者对健康改善价值的意愿支付值，体现健康状况改善，如生命的延长、劳动能力的恢复、身体痛苦的减轻以及精神状态的改善等。

（2）成本 - 效益分析评价准则

1）净效益（net benefit，NB）　是指某方案带来的贴现后的社会总效益与贴现后的社会总成本之间的差值，计算公式（7-6）如下：

$$NB = B - C = \sum_{t=0}^{n} b_t (1+i)^{-t} - \sum_{t=0}^{n} c_t (1+i)^{-t} = \sum_{t=0}^{n} (b_t - c_t)(1+i)^{-t} \tag{7-6}$$

其中，NB 为净效益；b_t 为第 t 年末发生的收益；C_t 为第 t 年末发生的成本；n 为方案实施的年限；i 为基准贴现率。

如果净效益大于 0，表示方案的效益大于成本，说明该方案具有经济性；反之，则该方案不具有经济性。在某些方案进行评价的时候，会设定一个项目最小净收益标准，只有超过这个最小净收益标准的方案才是可行的，否则应当放弃。在评价多个备选方案时，在资源有限的条件下，净效益越大的方案可以带来更多的社会财富增加，净效益最大的方案是最优的。

2）效益成本比效益成本比（benefit cost ratio） 是指某方案带来的贴现后的社会总效益和贴现后的社会总成本之间的比值。效益成本比值一般表示为 B/C，表示每投入单位成本所能获得收益的大小，相当于投资回报率。比较 B/C 是为了评价有限资源的条件下，哪个方案可以带来最大的社会效益。B/C 的计算公式（7-7）如下：

$$B/C = \frac{\sum_{t=0}^{n} b_t (1+i)^{-t}}{\sum_{t=0}^{n} C_t (1+i)^{-t}} \tag{7-7}$$

其中，b_t 为第 t 年末发生的收益，C_t 为第 t 年末发生的成本，n 为方案实施的年限，i 为基准贴现率。当 $B/C > 1$ 时，表示该方案带来的社会效益大于社会成本，方案可行；当 $B/C < 1$ 时，表示该方案带来的社会效益小于社会成本，方案不可行。在进行成本效益评价时，常设定一个最小收益成本比率，只有效益成本比超过这个比率的方案才是可行的，否则应当放弃。在评价多个备选方案时，方案的效益成本比越大带来的回报率越大。效益成本比最大的方案是最优的。

（3）成本效益分析的适用范围及局限性 成本效益分析不仅可以对治疗结果相似的方案进行比较，也可以对治疗结果不同或者不相关的方案进行比较。成本效益分析不仅可以用于多个治疗方案的评价和选优，而且也可以用于单个治疗方案的经济性评价。

此外，由于成本和效益都以货币单位进行测量，因此成本效益分析还可以用于医疗卫生项目与其他领域项目的比较。但是在货币化的健康状况、生命价值、减少的痛苦等方面，就难以使用这种分析方法。例如，患者对药物治疗结果的满意度，就较难用货币形式去确定。另外还存在一个复杂难解的伦理道德问题，例如成本效益分析法要求将挽救一个患者的生命或降低单位死亡率等价为一定量的货币，很多人难以接受这种等价方式。这都在一定程度上限制了成本效益分析方法的广泛使用。

4. 最小成本分析（cost-minimization analysis，CMA） 是指在结果（有效性和安全性）没有差别的情况下，比较两个或两个以上药物治疗方案在成本上的差异，以成本最小的方案为最优方案。

使用 CMA 方法时，需要同时满足以下几点要求：①治疗方案的数量为两种或两种以上；②治疗方案针对同一种疾病；③治疗效果、不良反应、安全性等指标的差异可以忽略不计或者几乎没有差异。若同时满足以上 3 点要求，在疗效相等或者相近的情况下，总成本便是唯一的评价标准，总成本最小的治疗方案为最佳方案。最小成本分析只适合两种或两种以上治疗方案结果相同的情况，通常用于比较已知能产生相同临床效果的等效药物之间的成本差异，或比较不同剂型的同类药物的成本差异。

（二）药物经济学评价中不确定性分析

药物经济学分析和临床试验中，试验资料存在的不确定性以及参数的变动，都会对评价结果有所影响，造成分析中的不确定性。

1. 敏感性分析（sensitivity analysis） 是指通过分析各个药物治疗方案中的主要参数发生变化时对经济性结果评价指标的影响，从而识别敏感性因素，并以定量的形式确定其影响程度。

2. 损益平衡分析（break-even analysis） 是指某药物治疗方案的各种投入或产出参数发生变化，达到损益平衡点（break-even point）时每个参数的临界值，当参数高于或低于这个临界值时，就会推翻原来的研究结论。

3. 概率分析（probability analysis） 是指运用统计学和概率论中的置信区间来表示药物治疗方案经济性效果参数的变动范围，在全距范围内进行敏感度分析，根据置信区间的变动范围判断不确定性因素的敏感度。

1. 如何科学、正确地识别成本？评价角度不同对成本识别有何影响？怎样把握成本与收益的辩证关系？
2. 在药物经济学评价中，对效果指标的识别要求有哪些要求？

第三节　药物经济学在临床药学中的应用

一、在临床药学实践中的应用

（一）参与临床用药决策，促进临床合理用药

临床药师可以利用药学专业技术优势，应用药物经济学研究方法，参与临床用药决策，为患者选择成本低而效果好的药品，制定最佳给药方案，优化药物治疗效果；为患者和国家节约医药费用，促进临床合理用药。药物经济学对于制订合理、有效的治疗方案中具体内容为：医生在用药过程中要对症下效，保证临床效果明显；所使用药物的价格要符合患者的经济状况以及后续市场的供应，保证患者能够买到；患者在治疗的过程中，医生要详细告知患者药物的使用方法、用药次数以及用药剂量等，使患者对治疗所用药物明确。

1. 不同剂型的药物在药物治疗中的经济学评价　对于同一种疾病，有时会根据患者自身状况采用不同的剂型与不同的给药途径，其生物利用度往往也会存在较大差异。药物经济学在考虑治疗效果的基础上同时将治疗成本作为考量指标来优选出最佳治疗方案。例如，探讨同一给药途径不同剂型克霉唑治疗外阴阴道念珠菌病的药物经济学评价。运用成本 – 效果分析方法对克霉唑阴道膨胀栓和克霉唑阴道片治疗外阴阴道念珠菌病的治愈率、复发率、不良反应以及成本进行了分析，结果得出在治疗外阴阴道念珠菌病中，克霉唑阴道膨胀栓的效果优于克霉唑阴道片，且克霉唑阴道膨胀栓更具经济学优势。

2. 不同厂家的药物在同一治疗方案中的经济学评价　不同厂家的药物价格存在一定差异，尤其是国产和进口的药物价格可能差异较大，其成本 – 效果比可能会产生很大的差异。例如，某院对国产和进口培美曲塞分别联合卡铂方案对非小细胞肺癌的疗效和经济学进行了评价，国产培美曲塞价格明显低于进口价格，在住院总费用上具有一定优势，但进口培美曲塞临床治愈率高，平均治疗成本和增量成本低，不良反应发生率小，因而更具药物经济学优势。

3. 不同治疗方案药物治疗同一疾病的药物经济学评价　运用药物经济学原理对同一疾病的不同给药方案的成本 – 效果进行分析，筛选出成本低、效果好的治疗方案，降低患者的经济负担，也能缓解医保的压力。例如，对 A 组（木丹颗粒联合硫辛酸注射液）与 B 组（前列地尔注射液联合硫辛酸注射液、甲钴胺片）两种治疗方案治疗糖尿病周围神经病变进行了药物经济学评价，A、B 两组的治疗有效率分别为74.14%、79.82%，差异无统计学意义；两组的治疗成本分别为 4387.54 元和 5854.52 元，差异有统计学意义，因而 A 组的治疗方案更具经济学优势。

4. 同类药物不同品种治疗同一种疾病的药物经济学评价　在临床治疗过程中，对同一类药物选择不同品种，在获得相同治疗效果的同时，费用可能存在较大差异。例如，对 4 种质子泵抑制剂治疗消化性溃疡性引起的出血进行了成本 – 效果分析，在获得相同治疗效果情况下，泮托拉唑组的成本费用（9485.80 元）明显低于奥美拉唑组、兰索拉唑组、埃索美拉唑组的成本费用（分别为 12023.10 元、10813.50 元、13345.20 元），因此泮托拉唑类质子泵抑制剂治疗消化性溃疡性出血治疗效果佳，更具经济学优势。

（二）开展药物治疗的经济学评价和分析，制定临床药物治疗规范

通过比较不同药物治疗方案的成本和收益，揭示特定疾病、特定人群的最佳药物治疗方案，为临床诊疗决策提供依据，提出专业的诊疗方案。

（三）用于药物利用研究

药物经济学不仅从医疗角度评价药物防病、治病的效果，还从社会、经济等方面评价其合理性；通过对医院用药现状进行调查，对用药趋势进行分析和预测，为药品使用的管理决策提供信息。

（四）用于医院药品目录或处方集的制订

利用药物经济学研究结果，将疗效好、安全性好、价格适宜的药品遴选进医院基本用药目录，使药品费用控制在适宜的范围内。

（五）用于临床药学服务质量评价

药物经济学评价是一项基本的临床药学服务项目，也是临床药师的工作职责。药物经济学可以评价药学服务的相对经济效果，使临床药师紧紧围绕合理用药开展药学服务工作，如开展个体化给药方案设计、治疗药物监测与药物基因组学检测，对临床用药进行干预，提高药物疗效，减少不良反应，减少药品及相关费用，使药物治疗方案获得良好的成本效果比。药物经济学的研究结果可为遴选医疗保障用药目录提供依据。研究者可以以医疗保障用药目录内的同类药品为对照，对拟进入用药目录的药品进行药物经济学比较评价，如果该药比目录内的药物更具药物经济学优势，可考虑将其纳入用药目录。

临床药师开展临床药学工作时不仅要考虑药物治疗的安全性和有效性，同时也要考虑其经济性，帮助患者节约医疗费用，促进合理用药；同时严格控制收支，为国家节约医疗卫生资源，提高医保资金使用效率。

二、在新药研发中的应用

新药的研发具有投资大、风险高、周期长等特点，是一项高投资、低回报的项目。药物经济学主要用于新药申报、临床试验设计和研发决策方面。

在新药开发的过程中，使用药物经济学评价方法对亏损成本进行分析，能有效减少研发成本，提高研发资源的使用效率。

三、在国家医药卫生政策制订中的应用

通过药物经济学研究，为医药卫生管理部门合理分配卫生资源、优化资源配置、制定有关卫生政策提供决策依据。

（一）遴选国家基本药物，促进基本药物合理使用

制定和推广国家基本药物制度的目的是要使有限的医药卫生资源获得最大、最合理的全民健康收益。因此，药物经济学与国家基本药物制度有着密切的联系，有关部门可根据药物经济学研究结果对纳入遴选范围内的药品进行评价，提出遴选意见，形成备选目录。

临床药师熟悉基本药物的各种特性，具备药物经济学等专业知识，可在临床药物治疗的过程中运用药物经济学研究结果，帮助医师合理选择经济性较好的基本药物，节约药费。

（二）遴选《基本医疗保险药品目录》，控制医疗保障药品费用

药物经济学在药品医疗保险准入和支付标准的确定等医疗保险决策中体现了很高的应用价值。药品的安全性、有效性、经济性是药品进入《基本医疗保险药品目录》的关键，而基于药物经济学的客观研究，可以将临床专家推荐药品进入目录过程中所忽略的经济性因素进行弥补，平衡三者之间的关系，使决策更加科学准确。

知识链接

对培门冬酶注射液的药物经济学评价

根据流行病学的概念，罕见病的患病人数比常见患者数少。孤儿药品是针对罕见病治疗而研发的创新药品，包括上市后延伸对罕见病治疗指征的药品，其研发费用庞大、患者数稀缺，治疗费用相对高，对药品预算有较大影响。

英国卫生与保健研究院（The National Institute for Health and Care Excellence，NICE）是为英国国家医疗卫生系统提供改进健康和社会保健意见的独立研究机构，该机构对申请进入英国国家医疗系统的药品，包括孤儿药，进行相关的药物经济评价与提供推荐意见。该案例简要介绍来自于该机构的公开信息。

培门冬酶注射液（Pegaspargase）是用于治疗急性淋巴细胞白血病的药品。经过 NICE 专家委员会（appraisal committee）的评议，该药品被推荐为新诊断的急性淋巴细胞白血病但还没有进行治疗的儿童、青少年及成年患者，作为治疗该病的抗肿瘤药物联合用药的选择之一，NICE 的评审提出了有关该药的价格建议。

NICE 对 Pegaspargase 的评审有以下几方面的资料。包括目前在英国对急性淋巴细胞白血病的临床治疗手段，特别是针对比较新诊断但是尚未开始治疗的患者和曾经接受治疗患者的情况，参加相关临床研究的患者对该药的治疗体会，相关临床研究的疗效及安全性和临床研究结果的外推可能性；对药物经济的分析涉及应用卫生经济决策模型（acombination of decision - tree and Markov）进行成本 - 效果分析，包括模型的资料来源、模型的结构、在不同情况下的治疗结果以及敏感性分析；对该药的评审还考虑到了创新性。以上说明 NICE 对该药的药物经济学分析要求还是非常全面的。究其主要原因之一，急性淋巴细胞白血病属于罕见病范围，多发于儿童，死亡率高，但在此药之前已有治疗该病的药品，包括化疗、放疗、生物技术、免疫治疗以及细胞置换等。所以，NICE 在审评的要求基本上是类似于与非孤儿药的要求，包括对增量成本效果比（incremental cost effectiveness ratio，ICER）的分析。

本章小结

药物经济学即应用经济学等相关学科的知识，研究医药领域有关药物资源利用的经济问题和经济规律，研究如何提高药物资源的配置和利用效率，以有限的药物资源实现健康状况的最大程度改善的科学。它以提高药物资源的配置和利用效率，最大限度的发挥药物资源的效用，用有限的药物资源实现健康水平的最大程度改善和提高为研究内容与目的。

在临床药物治疗实践中采用成本效果分析（CEA）、成本效用分析（CUA）、成本效益分析（CBA）和最小成本分析（CMA）进行经济学评价，并为合理用药提供依据；为药物研究开发及新药审批提供依据；为基本药物及医保药物的选择提供依据；也为医疗决策及制定药品政策提供依据，保障人民健康。

练 习 题

题库

一、选择题

A 型题（单选题）

1. 药物经济学是一门为医药及其相关决策提供（　　）参考依据的应用性学科。

A. 安全性　　　　　　　　B. 有效性

C. 稀缺性　　　　　　　　D. 经济学

2. 广义概念上的药物经济学是指（　　）

　　A. 对指定范围的药物资源的配置和利用效率进行研究与评价

　　B. 对药物研究开发、生产、流通、使用全过程及各环节的成本与收益进行识别、计量和比较

　　C. 对药品使用环节各种备选方案的成本与收益进行识别、计量和比较

　　D. 对药品流通环节中成本与收益的计量、比较

3. 最小成本分析法指的是当收益相同或相当的情况下，成本－收益分析可只比较备选方案的（　　）

　　A. 成本/收益　　　　　　B. 成本

　　C. 收益/成本　　　　　　D. 收益

4. 在药物经济学评价中，下列哪种方法具有内生的判定方案经济性的"金标准"（　　）

　　A. 成本效用分析　　　　　B. 成本效果分析

　　C. 最小成本法　　　　　　D. 成本效益分析

5. 用生命质量效用值作为权重调整的生存年数为（　　）

　　A. 伤残调整生命年　　　　B. 健康当量年

　　C. 质量调整生命年　　　　D. 挽救年轻生命当量

二、思考题

1. 医院成本的测算内容具体包括哪几类？

2. 如何进行效果的测算？

3. 在药物经济学评价中，应用效用概念反映收益的指标是质量调整生命年和伤残调整生命年，请简述这两个指标的意义？

（冯碧敏）

PPT

第八章

循证药学

学习导引

知识要求

1. **掌握** 循证药学的基本概念。
2. **熟悉** 实践循证药学的步骤和方法。
3. **了解** 循证药学在临床药学中的应用价值。

能力要求

1. 通过案例体会并掌握循证药学的工作思路。
2. 学习应用循证药学的方法,解决临床药物治疗问题。

素质要求 初步树立循证理念,并认识到循证药学在临床药学实践中的重要性;了解药学信息学、医学统计、临床流行病学及医学文献检索在循证药学有效实施中的基础作用。

　　基于传统医学的局限性,建立在最佳研究证据基础之上,结合专家的经验和专业技能,充分考虑患者的价值观和利益而做出合理医疗决策的循证医学兴起,伴随着临床药学发展,要求临床药师能运用当前最佳证据指导临床实践,做出科学合理的用药决策的循证药学方法应运而生。

第一节　概　述

微课

课堂互动

1. 为什么要实施循证药学的工作理念?
2. 循证药学可以为临床药师的工作实践提供什么样的帮助?

一、基本概念

(一)循证医学的产生和内涵

　　20世纪中叶以来,随着社会的发展、人们生活方式的转变和医学的进步,人类疾病谱也发生了变化,与心理和社会因素有关的疾病如肿瘤、心脑血管疾病等显著增加,不仅使生物医学模式转向生物 – 心理 – 社会医学模式,也使疾病控制行业面临新的挑战;另外,随着制药行业的迅速发展,新的药物不断涌现,为疾病控制带来了新的机遇,但同时也给临床的医疗决策和用药带来了挑战;且许多疾病需要长期治疗和控制,造成医疗费用重负;随着大规模随机对照试验(randomized controlled trial, RCT)研究以及能为临床提供最具说服力证据的系统评价与 Meta 分析等科研方法不断兴起、信息与网络技术的迅速发展等；使人们发现了传统的经验医学存在诸多局限，由此促进了医学模式的转变，产生了在医疗实践中有证可循的循证医学（evidence – based medicine，EBM）。

1992 年，英国国家卫生服务部资助成立了 Cochrane 中心，内科医生和流行病学家 Archie Cochrane 提出了 EBM。1996 年，国际著名内科学家 David Sackett 教授将 EBM 定义为"慎重、准确和明智地应用所获得的最佳证据来确定患者的治疗措施"。循证医学不同于以经验医学为主的传统医学，它强调任何医疗决策应建立在最佳科学研究证据基础上。

EBM 的目的是利用来自医学领域的精心设计并进行研究的证据来优化决策，是不断寻求最佳科学证据，进行最佳医疗决策，是科学的哲学认识论和实践观在医学实践中的体现。所以，EBM 的核心思想是谨慎地、明确地、明智地应用当代最佳证据（资料），对个体患者医疗做出决策。EBM 倡导的是寻找现有的最佳研究证据，以科学的态度，分析、运用证据，充分发挥临床医师个人的专业技能和临床经验，认真考虑患者的价值和愿望，慎重地进行医疗决策，充分体现了对现代医学的科学性、先进性、系统性要求。

知识链接

循证医学促使临床医学研究和实践发生了巨大转变，堪称是 20 世纪医学发展的一场深刻革命，被视为 21 世纪世界各国提高医疗卫生服务质量和效率，以及控制医疗卫生费用攀升的重要途径。EBM 是近十年来在医疗卫生领域应用非常广泛的一门方法学科，它的理念已从最初的临床医学扩大到临床药学、卫生政策和医疗保险、卫生经济学、医学教育、心理学等领域，EBM 已成为医学、药学、护理等卫生学科教育和日常临床实践的基石。

1996 年 8 月起，中国华西医科大学附属第一医院李幼平教授领导创办了原卫生部中国循证医学中心、Chinese Cochrane Center、教育部循证医学网上合作研究中心和中国循证医学杂志，ht-tps：//baike. baidu. com/item/中国循证医学中心。

（二）循证药学的产生

在临床药学实践中，临床药师会面临许多复杂的临床治疗问题，如针对同一疾病的不同作用机制的治疗药物以及同一药物不同剂型或厂家的甄别等，需要药师运用循证思维去筛选出适合特定患者的最佳临床治疗药物和用药方案；同时，随新药的不断出现和老药的新适应证不断增加，各种相关药物信息的大量涌现，如何制定临床药物的治疗决策成为临床药师必须面对的巨大挑战。

20 世纪 80 年代以前，临床药物治疗方案的选择和治疗效果的评价主要以临床医师的经验为基础，临床药师也只是以零散的药物临床研究资料、药物动力学研究资料等为依据，凭经验并借助治疗药物监测等结果参与临床治疗药物的选用。这种传统的药物治疗对患者预后、治疗有效性的评价是建立在非系统观察的临床经验或研究基础上。到 20 世纪 90 年代，随着临床药学和 EBM 的发展，循证药学也应运而生。1992 年，加拿大 McMaster 大学 EBM 工作组正式在《美国医学会杂志》（*The Journal of the American Medical Association*，JAMA）上发表文章，首次提出了循证药学的概念；1997 年，英国皇家药学会提出了促进药学中的循证实践，为药学服务开辟了新纪元；1998 年，加拿大学者 MahyarEtminan 等发表《循证药物治疗学：基本概念和临床应用》，首次展现了临床药师运用 EBM 理论和方法，指导药学实践的经典案例。2000 年 1 月，英国医药出版社出版了第一本循证药学专著；2001 年，英国 Cochrane 中心 Wiffen 教授等在其循证药学《*Evidence – based Pharmacy*》书中提出"循证临床药学"，并定义为"慎重、准确和明智地应用所获得的最佳证据运用于患者的治疗决策"，同时，药师必须考虑患者的自身情况、价值观和所处环境；2001 年，我国四川大学华西药学院蒋学华教授发表的《临床药学实践中的循证药学》，在中国首次提出了循证药学的概念，要求临床药师运用循证药学的原则与方法，广泛、系统地搜集有效的文献，将药物的临床疗效进行正确评价，运用正确的评价指南，筛选最有效且可行的应用文献用于指导临床药学实践。

（三）循证药学内涵

循证药学（evidencebasedpharmacy，EBP）是 EBM 在药学领域的延伸，指药师在药学实践中，运用循证的理念和方法，系统检索并严格评价各类药学研究结果，以获得详细、明确的当前最佳药学证据，评估其在制订方案中的作用，结合临床经验，参考患者意愿，适宜地应用于药学服务而解决问题的过程。EBP 的应用过程就是临床药师搜集、评价科研证据（文献），评估其在确定临床治疗方案中的作用，并以此做出临床药物治疗决策，同时监测和评价患者用药效果，促进合理用药。广义的 EBP 就是运用循证医学的方法学解决药学各领域的实际问题，包括药物研发、生产、配送、储存、使用、管理及药学教育和科研等过程中的问题、干预效果和持续改进。

EBP 与 EBM 应该说是一脉相承的科学体系，两者共同构成了现代临床药物治疗学的基础。EBM 提倡的是一种新的研究思路和思维方式，给临床、科研和实践带来了新的活力。EBM 应该是一门方法学、教育学，而 EBP 在特定的发展范围内与医学科研实践相交叉，有其自身的药学背景和理论基础，可充分显示其实用性的特点。

（四）EBP 的特点

1. 证据的来源 EBP 是个人经验和外部最佳证据的结合，强调证据尤其是证据的可靠性。

2. 对研究方法的要求 EBP 要求提供证据的临床研究，一定要符合临床科研方法学的原则，用科学的研究方法尽可能将多种偏倚控制在最小范围内，保证研究结果的可靠性和可信性。

3. 对样本量的要求 EBP 要求具有统计学意义的大样本。

4. 结果评价的指标 EBP 以结局终点重点指标为主要观察指标。

二、循证药学研究内容

临床药学作为一门综合性的应用技术学科，实践领域相当广泛。在卫生医疗服务中，临床药师的临床药学实践可为患者提供合理用药和药学服务，发挥至关重要的作用。合理用药要求对患者实施"在适当的时间内，以最低的成本，以符合其个人需要的剂量，接受适合其临床需要的药物"。药学服务包括处方调剂、提供药学信息、用药咨询、治疗药物监测、静脉用药配置、药物评估、药品不良反应监测、超说明书用药、参与临床治疗团队等。药学服务工作重点在于：识别潜在和实际的药物相关问题，解决实际的用药相关问题，预防用药产生相关问题。但最终的理念和目标是"负责任地提供药物治疗，以达到提高患者生活质量的明确结果"。因此，患者用药的有效性、安全性、经济性和合理性都与临床药师息息相关。

而 EBP 是临床医学和临床药学实践的一种必然趋势，是组成临床药学学科体系的一门应用学科，为药物的临床应用发展带来了新思路。因此，EBP 的思想，贯穿临床药师的各个工作环节，是临床药学学科的重要方法之一，有助于临床药师有效地开展临床药学实践。

目前，EBP 研究的内容主要包括以下八个方面。

1. 药物有效性 主要涉及临床用药方案的制订，侧重于用药的有效性。

2. 用药安全性 主要考察药物不良反应以及对不良反应的综合性研究判断，侧重于用药的安全性。

3. 药物信息收集 主要指对单个药物的药物特性收集。

4. 药物经济学 主要指为用药决策提供依据，使患者以较小的经济负担得到最佳的治疗效果。

5. 药物再评价 主要指已用于临床的药物，获得大量的多中心临床应用证据。

6. 新药准入 为决定某一药品在医疗机构的首次使用提供证据。

7. 药房管理 根据重复的事务必有其规律的原理找寻其内在规律，从而制订解决方案和措施。

8. 理论探讨 主要指对 EBP 的重要性和可行性的研究，也包括对 EBP 未来走向的展望。

三、循证药学的作用

传统临床药师的药学实践主要依赖于临床药师的知识与经验，而 EBP 实践对临床药师的知识和技能提出了更高的要求，如果临床药师不掌握循证医学所提供的科学原则、方法及科学与可靠的证据，就无法适应新医学模式的要求。

世界卫生组织国际药学联合会（International Pharmaceutical Federation，FIP）于 2006 年提出运用循证方法满足新的"以患者为中心"的药学实践。一项美国的调查显示：循证知识能够提升药师的药学服务效果、规范卫生保健的实践质量、减少卫生费用。临床药师可按照 EBP 的基本理念与要求，在临床药学实践中通过收集、评价科研证据（文献），评估证据在临床实践中的作用，并以此解决临床用药问题，做出临床药物治疗决策。因此，EBP 有助于临床药师深入临床参与治疗，使得临床药学不再局限于药品处方调剂、治疗药物监测，而是真正在临床实践中发挥作用，有助于科学的药学服务系统的建立等等。EBP 是现代药学实践中产生的新兴概念，提供了一个较经验药学更为合适的方法学，可以实现高质量和更有效的药学服务，是推进合理用药实现的重要途径。

建立循证实践对临床药师的治疗药物决策和药学服务的有效性具有重要意义。药师应该重视严肃而又细致的循证思想及理念，不断提高对循证知识的认识和理解，并积极参与能提高药学服务质量的循证药学的专业实践，不断提高药物治疗的效果，降低卫生成本。因此，EBP 的系统学习和培训，对药师提升临床药学实践质量，以及以临床药师为职业方向的药学学生的职业前准备十分重要。国外多所高校的药学专业已设置了循证药学课程，EBP 课程可提高本科生对循证基本知识及相关数据库的掌握、提高系统评价阅读和撰写能力。临床药师也应该接受能有效提供高质量的药学服务的 EBP 的专门培训和掌握相关的技术和方法，真正地成为多学科临床团队的一员。

微课

第二节 循证药学研究的基本方法

一、实践循证药学的基本条件

（一）EBP 的核心是高质量的证据

高质量的随机对照实验结论和高质量的系统评价结果，是 EBP 最高级别的证据。

（二）EBP 的保障是临床药师的专业技能与经验

提倡临床药师的经验与得到的最佳临床用药证据相结合，为患者制定最佳的临床给药方案。

（三）充分考虑患者的意愿

只有在药物治疗过程中与患者良好的沟通和交流，才能获得患者的高度依从性，确保药治疗方案的顺利实施，使患者获得最佳的治疗效果。

二、循证药学实施的两个基本过程

1. 寻证 即获取有价值的药学信息，全面、系统、客观、没有偏倚地检索有关文献资料，并用严格的标准和科学的方法做出评价，剔除错误内容，获得真实、可靠、适用的证据。

2. 应用 即服务于临床药物治疗，所得证据能够适当、准确的应用于临床实践。

三、实践循证药学的步骤和方法

EBP 的本质内涵一个在"证"，一个在"循"。证，即证据；循，即遵循。其核心内容和基本精神是如何寻找证据，分析证据和运用证据，以做出科学合理的用药决策。证据是围绕药物运用方法开展的临床药学研究结果，是循证的基石，收集与评价是求证阶段，临床用药实践则是用证的过程。这就要求临床药师能够正确地查证和用证，并在寻找合适的证据方面有一定的专业知识和技能。

EBP 的实施步骤通常包括以下的五个（5A）步骤。

（一）提出临床问题

根据诊断和治疗等临床要求，确定一个需要回答、解决的临床药物治疗问题。

（二）获取最佳证据

系统全面地寻找并收集能回答上述问题的相关文献和证据。

1. 证据分类和分级

（1）证据分类　循证研究证据根据研究方法不同，可分为原始临床研究证据和二次临床研究证据两类。原始临床研究证据是对直接在患者中进行的药物试验研究所获得的第一手数据，进行统计学处理、分析、总结后得出的结论，主要包括随机对照试验、真实世界研究、交叉试验、前后对照试验、队列研究、病例－对照研究、横断面调查设计、非随机同期对照试验、叙述性研究等；二次临床研究证据，是尽可能全面地收集某一问题的全部原始研究证据，进行严格评价、整合处理、分析总结后所得出的综合结论，是对多个原始研究证据再加工后得到的更高层次的证据，包括系统评价/Meta 分析、临床实践指南、临床决策分析、卫生经济学分析等。高质量的随机对照实验结论或高质量的系统评价结果，是 EBP 最高级别的证据（金标准）。

其中，系统评价（systematic review，SR）也称系统综述，是循证医学中评价文献的方法，是通过文献的科学研究总结有关某一主题的最佳可用证据。SR 有一个精心设计的方案，其中包括重点的研究问题、特定的搜索策略、如何识别和选择研究、纳入和排除标准、从每篇文章中提取的数据类型以及如何综合数据。SR 指针对某一具体临床问题（如疾病的病因、诊断、治疗、预后）系统全面地收集全世界所有已发表或未发表的临床研究，采用临床流行病学严格评价文献的原则与方法，筛选出符合质量标准的文献，进行定量或定性评价，去伪存真，得出综合可靠的结论。同时，随着新的临床研究结果的出现进行及时的更新。系统评价可减少偏倚的影响，对解决特定临床问题的所有相关研究进行汇总，严格评估和综合，提高了研究结果的可靠性和准确性，是临床证据的最高级别。因此，SR 是一种严格综合评价文献的临床研究方法，可以说是一种科学研究，是综合临床决策的最佳证据。

（2）证据分级　是指根据临床流行病学原则和方法以及有关质量评价的标准，评价证据的真实可靠性及其临床应用价值。目前已有多种评价体系。如 1979 年，加拿大"CTFPHE 分级标准"；2001 年，牛津循证医学中心制定的"证据水平评价标准"；2004 年推荐、评估、发展和评价分级工作组（GRADE）将证据质量分为高、中、低、极低 4 个级别。

2. 证据来源和检索

（1）证据来源　按照获得的临床研究证据的来源不同，分为原始研究证据来源和二次研究证据来源；按证据的传播方式不同分为数据库资源、临床实践指南、结构性文摘及摘要、在研和未发表的临床试验、杂志期刊等。

（2）证据检索

1）分解临床问题　分析和整理临床实践中的问题时，可按照国际上常用的 PICOS 原则。

P：（patient，population，problem，患者或问题）指面对的是什么样的患者人群、什么临床问题。

I：（intervention，干预）是指要评价的干预措施、治疗药物等。

C：（comparison - if relevant，比较 - 如果相关）是指与干预措施相比较的对照组治疗方案。

O：（outcome，结局）是指干预措施的诊疗效果。

S：（study）是指研究设计方案。

案例解析

【实例】加巴喷丁对神经病理性疼痛有效吗？

【解析】

　　P：神经病理性疼痛患者。

　　I：使用加巴喷丁。

　　C：不使用加巴喷丁。

　　O：患者神经病理性疼痛有无改善或改善程度以及不良反应情况等。

　　S：RCT 研究。

　　如何寻找关于该问题的最佳证据是解决该临床问题的基础和前提，关键要查准、查全相关文献，这个过程包括制定检索策略、根据入选标准进一步限定检索策略、检索和收集文献。文献检索的范围包括所有已发表和未发表的文献，文献信息源有通用信息、原始研究、经滤过和评价过的文献（如 SR）等。

　　2）选择检索方式和数据库　根据所提的临床问题，先检索最相关的数据库，如果结果不能满足需要，再检索其他数据库；或者先检索可能相关的数据库，当检出文献的结果不理想时，再检索第二个或者多个数据库。

　　3）选择检索词（包括自由词和主题词）　制定检索方案，选择了数据库后，还应选择检索词，这些词应包括自由词和主题词。

　　4）制定检索策略式开始检索　针对所选数据库的特点，制定出适用于该数据库的检索策略。检索策略是指在分析检索信息需求的基础上，选择适当的数据库并确定检索途径和检索词，确定各词之间的逻辑关系和检索步骤的一种计划或思路，以制定出检索表达式，并在检索过程中修改和完善检索表达式。

　　5）评价检索结果　浏览检索到的标题和摘要，评估并纳入符合要求的文献。

　　6）必要时再次检索。

（三）评价证据

　　证据的评价是掌握并正确运用文献评价的方法，是循证的关键，因此，需要严格评价这些证据的真实性、重要性和推广适用性。

　　EBP 的目的是通过使用来自精心设计和进行的研究证据来优化决策，因此，可靠证据的概念至关重要。并非所有的医学证据都具有相同的效力，不同来源的证据可能对决策提供不同层次的证据支持。所以，重要的是要使用设计良好、客观的研究作为可靠的证据来源。对患者数量、健康状况、其他伴随疾病状况、纳入/排除标准、方法、统计分析、偏倚和结论应谨慎评估，然后，根据符合国家卫生政策和患者的个体情况等，确定"这是否适用于该患者？"，而后为患者实施最佳治疗方案。

　　因此，在获得相关文献后，应该对证据进行科学客观地评估研究，主要是对有效性（validity）和重要性（importance）的评估。有效性和重要性主要是指文献的质量和可靠程度，通常由高到低可分为五级（可靠性依次降低）：1 级，所有随机对照试验的系统评价/Meta - 分析；2 级，单个的样本量足够的 RCT 结果；3 级，设有对照组但未用随机方法分组的试验；4 级，无对照的病例观察；5 级，专家意见。

　　经过评价得到的证据是否可以在临床实践中进行应用，证据的使用会有哪些潜在的风险和效益，也是证据的相关性研究。

（四）应用（最佳）证据

　　将已评价的证据，结合临床经验、患者的生物学特点、价值观和个体情况，在实践中使用这些证据即临床用药决策，解决实际问题。应审慎地使用所获得的证据，并在 EBP 的实践中充分体现"临床医生和药师的工作能力、有说服力的临床研究证据、患者自身的价值和愿望"几个基本要素的有效结合。

（五）后效评估

后效评估也就是药师对证据使用的评价，包括两方面：结果是否对患者有利？收益是否大于花费和潜在的风险？EBM 应审慎地评价所获得证据的使用价值，并在实践中充分体现。评价的最佳证据经过药学临床实践应用后，若成功则可进一步指导后继的临床药学实践；反之，则应分析问题，查找原因，总结教训，为进一步的探讨研究提供方向，重新查找证据、评价证据、制定临床用药决策，直到取得理想的效果，止于至善。

第三节　循证药学在临床药学中的应用

微课

一、指导药物利用评价

药物利用评价是按照预定的标准，评价分析和解释一个给定的医疗卫生制度下药物利用的模式；特别着重于研究药物的市场、分布处方和应用情况，以及由此引起的医疗、社会和经济的决策分析。药物利用评价的主要目的是保证药物使用的安全有效。因此，药物利用评价的研究不仅有助于患者的药物治疗，而且有助于与此有关的医疗社会和经济的管理决策。药物利用评价也已成为衡量医疗用药处置是否得当的一种方法。

药物利用评价方法有定量评价和定性评价。药物利用评价标准可以分为三类：结构性标准、过程性标准和结果性标准。从时间上看，药物利用评价还可分为前瞻性评价、现时评价和回顾性评价。

"药物使用评价"是由药物利用评价发展而来，因而具有药物利用评价的性质，即具有注重药物使用质量和数量的双重特性。所谓注重药物使用质量，是指以药物使用评价为手段，注重药物治疗效果的改进与完善。注重药物使用的数量即指对药物治疗过程中药物的用量、所消耗的费用等所作的比较与评价。

药物使用评价是一种改进用药行为的方法，着眼于对用药过程的评价和改进，以达到优化患者治疗结果的目的。药物使用评价可用于评估一个药物或一类药物、疾病状态或过程、药物应用过程（如开处方、药品调配、给药和监测）或特殊治疗的结果，最终使药物应用达到高效、安全、经济的标准。药物使用评价的主要目的是评价药物治疗效果、优化药物治疗方法、防止发生于药物相关的问题、提高药物的安全性、最大限度地降低药物治疗的费用等，最终使药物应用达到安全、有效、经济的合理用药标准。

药物利用评价的方法除了应用药物流行病学方法对药物利用进行客观评价和应用药物经济学方法对药物利用的经济性进行评价，还有可应用 EBP 的评价方法进行药物利用评价研究。具体的药物评价方法可按 Cochrane 系统评价的基本原则进行，即确定为需要被评价的药物后，尽可能系统、全面地获取全世界所有已发表的临床研究报告，用统一、严格的标准对这些报告的研究质量进行客观评价，筛选出质量合格的报告进行定量或定性分析，得出明确可靠的结论。另外，还可通过进行高证据级别的大规模的随机对照试验（研究对象有明确的纳入和排除标准，随机分组进行同期对照，尽可能采用盲法和安慰剂对照，以满意终点为疗效判断标准）来评价药物疗效、治疗方案等。通过随机对照实验研究得到的结论，使临床实践中选用药物时更有证可循，提高临床用药的准确度和可靠度，提高合理用药的水平，以保证临床用药合理安全有效。

知识链接

EBP 指导的硝苯地平制剂工艺改进和完善

在 20 世纪 80 年代，世界畅销的药物之一——二氢吡啶类钙通道阻滞剂硝苯地平，因临床观察具有降低血压作用，短期也没有明显毒副反应包括肾毒性，大多数患者能够承受，被认为是一种安全有效的降压药，广泛运用于高血压患者。

硝苯地平是一种水溶性低的药物，口服硝苯地平普通剂型的生物利用度偏低且不规律。随着 EBM 的发展，有学者对硝苯地平普通剂型进行了大规模多层次的研究发现，它虽能降低血压，但因其半衰期短，药效时间短，患者用药频繁，血压波动大，产生峰谷现象，尚有负性肌力和负性传导作用，可能促使心脑血管类疾病等不良反应发生，剂量越大，心脏疾病发生的危险系数就越大。

因为大量研究证明血压波动性和与靶器官的损害程度有密切关系，并且无论短时或长时血压波动均可影响血管调节功能。因此，在抗高血压药物研究方面，强调24小时平稳降压的重要性。为了减少服药次数及不良反应，药学科研工作者将硝苯地平普通片研制成缓释片、控释片等剂型，均能安全有效地治疗高血压，减少脑血管意外的发生率。硝苯地平控释片在平稳控制血压、预防心脑血管并发症方面优于其缓释片。

二、指导基本药物遴选及药品的购进和淘汰

基本药物概念由 WHO 于 1977 年提出，是指适应基本医疗卫生需求、剂型适宜、价格合理，能够保障供应，公众可公平获得的药物。基本药物是从大量的临床用药中，经过科学评价筛选出的在同类药物中具有代表性的药物。

2000 年，WHO 基本药物开始接受 EBP 的理念和方法；2003 年起，WHO 正式使用 EBP 方法和系统评价的证据开展基本药物的遴选工作。原国家食品药品监督管理总局药品评价中心在 2002 年基本药物调整工作中进行了循证评价的试点，其中，循证评价强调系统、全面的检索证据，科学客观的评价证据以及合理的使用证据。2003 年 3 月 12 日，药品评价中心在北京召开了"循证评价在基本药物目录遴选中的应用"研讨会，采取多种办法深入开展疑难品种循证评价研究，逐步探索出一套相对完善的药品循证技术规范。近几年，国务院为了推动医疗体制改革，应用循证评价方法并结合国内部分地区基层用药的研究成果与制定地方基本药物目录的工作经验，制定有关的基本药物目录、用药手册和用药指南，同时，逐步把基本药物与标准治疗指南相结合，加强药物经济学研究。

医院新增药品的准入即决定某一药品在医疗机构的首次使用。运用循证理论和方法，了解拟新增（或淘汰）的药品对某种疾病是否有特殊疗效、疗效是否较现用的（或新增的）药物好（或差）、不良反应是否较现用（或新增的）药物减少（或增大），药品费用是否明显降低（或增加）等，在无法得到相应医院新增药品的准入直接证据的情况下，可利用 EBP 的方法对需准入的新增或淘汰药品的现有研究资料进行分析、系统评价，获得更客观、准确的证据，提供给医院药事管理和药物治疗学委员会讨论确定，从而完善医院新增药品的引入或原用药品的淘汰，减少人为因素的影响，使新增或淘汰药品制度更为完善，决策更加科学，为医院药品的准入做出最佳的选择。

需要关注的是，加强循证理念和方法，引进新上市的药品及其临床的使用。由于新药上市时间短，临床用药经验不足，对药理学、毒理学、药代动力学、不良反应以及药物的相互作用等方面研究得不够透彻，对药物的认识也仅仅限于说明书，此时药师需要运用循证方法为临床或患者提供更多的医药信息。在临床药学的实践过程中，临床药师面临着新药和老药的选择，同时也有新适应证的不断提出。面对大量新的信息，药师如何进行正确的搜集，如何进行正确的利用有效的文献，如何对研究报告出存在的漏洞进行判断，如何去伪存真，这些问题成为对药师来说是新的挑战。

案例解析

【实例】EBP 用于医院引进中成药注射剂决策。

【解析】有研究采用 EMP 手段即 3 种不同的评价方法，包括借鉴纳入研究的已有系统评价结论、文献做描述性评价和系统评价（Meta 分析），分别对医院临床申请的丹红注射液、苦黄注射液、苦碟子注射液的疗效及安全性实施评价，将科学、客观的证据提供给医院药事管理和药物治疗学委员会做决策，为医院客观、科学引进中成药注射剂提供提供参考。

三、指导药物临床试验

新药上市前需要进行药物临床试验，包括 I、II、III 期临床试验；新药上市后需要经过 IV 期临床试验。然而，目前有些药物临床试验质量包括诊断标准来源、研究对象入选和排除及其分组、试验药品和对照药品可比性及其合并用药、观察远期指标和经济指标确定、统计方法与统计资料相符性等，无法确定；另外，有的制药商出于经济利益的考虑往往会要求缩短进入临床试验阶段的时间，存在一个药物在上一阶段的研究未彻底完成就进入了下一步研究阶段的现象，是否可行；再者，新药研究评价方法是否得当；这些单靠两三篇临床随机对照试验的文章，尚难得到准确的结果，需要多中心高质量研究成果提供证据。

EBP 可为新药的研发提供新思路。为新药立项研发提供证据检索与评价，避免重复；通过系统检索和评价临床前研究证据，帮助判断是否可启动临床试验；可提供已有同类药物的相关证据以帮助创新；在现有的研究水平上得出更具指导性的结论，并有助于提高后续研究的严峻性与科学性。

EBP 还可为新药的研发提供高质量证据，推动临床试验工作，如在符合伦理学要求基础上，尽可能选择目前论证强度最高的随机、双盲试验和论证强度较强的非盲法随机对照试验等科学方法。循证的系统评价还可以缩短药物剂量研究的流程，对于早期药物研究中下一阶段是否使用合适剂量、时间间隔是否最佳提供依据等。EBP 作为有力的方法，严格评价新药临床实验及相关研究，系统分析和权衡新药的治疗结果，提高结果可信度，为新药注册和上市审批提供最佳的决策依据等。可保证以临床实验科学性为核心的药物临床试验质量管理规范和循证药学相互促进、相得益彰。

循证药学还可推进临床科研工作。新药或老药的新适应证的不断出现，其能否用于临床治疗，如何为患者选择正确的治疗药物，是临床药师面临的问题，这也是临床药学实践的一个重要组成部分。因此，医药工作者还应该按照 EBP 的要求，精心设计，开展前瞻性的研究，得出可靠的结果，为临床药物治疗决策提供最佳证据，不断提高药物的治疗水平。

因此，新药研发及其不断创新，不仅需要药物临床试验管理规范，而且也需要循证理念和方法。

四、指导临床药学实践和个体化给药

课堂互动

案例讨论：患者，90 岁，因血尿、心动过速和疲劳入院。临床药师发现该患者以前有轻微的尿酸水平升高，但没有痛风发作。但在评估他正在服用的几种药物时，没有找到该患者服用 100mg 别嘌呤醇的适应证。别嘌呤醇药物包装盒上写着"预防痛风"。

试问：别嘌呤醇 100mg 可否用于该患者？

寻证：寻找痛风预防的指南、痛风管理指南。

建议：停用别嘌呤醇，因为该患者没有痛风，并且没有证据支持无症状的高血尿酸治疗。

众所周知，不合理用药不仅造成药品资源的浪费，而且也是造成药源性损害的重要原因。临床药学的核心问题是合理用药，而临床药学的工作就是确保患者用药安全、有效、经济。我国目前的临床药学工作大多停留在治疗药物监测、处方分析、药物不良反应监测和用药咨询上，而参与临床药物应用尚不够，有待提高。尚且，随着医学发展，大量新药不断开发和问世，制剂不断完善和改进，给患者的临床药物治疗带来了新的生机和更多希望，同时使药物的选择范围不断扩大和复杂，也使得临床药师面对大量药物信息，难以及时、准确地选择正确的用药方案。这就要求临床药师依据 EBP 理念开展临床药学工作，深入临床参与治理，结合患者个体情况，广泛收集证据，熟知各种药物治疗方案，辨析科学证据以及证据强度，为临床设计合理的个体化给药方案，确保用药安全、有效。这也是临床药师的努力方向，是提高临床药学服务质量的具体体现。

EBP 要求临床药师应该掌握丰富的基础知识，必须注重医学理论新证据的搜集，掌握医学技术的最新动态，在尊重证据的基础上，结合患者的个体性和适用性，确定最佳的给药方案，并指导临床治疗方案的顺利实施，客观地评价药物的疗效和不良反应，即注重两者的普遍性和多发性。另外，由于患者的病情会复杂多变，对药物的反应存在个体差异等，临床药师将面临各种围绕药物临床应用和决策的问题。临床药师要理性分析研究证据的共同性与个体特征的差异性，从每一位患者实际的病理生理学因素、生物学因素、社会－心理－经济因素等多方面综合考虑分析，实施个体化临床药物治疗。

EBP 个体化给药就是依据 EBP 理念，基于个体的药物遗传信息和药物基因组学信息，根据特定人群甚至特定个人的病情、病因以及遗传信息，提供针对性治疗和最佳处方用药的临床药学实践方法。这就要求临床药师在掌握丰富的基础知识前提下，应注重对临床研究证据的收集、分析和客观评价，同时考虑患者的个体性和适应性，开展治疗药物的血药浓度和基因检测，为设计个体化给药方案、调整给药剂量提供证据，为药物应用问题提供最优化的、最有说服力的解决办法。

五、指导药物经济学研究

药物经济学是基于经济学原理，融合卫生经济学方法创建的一门新型边缘学科。它借助现代经济学的研究手段，结合流行病学、决策学、生物统计学等多学科的研究成果，全方位的确定、测量、比较分析不同药物治疗方案间及其他方案（如手术治疗）间的成本效益、效果和效用。从药物经济学角度出发，治疗患者疾病时，药物选用应同时满足"安全、有效、经济、适宜"的原则。药物经济学把用药的经济性、安全性和有效性处于同等地位，其目的不仅是简单的节约卫生资源，而是更有利于合理用药，减少药物不良反应和药源性疾病的发生，以减轻患者的经济负担等。

随着生物医药技术的进步，同一疾病可能有多个不同的药物治疗方案，同一药物也会有多种用药方案的选择，而通过循证药物经济学评价能得出成本效果最优的剂型、给药途径，有利于最大程度上发挥药物疗效、节约用药成本。这是因为 EBP 要求临床药物治疗应考虑成本－效果的证据，用药物经济学方法制定出合理的成本－效果处方，为临床合理用药和治疗决策的科学化提供依据，使患者得到最佳的治疗效果和最小的经济负担。所以，凭借 EBP 理念和原则，在药物经济学研究过程中，对实验设计、过程分析和结果解释制定研究指南，关注和评价一些预后指标，包括主要终点、次要终点、生活质量以及药物经济学结果，从而确保实验结果和结论的准确性，满足临床用药的高效、安全、方便、廉价的原则。

六、循证药学原则在中药治疗中的应用

中医中药学在我国有着数千年的悠久历史，是我国最宝贵的文化遗产之一，为我国人民的健康事业做出了巨大贡献。特别在全球的历次传染病中如重症急性呼吸综合征（severe acute respiratory syndrome，SARS）、新型冠状病毒肺炎（corona virus disease 2019，COVID－19）等疫情中发挥了重要的作用，受到 WHO 的认同，我国政府对中医中药也十分重视，提出要大力发展中医中药。

中医中药的基本理论是：医论"阴阳五行"，药论"四性五味"。中医的诊断有"四诊八纲"之法，望、闻、问、切为四诊，阴、阳、表、里、寒、热、虚、实谓八纲。它是各种辨证之总纲，同时讲究

"整体观念，天人合一"，辨证施治是其核心。其蕴涵着大量的系统论思想，与现代的循证医学有诸多相似之处。

然而，中医中药因诸多因素未能发扬光大，其主要原因如下。

1. 缺少大样本的随机对照临床研究资料　随着社会的发展，人类的疾病谱、人的体质、抵御疾病的能力都在变化，数千年传统的医案、方剂记载是否符合现代人群的疾病治疗，值得研究思考。中医经典的辨证方法、逻辑分析方法难以实现对大量症状和体征等信息进行分析。虽然目前在中医"证"研究方面取得了一定的成绩，但运用现代医学理论和分子生物学技术阐明中医"证"本质，是实现中医药现代化的基础和关键，具有重大科学意义。

2. 缺乏明确的预后评价　中医中药学主要是治本，"固本清源，扶正祛邪"，其重点观察的是精、气、神的恢复情况，而没有如同西医那样的明确实验室指标或仪器设备检查结果，对预后也无十分明确的康复指标及评价。因此，建立中医药疗效的系统评价体系，已经成为中医药学发展必须思考的问题。

3. 缺乏科学的方剂综合疗效分析　中药的方剂组成多以增加疗效、降低毒性为主。自神农尝百草，以五味定药性，以五味之法定方剂，药物的五味与功效究竟存在多大差异值得探究。另外，中药方剂中味药多，即使是单味药也含多种植物成分，因此，疗效不是单一的，作用机制也不是一个，而是多组分多个靶点，具有综合疗效。明确其所以然的疗效有待挖掘和研究。

4. 中药有效成分含量及提取问题　中草药的有效成分含量不是一成不变的，而是随着气候条件、外部环境和土壤性质的变化而变化的，根据产地（生长气候的变化、土壤性质的变化）、药用部位及采收季节，其用法、用量、用途也会有所改变。虽然随着分析技术等不断提高和发展，大部分中药的化学成分定量、定性、指纹图谱、红外图谱已经达到了较高水平，但是对于其产地、采收季节、药用部位等有效成分差异性的掌握还不完全清晰，还有待进一步加强研究。

5. 中药的不良反应问题　近年来，使用中药制剂而引起的药品不良反应（ADR）或不良事件时有报道，已引起了中医药工作者的高度重视。中药 ADR 的发生原因是多方面的，如中药毒性研究数据缺乏、制剂原药材质量不统一而难以控制、临床中药的使用不规范等。

中医中药尚存在不足，如何继承和发展中医中药，是医药学工作者面临的新课题。所幸的是，中医中药理论与循证医学存在很多相同之处，如均强调整体观念、以人为本；中医讲的是辨证施治，EBM 讲的是求证施治；中医讲的"证"是症状、症候或理解为临床表现，而 EBM 的"证"是可信的证据，二者含义不尽相同。因此，运用 EBM 方法，完善中医中药理论，加快中医中药发展，建立中医药临床系统评价体系，汇集中医药临床评价的资料，建立大型中医中药信息数据库，是当前乃至今后相当长的时期内，中医药真正走向世界的有效途径。

而且，EBP 对药物的疗效及安全性研究证据有一套严格的分析和评价体系，疗效评价注重重点指标和生存质量，强调从临床有效性、安全性、卫生经济学、伦理学等方面综合评价医疗干预措施，其原理和方法已得到现代医学的广泛接受和认可。借鉴 EBP 的原理、模式和研究成果，不仅可对现有的中医药文献以及目前展开的中医药研究进行科学、系统的评价，而且可最大限度地发挥中医、中药治疗注重终点结果和生存质量的优势和特色，不断规范中医临床研究，拓展中医药研究方法，从而大大提高中药资源的合理利用和经济效益。

EBP 观念的提出为中药治疗现代化以及为其在国内及国际上的发展提供了更为广阔的空间和令人期待的前景。将为中医药的现代化研究提供一种有价值的参考信息，以科学可靠的规范和标准建立其疗效和安全性评价体系，促进中医药的发展。

七、应用循证药学应注意的问题

医院药师需要带头确保在医院药学服务的各个方面寻求和应用证据，此外，也要认识到，证据是重要的决策，但不是唯一的标准。患者偏好、成本等综合考虑也很重要。

因此，应用 EBP 应注意以下问题。

（1）不能忽视传统经验医学，认为不再需要基础研究和临床技能。

（2）不能使用陈旧过时的证据。

（3）不能替代医师的临床专业技能和经验，正是这种技能决定了外在证据是否适用于每一位具体患者。

（4）不能盲目依赖于 RCT 研究和 Meta 分析，有可能有假阳性结果，也有不需要 RCT 证据（如已有治疗某些致死性疾病的成功案例），或患者没有时间等待查证等，因此要具体情况具体分析。

（5）EBP 是因为需要而产生，因为使用而发展，因为真实而不完善，因为不完善才有持续发展的空间。

（6）循证就是一种理念，这种理念也不能完全颠覆我们日常管理经验，但是领会这种理念可以使我们的管理工作锦上添花。

（7）一些潜在的障碍可能会阻碍循证方法的实施，这些障碍可分为个人或环境因素。个人因素包括药师对 EBP 的认知、提供证据所需时间、基本知识、文献检索技能、评价技能、临床整合技能等；环境因素如缺乏支持和奖励、图书馆和循证资源不足、缺乏专门培训课程等。

除此之外，EBP 目前还存在一些局限性，如国际上尚无对循证药学规范统一的定义，其适用原则尚未完全明确，EBM 和 EBP 的范畴尚存争议，这些都给 EBP 的发展带来了制约。但可以预见，随着信息技术和逻辑方法的不断成熟与发展，EBP 理论会不断完善，从而促进临床药学的发展。

本章小结

　　循证医学（evidence – based medicine，EBM）是慎重、准确和明智地应用所获得的最佳证据来确定患者的治疗措施。EBM 是不断寻求最佳科学证据，进行最佳医疗决策，是科学的哲学认识论和实践观在医学实践中的体现。循证药学（evidence based pharmacy，EBP）是 EBM 在药学领域的延伸，是贯穿药学研究和实践的重要决策方法。EBP 就是运用 EBM 的方法学解决药学各领域的实际问题。EBP 的实践就是临床药师搜集、评价证据，并评估此证据在确定临床治疗方案中的作用，从而做出临床药物治疗决策，同时监测和评价患者用药效果，不断促进合理用药。EBP 研究的内容包括了药物有效性、用药安全性、药物经济学等，因此，EBP 是临床药师在整个临床药学实践过程中应该遵循的科学方法与原则，应贯穿用药行为的始终，并加以传播和推广这一新概念，以提高药学专业水平和日常药学实践技能，更好地服务临床药物治疗。同时，也需要在一系列的具有临床药学特色的实践过程中不断完善和总结。

练 习 题

题库

一、选择题

（一）A 型题（单选题）

1. 循证药学的核心是（　　）

    A. 高质量的证据   B. 临床药师的专业技能与经验

    C. 患者期望   D. 医生的意愿

    E. 证据来源

2. 关于循证药学问题转化 PICOS 解释不正确的是（　　）

    A. P（Patient）关注的人群/患者

    B. I（Intervention）采取的干预措施

    C. C（comparison）对照措施

  D. O（outcome）结局指标

  E. S（Service）患者用药教育服务

3. 临床证据的最高级别是（ ）

  A. 系统评价   B. 队列研究   C. 病例对照   D. 专家意见   E. 临床经验

（二）X 型题（多选题）

4. 证据质量的 GRADE 分级为（ ）

  A. 极高   B. 高   C. 中   D. 低   E. 极低

二、思考题

  患者 3 月 1 日，胃不舒服，去医院治疗，服用了奥美拉唑肠溶胶囊、莫沙必利片，用药到 3 月 14 日。在 3 月 14 日去医院复查后又服用了奥美拉唑肠溶胶囊、莫沙必利片。其中，4 月 1 日去医院查了幽门螺杆菌，而后加用了克拉霉素，但至 4 月 13 日就停用了。5 月 1 日患者突然发现自己怀孕了。来医院咨询。（经了解该患者可能于 3 月 24 日至 3 月 28 日之间怀孕的，3 月 9 日至 3 月 14 日，为末次月经。）

  问题：使用的这些药对胎儿影响的风险大吗？是否还需要继续用药？

  备注：受精 1～2 周内用药，虽然受精卵已种植于子宫膜，但组织尚未分化，药物产生的影响除流产外，并不引起致畸，属安全期。故在孕前或孕早期服用了一些药物对胎儿不会有太大的影响，不必过分担心。受精后 3～8 周（停经 5～10 周）是胚胎各器官分化形成时期，极易受药物等外界因素影响而导致胎儿畸形，属"致畸高度敏感期"。

（杨婉花）

第九章

PPT

临床药学伦理学

学习导引

知识要求

1. **掌握** 中国传统医药伦理思想精华的主要内容；临床药学伦理学理论基础的主要内容；医药道德范畴的含义；临床药学伦理学规范体系的含义；临床药学科研中的一般道德要求。

2. **熟悉** 国内外医药伦理思想的发展阶段及特点；医药道德范畴的主要内容；临床药学伦理学规范体系的内容；药物流行病学研究过程中的伦理要求。

3. **了解** 中国传统医药伦理思想的发展过程；临床药学科研面临的道德挑战。

能力要求

1. 熟练掌握临床药学伦理学的基本内容和基本方法，提高解决临床药学实践问题的技能。

2. 学会应用临床药学伦理学的标准和思路，按照临床药学科研中的道德要求开展临床药学科学研究。

素质要求 树立珍爱和敬重生命的职业意识，初步形成尊崇职业道德、以仁爱之心尊重和维护人类健康与尊严的职业使命感。

临床药学伦理学（clinical pharmacy ethics）是运用一般伦理学的道德原则来调整、处理临床药学实践和临床药学发展中人们相互之间、临床药学与社会之间关系问题而形成的一门科学；它以临床药学领域中的道德现象和道德关系为研究对象，是医药道德的理论化和系统化。加强临床药学工作者的道德建设，有利于临床药学事业的长远发展，从而积极促进健康中国战略的落实和社会主义和谐社会建设。

第一节 临床药学伦理学的发展历程

临床药学伦理学是一门崭新的学科，但其伦理思想作为医药伦理思想的一部分有着悠久的历史，伴随着人类医药实践活动而产生，并随人类医药实践活动的发展而不断地进步和完善。

一、中国医药伦理学的发展历程

（一）中国古代医药伦理思想起源

中国是世界四大文明古国之一，医药学历史悠久，医药道德思想也源远流长。在中国古代，医药一家，这种思想由最初的某些火花经过历代医药学家不断地丰富、发展，逐步建立起一套具有中国特色的医药伦理思想体系，具体发展过程分为三个时期。

1. 萌芽时期 从历史阶段看，是从原始社会晚期到奴隶社会初期。

中华民族的祖先很早就在神州大地上繁衍生息。原始社会末期，以防病治病为主要内容的医药实践活动开始出现。《帝王世纪》记载："伏羲氏……乃尝味百药而制九针，以拯夭枉焉。"《纲鉴易知录》说："民有疾，未知药石，炎帝始味草木之滋……尝一日而遇七十毒，神面化之，遂作方书，以疗民疾，而医道立矣。"《淮南子·修务训》亦有记载："神农……一日而遇七十毒。"伏羲氏、炎帝神农均是早期的医药实践者，他们以自身试验疗民疾、拯夭枉，所表现出为爱护他人生命而自我牺牲和勇于探索的精神，是远古时代医药道德思想的萌芽。

2. 雏形时期 是从奴隶制国家形成到瓦解时期，包括夏朝、商朝、西周和东周。

在商代，巫医操"不死之药"为民治病，酒也被广泛用于制药，医药技术水平的提高奠定了医药伦理形成的物质基础，中华民族医药伦理思想初具雏形。在周朝，社会上出现了滋补药、美容药、宜子孙药和避孕药，反映出人们开始有目的地改善自身健康状况和生育状况，对生命现象有了更深刻和更完善的认识。周代王室官制的《周礼·天官冢宰》记载："医师掌医之政令，聚毒药以共医事。凡邦之有疾病者，……则使医分而治之。岁终则稽其医事，以制其食，十全焉上，十失一次之，十失二次之，十失三次之，十失四焉下。"依此对医师业绩开展评价并确定俸禄，这既是对医药技术的评价，也是最古老的医药道德评价。

3. 形成和发展时期 从历史阶段看，是中国漫长的封建社会，包括从战国时代到清朝末年。

在漫长的中国封建社会，医药学理论形成和发展的主要哲学思想基础是儒家思想，核心是"仁"，基本观点是"爱人、行善、慎独"。这一时期，涌现出一大批著名的医药学家，他们从事医药实践，写下许多不朽的医药学著作，并阐述了医药道德思想。东汉张仲景（公元150—219年）在《伤寒杂病论》中论述了医药道德，"上以疗君亲之疾，下以救贫贱之厄，中以保身长全，以养其生"。唐代，朝廷和官府颁布了我国历史上第一部药典——《新修本草》（公元659年），同时还而颁布了医药法规。孙思邈在《备急千金要方》中有"大医习业""大医精诚"，全面论述了医药人员一系列的医药道德要求，系统提出了医药人员必须具备"精"和"诚"两个准则："精"，即医术要精；"诚"即品德要好。宋代，中国历史上第一个官办药局"太平惠民和剂局"依照《太平惠民和剂局方》（公元1151年）配售药品，质优价廉。此外，宋元明清时代的医药学家对孙思邈提出的医药道德思想也进行了补充和发展，如宋代张杲《医说》（公元1189年）的"医以救人为心"，《小儿卫生总微方论》的"医工论"，明代龚廷贤（公元1552—1619年）《万病回春》的"医家十要"，明代陈实功（公元1555—1636年）《外科正宗》的"医家五戒十要"，清代俞昌（约公元1585—1664年）的《医门法律》，清代张石顽（公元1617—约1699）《张氏医通》中的"医门十成"，夏鼎《幼科铁镜》（公元1695年）中的"十三不可学"篇，促使中国的医药科学、医药道德和医药伦理思想发展成为比较成熟的理论体系。其中，《外科正宗》"十要"中"先知儒理，然后方知医理……"被美国1978年出版的《生命伦理学百科全书》列为世界古典医药道德文献之一。

（二）辩证看待历史、弘扬中国传统医药伦理思想的精华

纵观中国古代医药伦理思想的发展过程不难看出，其内容博大精深。总结和概括这些具体内容，明确品格修养的精髓，对于后人加强医药道德修养具有深远意义。

1. 赤诚济世，仁爱救人 医药学家必须以救人疾苦为己任，以仁爱精神为准则。中国传统医药伦理思想认为医药是"仁术"，以救人活命为本，是一项神圣的事业。孙思邈认为："人命至重，有贵千金，一方济之，德逾于此。"

2. 清廉正直，不贪财色 中医药学认为"清廉正直，不贪财色"是医药人员品德修养的重要内容，包括举止端庄、文明礼貌、不贪淫色、不图财利；唯此，才能博得患者信任。孙思邈说："医人不得恃已所长，专心经略财物，但作救苦之心"。宋代张杲说："为医者须绝驰骛利名之心，专博施救援之志"。

3. 普同一等，一视同仁 中国古代医药学家吸收了儒家"民贵君轻"和墨家"兼爱"的伦理思想，形成了不分贵贱贫富、普同一等的优良传统。历代名医均把普同一等、一视同仁视为自己的行医准则。明代医家龚廷贤在行医过程中对不分贵贱、普同一等、一视同仁的原则身体力行。

4. 勤奋不倦，理明术精 古代医药学家把精通医理、药理作为实现"仁爱救人"的一个基本条件。

《内经》指出，医生要"上知天文，下知地理，中知人事"。从事医药而不学无术，不仅不能救人，反而会害人。清代著名医药学家赵晴初指出："医非博不能通，非通不能精，非精不能专，必精而专。始能博而约"。

5. 精心炮制，谨慎用药　我国古代医药学家认为，药是治疗疾病的物质基础，其质量的优劣和用药是否适当，关系到治疗的效果和患者的安危，因此他们十分强调制药和用药的道德，注意药品的鉴别、选用、炮制、处方、调剂和使用，以提高药品质量，保证用药安全。在我国最早的中成药制药厂，宋代的"太平惠民和剂局"非常重视产品质量，制药精细，建立了配方、监造、检验的责任制。

6. 谦和谨慎，尊师重道　中国古代医药学家特别倡导同道之间互敬互学，互相帮助的美德。陈实功"医家五戒十要"指出，"凡乡井同道之士，不可生轻侮傲慢之心，切要谦和谨慎，年尊者恭敬之，有学者师事之，不及者荐拔之"。明代医药学家李时珍为了编著《本草纲目》到处拜师访友，虚心向农民、药工、山人、皮工、渔民等请教。

7. 治学严谨，开拓创新　医药科学是在人们防病治病中产生和发展起来的，医药人员肩负着维护人民健康和发展医药科学的双重任务。要完成这两个方面的任务就要求医药人员坚持实事求是的科学态度和治学严谨的科学作风，同时还要不拘古法，不迷信书本和权威，敢于冲破阻力，勇于开拓创新。清代著名医药学家王清任，为弄清人体脏腑各部关系，便饲养家禽观察，还不顾讥讽去墓地刑场观察死尸，撰写了《医林改错》一书，大胆发表了自己的观点。

知识链接

器官捐献

　　当前，随社会的进步，人们的思想和道德观念也发生显著的变化。为解决人体器官短缺和挽救人民的生命，许多人立下遗愿在死后捐赠自己的某个器官。他们认为将某种器官捐赠给其他患者，一方面救助和帮助了别人，体现对生命的珍重；另一方面，也可以感受到亲人生命的延续。

（三）中国近、现代医药伦理思想的发展历程

中国近、现代医药伦理思想的形成发展过程是伴随着反帝、反封建、反官僚资本主义的革命斗争而形成和发展的，最初是以爱国主义和革命人道主义为特征的。从北洋政府到国民党政府都认为中医不科学，主张废除中医药，实行全盘西化。1912年，北洋政府制定"中国医学校标准课程"将中医学排斥于医学教育之外；1929年，国民党政府提出"废止旧医以扫除医事卫生之障碍案"；1933年，汪精卫再度公然宣布中医不科学、中药店应限令歇业；1936年，国民党当局中不学无术的政客扬言"药学不是科学"。在当时的情况下，为了捍卫中医药学，广大医药人员同反动当局展开了针锋相对的斗争，并汲取外国医药伦理思想的成果精华，开展了医药道德研究。1935年，中国药学会颁行了我国最早的一份专门研究药学职业道德的文件《药师信条》。

1949年以后，我国的医药事业得到了长足发展，不仅健全了药政管理机构，而且颁布了《中华人民共和国药典》和其他药品质量标准；不仅发展中、西药品生产，而且加强职业队伍建设和精神文明建设；不仅提高了医药人员的道德水平，而且增强了道德责任感。

改革开放以后，党和政府更加重视医药职业道德建设，出版了大量医药道德教育读本和专著，开设专门的医药职业道德教育课，凝练职业誓词，中华医学伦理学会、医学与哲学研究会等学术团体广泛探索医药领域的前沿热点，不断创新理论成果，这些都是新时期我国医药伦理思想研究方面的创造性发展。尤其在今天，我国坚持把"依法治国"和"以德治国"结合起来，在社会核心价值体系中提出"八荣八耻"的荣辱观，党的十八大又明确提出"三个倡导"的24字社会主义核心价值观，即"富强、民主、文明、和谐、自由、平等、公正、法治、爱国、敬业、诚信、友善"，更是为医药伦理学的发展带来春

天。2019 年 7 月 24 日，中央全面深化改革委员会第九次会议通过《国家科技伦理委员会组建方案》。根据方案要求，组建国家科技伦理委员会，完善制度规范，健全治理机制，强化伦理监管，细化相关法律法规和伦理审查规则，规范各类科学研究活动。显然，这一重大决定对医药伦理思想及实践发展具有极大推动作用，是医药事业可持续健康发展的重要保障。

二、国外医药伦理学的发展历程

（一）国外古代医药伦理传统

1. 古希腊、古罗马医德传统 公元前 2000 年左右，古希腊文化反映了人类在早期的医药活动中崇拜治病救人、无私奉献等高尚的医德思想，其中医神阿斯克勒庇俄斯（Asclepius）的形象一直流传至今。公元前 5 世纪，古希腊《希波克拉底誓言》成为古代西方医德的重要规范。公元前 800 年，古罗马全盘继承了古希腊医药成果。

2. 古代阿拉伯、古印度医药伦理道德 在古代阿拉伯文明鼎盛时期，阿拉伯人创办了世界上第一个专门的药店或配药所，药店中有比较细的分工；《迈蒙尼提斯祷文》，是西方医德的经典文献。古印度《妙闻集》"医生要有一切必要的知识，要洁身自持，要为患者服务，甚至牺牲自己的生命，亦在所不惜"；《阇罗迦本集》"医生治病既不为己，亦不为任何利欲，纯为谋人幸福"。

3. 欧洲中世纪医药伦理道德 欧洲中世纪受宗教影响极大，医药学发展极其缓慢。教会办了许多医院，基督教教义要求教徒有爱心、虔敬、忍耐、节制，对患者要照顾、安慰、尊重、公平对待、保守秘密。

（二）国外近现代医药伦理发展

1. 西方近代医药伦理 14 世纪文艺复兴至 19 世纪是西方近代实验医学发展时期，这一时期医学伦理把医患关系、医生应具备的美德作为主要的范畴，制定出执业规范。15 世纪，意大利的一些城市制定了以道德为主要内容的药剂师规章；17 世纪，英国伦敦药师纳入皇家医学会的监督体系；18 世纪，德国柏林大学胡佛兰德发表《胡弗兰德医德十二箴》；19 世纪，英国医生托马斯·帕茨瓦尔（Thomas Perci-val）出版《医学伦理学》，他是第一个为现代医院提出道德准则的医学伦理学家；1847 年，美国医学会为加入本会的医生制定了从业伦理准则。

2. 国外现代医药伦理 20 世纪中叶以前，世界各国相继制定了医药人员道德规范。20 世纪下半叶，医药伦理学在体系架构与理论基础上得到了较大发展，其显著标志是各类国际性会议决议与大会宣言得到世界各国医药界的认可，成为国际社会共同遵守的医药伦理规范。

1946 年，纽伦堡国际军事法庭颁布《纽伦堡法典》；1948 年，世界医学大会修订出版了《希波克拉底誓言》，并形成了《日内瓦宣言》；1949 年，世界卫生大会伦敦会议通过《国际医学伦理学准则》，标志着现代医学伦理学的诞生；1964 年，世界卫生大会通过了《赫尔辛基宣言》，并制定了《人体生物医学研究国际道德指南》；1968 年，世界医学大会通过《悉尼宣言》；1968 年，世界医学大会进一步修订颁布《日内瓦宣言》，成为国际医药学界公认的职业公德。这些内容涉及人道主义原则、战俘问题、人体试验、死亡确定、器官移植等一系列医药学伦理的基本问题，为医药科研领域道德、新药开发中的道德、生命伦理奠定了基础。

20 世纪以后，克隆技术、基因技术、器官移植技术、人工辅助生殖技术等取得了很大的进展和突破；这些技术在认识和研究人类自身方面有着重大的意义，但也引发了新的伦理问题。在人体医学研究伦理规则方面，2013 年，第 64 届世界医学大会修订《赫尔辛基宣言》，"首次提出研究所致受试者伤害的赔偿规定，更注重保护弱势群体受试者……进一步保护受试者的权益。" 2016 年，国际医学科学组织理事会修订《涉及人的生物医学研究国际伦理准则》，并更名为《涉及人的健康相关研究的国际伦理准则》。在医药职业伦理准则方面，1981 年，世界医学大会通过了《患者权利宣言》；2017 年，世界医学大会修订了《日内瓦宣言》。在生命科学技术应用方面，2000 年，世界生命伦理学大会通过了《生命伦理学吉汉宣言》。在基因技术伦理准则方面，联合国教科文组织于 1997 年发布《世界人类基因组与人权宣言》、2003 年发布《国际人类基因数据宣言》、2005 年发布《世界生命伦理和人权宣言》。

此外，国际性组织机构和学会不断出现，1992 年，世界生命伦理学联合会（IAB）成立；1993 年，联合国教科文组织生命伦理学委员会创立；1996 年，国际人类基因组织伦理委员会成立。1995 年，首届"东亚生命伦理学研讨会"召开，并成立"东亚生命伦理学会"组织；2015 年、2018 年两次"人类基因编辑国际峰会"，对基因编辑技术应用的伦理规范达成了一定的共识。

20 世纪 60 年代起，世界各国十分重视药品质量管理。1969 年，符合道德的药品生产质量管理规范（GMP）得到推广使用，而后药品实验室研究管理规范（GLP）、药品临床试验管理规范（GCP）在世界医药产业发达国家率先得到认可。1993 年，世界药学大会通过了《GPP（Good Pharmacy Practice）宣言》，目的是提高药店的经营管理水平和药学人员的药学服务水平。2011 年，亚太经济合作组织（APEC）提出生物和制药领域的商业道德准则《生物制药产业伦理法典墨西哥城原则》。

第二节　临床药学伦理学的理论基础

临床药学的发展是全民健康交响曲中不可或缺的重要乐章，而贯穿其始终的主旋律则是对生命的珍爱和敬重、对人类健康与尊严的尊重和维护。这种人道思想的传统伴随着人类走过了风风雨雨，也必将推动临床药学的健康发展。

一、生命观和人道论

自古以来，医药一家。药学是医学的基础，离开了药学的发展，医学将寸步难行。医学维护人类生命的目的一直借助于药学的手段和能力得以实现，二者目的一样、宗旨一样、发展方向一样，因此其遵循的原则和基本规范也具有相当的一致性；并且药学伦理是医学伦理发展的基础，这一领域最早提出的伦理观念多数是针对用药的伦理。临床药学伦理与药学伦理、医学伦理在本质上是一致的，它们具有共同的理论基础和基本内容，其核心思想都是生命观和人道论。

（一）生命观

生命观是人们对于生命的基本认识和看法。它随社会条件、社会观念的变化以及人类把握生命的能力和水平的不同而有所不同。人类崇拜生命、爱护生命的观念是医药事业发展的强大内在动力。

医药事业的发展始终置身于生命神圣论这一至高无上的原则之下。无论是东方医学还是西方医学，所有的医药文献中都不断地重申着这一宗旨。我国第一部医学经典著作《黄帝内经》就曾经鲜明地指出："天覆地载，万物悉备，莫贵于人。"唐朝"药王"孙思邈，"西方医学之父"希波克拉底，德国著名医学家胡弗兰德，均有论述。

生命质量观是伴随着实验医学的技术进步和医药学的飞速发展而产生的，是对生命神圣论的必要补充。现代医学条件下，高新技术不仅能够挽救生命、延长生命，甚至在某些情况下可以起死回生，用人工的方式去维持那些在既往医疗水平下不可能保存的微弱的生命。此时，人们从对生命时限、生命质量的追求中，又进一步开始思考生命的价值问题，并提出生命价值论。生命的价值包括两个方面：一是生命的内在价值；二是生命的外在价值，即生命对他人、对社会的意义；内在价值与外在价值的统一才是真正完整的生命价值。医药伦理学生命观奠定了临床药学伦理学重要的理论基础。

（二）人道论

医药伦理学的人道论反映了医药事业的根本宗旨和性质：以人为本的人道事业，根本目的是维护人的生命、人的利益和人的尊严；这是医药事业的本质所在，也是临床药学伦理学的本质所在。

临床药学伦理学的人道观是建立在相应的客观物质基础和社会意识基础之上的，是医药学和社会意识发展的产物。它既是医药伦理学人道思想的继承发扬，又是人道主义思想理论原则在临床药学领域中的具体体现。医药学具有几乎是与生俱来的人道思想的内涵。医药学发展早期阶段所体现出来的对病弱者的同情、怜悯和帮助可以说是最原始的朦胧的人道思想的萌芽。医药业成为独立的社会职业之后，世界上很多医德经典文献都对从事医药职业的人提出了全面的职业行为要求，其中包含了对患者生命的珍重、对患者人格的尊重和对同行的敬重等鲜明而广泛的人道思想。

随着医药学控制生命能力的增强，社会对坚持医药学的根本目的和人道方向提出了更为迫切和坚决的要求。特别是第二次世界大战之后，《关于人体实验的十点声明》《日内瓦宣言》《护士伦理学国际法》《赫尔辛基宣言》《东京宣言》《夏威夷宣言》等，都鲜明地体现了人道主义精神。当前，人们对医药学道德责任的认识已从个人救助发展到全人类健康。试管婴儿、器官移植、基因修复和改造，这些由医药学高新技术应用所引发的生命伦理问题提示人们现代医药学与个人及社会整体利益密切相关。因此，以社会公益论为其基本内涵的现代医药学人道论是医药学高新技术发展和社会化发展的产物，是人类优秀文化的历史结晶，也是人道论在新的历史条件下的升华和发展。

二、义务论和公益论

（一）义务论

义务论在伦理学中也称非结果论，是伦理学发展史中一个重要的学派，它强调人的品质、行为的动机，人的道德义务感和履行道德义务的自觉性；即判定人的行为时只看是否履行道德义务，不看其结果；判定人时，只看其品质、动机，不论其做事的效果；其道德理论基础是道德义务。医药学对于人的生命具有特殊的影响，其行为后果具有特殊的严重性和复杂性，应用义务论的观点制定医学人道主义原则和规范、强化医药人员履行道德原则规范的义务感和自觉性就具有十分重要的意义。

义务论观点对临床药学伦理思想的发展亦产生了重要的影响：①提供处理临床药师与患者关系的重要准则——把为患者服务放在第一位，这从根本上确定了临床药学的基本道德观，这也是医药学伦理的核心；②为从事临床药学职业的人提供了一种高尚的道德信念，正是这种信念构成了医药人员的道德追求。

（二）公益论

公益论来自对公正的追求，即公平、合理地对待每一个社会成员；它是对美德论、义务论的补充和完善，是对传统功利主义和价值论的发展，是医药伦理学和临床药学伦理学发展的新阶段。公益论着眼于公众利益和社会利益的公正分配，结果应符合社会大多数人的利益。这与义务论有了极大的不同，公益论对结果和利益的关注，使其具有一定的功利主义性质；公益论强调行为的结果及其所带来的利益，并以此作为行为判断的道德标准。一个行为在道德上是否正确，要看它的结果是什么。当代医药学技术飞速发展，影响力迅速扩大，公益论对于规范医药学发展方向、保证人民大众健康需求具有重要的指导意义。

三、价值论

价值论研究的核心问题是价值，是全局性、普遍性的问题；价值论与本体论、认识论共同构成哲学的全部内容。所有的学科都离不开对价值的追问，离不开对利益的判断，伦理学也如此。价值论是医药伦理学重要的理论基础，医药人员不能仅仅满足于主观上尽到了职责，还必须顾及行为的后果和意义，必须考虑给患者带来的是福还是祸；尤其是临床药学工作者，更需顾及个人行为的客观价值。

医药道德思想的树立及践行能创造出更多的社会价值和自我价值。作为医药企业，如果能承担更多的社会责任，发扬更多的医药道德精神，不仅为企业自身创造更多的价值，获得更多的利润，而且可以增进企业利益之外的更多社会价值，如获得消费者的信任、增强员工对企业的认同感等。临床药学工作者，也必须实现人生的价值，包括自我价值和社会价值。这两种价值相互区别，又密切联系、相互依存。社会的进步是物质文明与精神文明共同推动的结果，价值的评价既要看对社会和个人所做的物质贡献，同时也要考虑精神贡献。医药人员与医药企业弘扬医药道德精神，提升医药道德修养，既能创造物质价值，也能创造精神价值。

第三节　临床药学伦理学的规范体系和基本原则

临床药学伦理学是伦理学一个全新的分支学科，有自己独特的规范体系及内容，在体现出与其他应用伦理学的区别与联系的同时，也体现出一般伦理学对其具体的指导作用。

一、临床药学伦理学规范体系的含义和内容

（一）临床药学伦理学规范体系的含义

在人类社会生活中，每个人都遵循着多种道德原则，各种道德原则之间还存在错综复杂的交织关系，这就构成了某种完整的道德规范体系。道德规范体系结构的确定应从历史和现实的道德实际出发，并以各种道德行为原则及它们之间的相互关系为基础。历史上各种道德规范体系均可见其层次结构，而层次结构好似一张纵横交织的道德科学"网"，其中的各要素相互联系、相互渗透，是一个完整统一的整体。

道德原则居于道德规范体系的主导地位，是整个道德规范体系的核心和精髓，具有广泛的指导性和约束力。道德规范是围绕相应的道德原则展开，是一定社会或阶级对人的道德行为和道德关系的基本要求的概括。道德范畴，是概括道德现象的基本概念，它从属于道德原则和道德规范，同时又是道德原则和道德规范的补充。

某些重大实践领域中的特殊道德要求，虽然不对全体社会成员的全部行为构成同等的指导性和约束力，但它是道德原则、道德规范及道德范畴在这些领域中的具体体现和贯彻，并对整个社会的道德生活产生着极大影响。

探索和构建伦理学的规范体系始终是学者们研究的热点和重点之一，1996 年，中共中央第十四届中央委员会第六次全体会议通过的《中共中央关于加强社会主义精神文明建设若干重要问题的决议》中指出，"社会主义道德建设要以为人民服务为核心，以集体主义为道德原则，以爱祖国、爱人民、爱劳动、爱科学、爱社会主义为基本要求，开展社会公德、职业道德、家庭美德教育，在全社会形成团结互助、平等友爱、共同前进的人际关系"。2002 年，党的十六大报告中亦强调了社会主义道德建设的要求。临床药学伦理学规范体系是以上内容在临床药学领域的具体体现与应用。

（二）临床药学伦理学规范体系的内容

临床药学伦理学规范体系由基本道德原则、基本道德规范、基本道德范畴、特殊领域的道德要求等几个方面组成，具体内容如下。一个基本道德原则：保证药品质量，增进药品疗效，实行医药学人道主义，全心全意为人民的健康长寿服务。四个一般道德原则：尊重、无伤、公正、公益。八条基本道德规范：仁爱救人，文明服务；严谨治学，理明术精；济世为怀，清廉正派；谦虚谨慎，团结协作；淡泊名利，精心育人；坚持公益原则，维护人类健康；宣传医药知识，承担保健职责；勇于探索创新，献身医药事业。六个基本道德范畴：良心、责任、荣誉、幸福、信誉和职业理想。六个特殊实践领域：医药科研、新药开发、药品生产、药品经营、医院药学、药品质量监督管理。上述内容构成临床药学伦理学的规范体系，各个部分内容相互渗透，相互补充，缺一不可。

二、临床药学伦理学基本道德原则的含义和内容

（一）临床药学伦理学基本道德原则的含义

临床药学伦理学的基本道德原则也称临床药学伦理学原则或临床药学伦理学准则，它是在临床药学实践活动中调整临床药学工作者与患者之间、与社会之间、与同仁之间关系所应遵循的根本指导原则，是临床药学伦理学规范体系的核心内容。它贯穿于临床药学伦理学发展的始终，从总体上回答个人与他人、个人与社会之间的利益关系，具有最普遍的指导性和约束力，也是区别于其他类型道德的最根本、

最显著的标志。

（二）临床药学伦理学基本道德原则的内容

纵观我国医药伦理学实践历程，归纳我国临床药学伦理学基本道德原则如下："保证药品质量，增进药品疗效，实行医药学人道主义，全心全意为人民的健康长寿服务"。

1. 保证药品质量，增进药品疗效　目的在于保证人们用药安全有效，是达到医药学为人类健康长寿服务的基本保证。这两句概括深刻揭示出临床药学职业的特殊性，标示出临床药学职业区别于其他职业的显著特点，构成临床药学伦理学基本原则的核心内容；它也是衡量临床药学工作者个人行为和品质的最高道德标准。

2. 实行医药学人道主义　是临床药学伦理学继承性和时代性的有机统一。医药学人道主义思想贯穿在临床药学伦理学发展的始终，它体现着尊重人的生命权，人的生命价值，患者的个人人格等方面。

3. 全心全意为人民的健康长寿服务　是为人民服务思想和医药学人文关怀宗旨在临床药学实践领域中的具体化。社会主义道德理论已经深刻揭示出为人民服务是道德建设的实质和核心，临床药学工作者追求的理想和目标必须紧密结合社会道德建设的目标并保持一致。

临床药学伦理学基本道德原则中，"保证药品质量，增进药品疗效"是手段和前提条件，构成临床药学伦理学基本原则的基础层次；"实行医药学人道主义"是思想保证；"全心全意为人民的健康长寿服务"是根本目标。三者相辅相成，缺一不可，互为基础，相互促进，共同发展，贯穿临床药学伦理学的始终。

第四节　医药道德

微课

医药道德是医药伦理学的重要组成部分，它反映医药人员在道德关系和行为协调方面的一些基本概念；它既受道德基本原则和基本规范的制约，同时又是道德基本原则和基本规范的必要补充。医药道德对于临床药学工作者增强其责任感具有十分重要的意义。

一、医药道德的含义

医药道德是一般社会道德在医药领域中的特殊表现，是从事医药学科研、生产、经营、使用、教育和管理等医药学工作者的职业道德，尤其是临床药学工作者。

在我国古代史上，医和药多为同一学科系统，医学道德和药学道德的基本原则及行为规范也多是相同的。"医乃仁术"是我国古人对医学特殊性质的认识，"治病救人"是古代医学的基本道德责任，它包含朴素的人道主义精神和生命神圣论倾向。因此，追求药品的使用安全、治病有效，是我国自古以来传统的药学职业道德原则。

二、医药道德的范畴

（一）医药道德范畴的含义

道德范畴是反映和概括人类道德各种现象、特性、关系等方面本质的基本概念，它包括道德的社会性、社会作用、发展规律的所有基本概念，反映了道德的意识现象、规范现象和活动现象的所有基本概念，概括了个体道德行为和道德品质的所有基本概念。一般说来，伦理学中道德范畴有三个主要特征：①必须反映个人与社会、个人与他人之间最本质、最主要、最普遍道德关系的基本概念；②必须体现社会整体对人们的道德要求，显示人们认识和掌握道德现象的一定阶段；③作为一种信念存在于人的内心深处，并时刻指引和制约着人们的行为。医药道德范畴是对医药道德实践普遍本质的概括，反映了医药人员医药道德现象的一些最基本的概念。

（二）医药道德范畴在临床药学伦理学规范体系中的地位及作用

医药道德范畴是临床药学道德原则和规范发挥作用的必要条件，是广大临床药学工作者进行道德实践活动的基本依据，在临床药学道德规范体系中占有十分重要地位。其具体表现如下。

1. 医药道德范畴是临床药学伦理学规范体系之"网"上的枢纽　在临床药学伦理学规范体系这张"网"中，医药道德基本原则是这张"网"的纲、医药道德基本规范是它的经纬线，而医药道德范畴就是这张"网"上的纽结。若没有医药道德范畴，医药道德的基本原则和规范就不能交叉、依辅、联系，就难以构成完整的有机体系。医药道德范畴受医药道德基本原则和规范的制约，同时又反映医药道德基本原则和规范的要求。

2. 医药道德范畴是临床药学工作者行为的内在道德动力　医药道德范畴是医药道德基本原则和规范在一定的社会条件下临床药学道德关系的具体反映，可以把客观的外在的医药道德要求转化为临床药学工作者主观的内心的医药道德意识，并促使临床药学工作者按照一定的医药道德要求，正确地选择、调整、评价自己的医药道德行为，践行医药道德的基本原则和规范。

3. 医药道德范畴是临床药学道德评价和修养提升的依据　医药道德范畴是对医药道德关系和道德行为的概括和总结，因而它反过来又成为临床药学工作者道德评价和道德修养的依据。医药道德范畴的主要内容体现了临床药学工作者对服务对象、对同仁、对社会等道德关系认识的深化，在实践中依据这些理论进行自我道德评价和道德修养提升，有助于临床药学工作者把外在的道德要求转化为内在的道德信念，从而指导自己的道德行为、培养道德责任感、提高自我评价能力。

知识链接

屠呦呦获得诺贝尔奖

屠呦呦是我国优秀科学家，1955 年原北京医学院药学系毕业后，被分配到中国中医科学院中药研究所工作至今，是中国中医科学院终身研究员、首席研究员，2016 年度国家最高科学技术奖获得者。

20 世纪 60 年代初，全球疟疾疫情难以控制。此时，正值美越交战，美国政府称，1967～1970 年，在越美军因疟疾减员 80 余万人。美国不惜投入，筛选出 20 多万种化合物，最终也没有找到理想的抗疟新药。越南则求助于中国；1967 年，毛泽东主席和周恩来总理下令，联合研发抗疟新药。1967 年 5 月 23 日在北京召开"全国疟疾防治研究协作会议"，"523"就成为当时研究防治疟疾新药项目的代号。遍布全国 60 多个单位的 500 多名科研人员开始研发抗疟新药，中药部分的不同研究小组开始尝试多种中药，包括常山、乌头、乌梅、鳖甲、青蒿等成千上万种中药，筛选出 4 万多种抗疟疾的化合物和中草药，均未能有令人满意的效果。1969 年，39 岁的屠呦呦加入"523"，她从整理历代医籍开始，四处走访老中医，编辑了以 640 方中药为主的《抗疟单验方集》，继而组织鼠疟筛选抗疟药物。经过 200 多种中药的 380 多个提取物筛选，最后将焦点锁定在青蒿上。但大量实验发现，青蒿的抗疟效果并不理想。但历史记载认为青蒿确实可以治疗疟疾，并且收效显著。屠呦呦认为，很可能在高温条件下，青蒿的有效成分被破坏掉了，因此她改用乙醚制取青蒿提取物。1971 年 10 月 4 日，经历了190 多次的失败后，屠呦呦终于从中药正品青蒿的菊科植物的成株叶子的中性提取部分，获得对鼠疟、猴疟疟原虫 100% 的抑制率。屠呦呦成为青蒿素的第一发明人。

青蒿的抗疟研究是基于中国传统瑰宝——中药，但其中运用了现代技术方法。青蒿素研究的动力是拯救生命，源于责任。青蒿素研究是团队力量的展示，也是个人与集体关系的明证。集体是个人发展的平台，个人能动性的发挥与群众的合作与和谐密不可分。1978 年她领导的原卫生部中医研究院中药研究所"523"研究组受到全国科学大会表彰，1979 年"抗疟新药青蒿素"获得国家发明奖二等奖。2011 年屠呦呦以"发现了青蒿素，一种治疗疟疾的药物，在全球特别是发展中国家挽救了数百万人的生命"获美国拉斯克临床医学奖；2015 年 10 月，屠呦呦又以"从中医药古典文献中获取灵感，先驱性地发现青蒿素，开创疟疾治疗新方法"获得诺贝尔生理学或医学奖。

三、医药道德范畴的主要内容

（一）良心

1. 良心的定义　良心在本质上是人们在社会生活中，履行对他人和社会的义务时形成的一种道德意识；它既是体现在人们意识中的一种强烈的道德责任感，又是人们在意识中依据一定的道德准则进行自我评价的能力。据此，可将良心定义为：人们在履行对他人、对社会的义务的过程中形成的道德责任感和自我评价能力，是特定的道德观念、道德情感、道德意志和道德信念在个人意识中的统一。

2. 良心的特征　医药道德良心是医药人员思想的重要精神支柱之一，其对确定行为的动机起制约作用，在行为过程中具有监督保证作用，在行为之后对行为的后果和影响具有评价和矫正作用。良心的特征可概括为：具有强烈的道德责任感和深刻的自省能力，是多种道德心理因素在人们意识中的有机结合。

（二）责任

1. 责任的含义　责任在伦理学中是特定社会或阶级在特定社会条件下，对个人确定的任务及活动方式有意识的表达或规定个人应尽的义务。责任根源于现实的社会关系，是人对社会义务与对个人自身义务的统一，具体内容是由特定阶级的道德原则和规范决定的。医药道德范畴的责任即医药人员对患者、对他人、对社会应尽的义务以及对这种义务的认识。

2. 责任的特点　在政治、法律条文中规定的责任，不仅强调权利和义务的一致性，而且带有强制性。道德责任也称道德义务，具有自身的特点：一是不以享受某种权利和获取某种报偿为前提，二是依靠人们内心信念自觉履行的一种社会职责。临床药学工作者最基本的道德责任是全心全意为人民的健康长寿服务，这是从临床药学工作者与患者、与社会的关系中产生出来的，是社会道德责任在临床药学实践领域中的具体体现，具体内容如下。

（1）热爱医药学事业，培养高度的使命感，维护人民的健康。

（2）把对人尽职和对社会尽职相统一，即将"救人"与"济世"相统一。

（3）在与国外学术交流中自尊自强，在临床药学实践中不鄙薄自己的职业；维护国家、民族、医药行业的尊严，既不妄自菲薄，也不崇洋媚外。

知识拓展

责任伦理学

责任（Responsibility）作为伦理学的基本范畴早已有之，对责任的研究在伦理学发展过程中形成了"责任伦理"学派。责任伦理学代表人物是德裔美籍学者汉斯·约纳斯（Hans Jonas），1979 年，他在《The imperative of Responsibility: in Search of an Ethics for the Technological Age》中最早提出责任伦理这一思想：生态环境的破坏，动植物物种的消失，土地与食品的被毒化，人的生存和发展受到威胁等科技时代的文明危机使人看到"人类行为之变化的特性要求伦理学也发生变化"，人类应该具有责任意识，即通过对自己力量的驾驭进行自愿的责任限制；"以前没有一种伦理学曾考虑过人类生存的全球性条件及长远的未来，更不用说物种的生存了"。美国学者雷德（John Ladd）及德国学者伦克（Hans Lenk）也有这样的思想；Hans Lenk 指出，在历史上人类从来没有像现在这样掌握如此巨大的力量和能量，技术及技术进步使技术不再是简单的工具，它已经成为改造世界、塑造世界、创造世界的因素，在技术领域中出现的变化趋势使责任伦理问题突显；他不仅提出责任伦理思想，而且致力于研究责任的分配，并认为责任分配并非减弱了道德责任，而是提示人们应在实践中关注责任的类型，既要看到个体责任，也应关注组织及团体责任。人类技术力量的无边增长，使得伦理问题表现出无限性，这是科技发展造成的全球性后果，使得人类有了生存的危机感和忧患意识，从而萌生和觉醒了责任意识。高科技的发展引发的伦理问题更是在客观上提出了责任的现实重要性；责任伦理学是适应科技时代应运而生的、新的、宏观性极强的现代伦理学。

（三）荣誉

1. 荣誉的含义　荣誉在伦理学中是指人们履行了社会义务以后应得到的褒奖和赞许，同良心、特别是同责任紧密相连，是一种鼓舞和推动人们自觉地为社会和他人尽义务、做贡献的精神力量。荣誉包含两个含义：一是指社会用以评价人们行为的价值尺度，如临床药学工作者履行了医药道德义务后得到的社会公众的肯定性评价；二是指个人对行为的社会价值的自我意识，如临床药学工作者履行了医药道德义务而产生的自我欣赏感和尊严感。

2. 荣誉的作用　荣誉是一个历史范畴，不同时代、不同阶级、不同社会对荣誉有独特的理解。荣誉对临床药学工作者的道德行为起评价作用，并且能培养个人的知耻心和自尊心；此外，荣誉也是一种精神力量，给人很强的激励作用，也是临床药学工作者前进的不竭动力。

（三）幸福

1. 幸福的含义　幸福是人们在现实社会实践中因实现理想和人生目标而产生的一种心理、精神满足和成就感。它由特定的社会经济关系和社会生活条件决定，是特定社会意识在人们思想和情感中的反映。马克思主义伦理学认为，幸福与集体主义思想是一致的。

2. 幸福观的特点　幸福的形式是主观的，内容是客观的；它与人生目的和意义、与人生理想和现实联系紧密。幸福观是关于什么是幸福及如何获得幸福感的根本看法，主要有三个特点：一是物质生活幸福与精神生活幸福要统一，二是个人幸福与集体幸福要统一，三是创造幸福与享受幸福要统一。树立正确的幸福观有助于临床药学工作者在实践中正确处理个人选择与他人利益关系、个人行为与集体幸福关系，从而自觉地履行道德义务，在实现职业理想的实践中获得精神的满足及成就感。

（四）信誉

1. 信誉的含义　信誉是人们通过自己的活动赢得社会信任和赞誉，这种信任和赞誉一经获得则会对行为人的全部其他行为产生深远的影响。信誉的获得主要是通过多种形式的舆论表达，特别是群众舆论，它表现为一种广泛性和深刻性的评价能力。

2. 信誉的作用　临床药学伦理学的信誉表现为行为人或行为团体诚信无欺的道德情感和道德风尚。以医药企业为例，一旦行为主体有了这种信誉，就能在实践中做到平等待客，童叟无欺；信守合同，保证质量；货真价实，文明服务等。信誉同样也对临床药学行为主体选择行为起着激励的作用。

（五）职业理想

1. 职业理想的含义　理想是人类特有的一种精神现象，是与人生奋斗目标相联系的有实践可能性的想象，也是鼓舞人奋斗前进的巨大精神力量。理想深深地植根于人的需要，是一定物质生活条件下社会关系的反映。职业理想是理想结构中的重要组成部分，是职业道德的反映，同时又受社会理想的指导和支配，包含专业理想和成才理想。

2. 职业理想的特点　临床药学伦理学的重要内容之一是职业理想，具体内容如下：一是临床药学工作者对自己从事职业所要取得成就的目标追求，表现为渴望通过临床药学实践活动实现自己理想和抱负的心理和意识；二是临床药学工作者对自己应达到道德境界和理想人格的目标追求，表现为渴望追求的理想的临床药学道德关系和临床药学职业道德风貌。

第五节　临床药学科研领域的伦理学

一、临床药学科研中的道德要求

临床药学科研是人类为满足自身健康需求，以认识合理用药现象和完善合理用药为目的而展开的研究实践活动。临床药学科研道德具有规范性，既有同与其他专业科学研究的道德要求，也有独具临床药学科研领域特点的特殊的道德要求。

（一）临床药学科研中的一般道德要求

临床药学科研作为人类科学研究的一个组成部分，科研人员也应该遵守所有科研人员共同的道德品质，主要包括实事求是的精神、坚持真理的勇气、团结协作的群体意识。此外，临床药学科研人员还应该具备的一般道德品质如下。

1. 仁爱之心　"医乃仁术，非仁爱之士不可托也。"中国古代的李时珍，当代的安静娴、屠呦呦以及胰岛素的发明者班廷等，都是出于对人类生命的深切关爱，才在各自的领域中做出了重要的贡献。

2. 有理想，有志向，有献身于医药事业的责任感和事业心　理想要远大，目标要具体，而且要坚定执着、锲而不舍。临床药学工作者只有真正有了理想和志向，才会对医药事业有献身于医药事业的责任感和事业心。

3. 勤奋刻苦，坚韧不拔　在临床药学发展的进程中，新事物层出不穷，新理论、新发现不断涌现，没有强烈的求知欲望和刻苦精神，没有坚定的意志和顽强的毅力，是不可能获得成功的。

4. 正直、严谨、热情　临床药学科研的特殊性在于直接关系到人类的生命与健康，因此，科研人员必须具备正直、崇高的道德修养，且要把人类的生命利益放在首位，完全投身于其中，才可能在这特殊的领域中做出贡献。

5. 谦虚谨慎，永不自满　谦虚的品德是科研人员共有的品质，在社会进化和科学进步的今天，任何一项事业都是千百万人共同创造的成果；保持谦虚谨慎的作风，团结协作，是临床药学科研人员必备的道德品质。

6. 不断进取、勇于献身的精神　临床药学每前进一步都面对着未知的挑战，只有勇于进取，敢于探索，才能迈进新的领域。科学在本质上是革命的、批判的；探索和创新必须破除迷信，解放思想，这不仅需要耗尽心血，有时甚至需要做出重大牺牲，包括宝贵的生命。

（二）人体试验的道德要求

临床药学科研中，直接涉及人的生命利益时，必须要面对临床药学发展与人的生命利益的矛盾。临床药学科研人员的专业科学道德素质突出地表现在人体试验中正确处理科学研究主体与客体、医药科学发展与人的生命利益、现实与长远利益之间关系等问题之中；这是临床药学科研的伦理道德中必须要面对的首要问题。

《赫尔辛基宣言》的基本精神是指导医药学人体试验的根本性道德原则，也是临床药学科研中人体试验的道德要求。

（三）我国药物临床试验的道德要求

1. 我国药物临床试验的伦理审查　药物临床试验是最常见的一种人体实验，是新药研制开发过程中必不可少的一个过程。目前世界各国遵照《赫尔辛基宣言》的基本精神，通过《药品临床试验管理规范（GCP）》管理药物临床试验。20 世纪 90 年代初，世界卫生组织制定了适用于各成员国的 WHO《药品临床试验规范指导原则》。我国于 1998 年 3 月 2 日出台了中华人民共和国《药品临床试验质量管理规范》（试行），并于 2003 年 9 月 1 日重新颁布并改名为《药物临床试验质量管理规范》。

随着药物临床试验的国际化和产业化进程，在我国开展的国际多中心药物临床试验越来越多，为保护我国受试者的权益和安全，伦理委员会审查工作需要与国际规范接轨。因此，原国家食品药品监督管理局于 2010 年 11 月 2 日又制定颁布了《药物临床试验伦理审查工作指导原则》，旨在促进伦理委员会伦理审查能力的提高，规范伦理审查工作。

2. 药物流行病学研究过程中的伦理要求　流行病学是研究特定人群中与疾病和健康相关的状态和事件的分布及其影响因素，并借此为预防、控制、消灭疾病及促进健康提供科学决策依据的学科。它是公共卫生领域的主干学科，也是临床药学领域重要的工具学科，其分支众多，如临床流行病学、药物流行病学、传染病流行病学、慢性非传染性疾病流行病学、循证医学等。药物流行病学基本内容见本书其他章节，其研究对象是特定人群，研究过程中不可避免地会涉及伦理学问题；这些伦理学问题既具有前述部分的特征，也具有药物流行病学独特之处。

药物流行病学研究中，无论是疾病的预防、诊断、疗效评估，还是药物效应相关因素的调查研究，都必须遵循"收益大于风险"原则，即有利于促进合理用药、增进人体健康，尽可能避免各种潜在的风险。药物流行病学研究中基本的伦理学原则如下。

（1）尊重原则　充分尊重研究对象的人格及其作为一个自主个体所应享有的权利，包括知情、自愿、保密。

（2）受益原则　应尽量保证研究对象受益最大化、风险最小化。一旦发现潜在风险可能大于受益或已经得到预期研究结果，应立即终止试验。

（3）公正原则　在确定研究对象时，应该遵循科学的原理，合理制定纳入标准、排除标准。

伦理学问题亟须引起药物流行病学研究者的重视，一项药物流行病学研究方案应包含一个独立的保护研究对象的计划。

（四）动物实验的伦理要求

人们借用于动物实验来探索生命的起源，揭示遗传的奥秘，研究各种疾病的机制，攻克各种疑难疾病；特别是在医药学的发展中，动物实验更是不可替代的。故实验动物理应受到人们、特别是医药学科研人员的尊重和善待。1979年，由英国反活体解剖协会（NAVS）发起，确定每年的4月24日为"世界实验动物日（The World Lab Animal Day）"，前后一周被称为"实验动物周"，旨在倡导科学、人道地开展动物实验，严格遵守3R原则（替代、减少、优化），最终完全取消动物实验。"世界实验动物日"已经成为受联合国认可的、国际性的纪念日。

对实验动物生命权利的尊重应体现在日常对待动物的管理和使用方面，这是临床药学科研人员应具备的道德素质之一。

二、临床药学科研面临的道德挑战

科研实践推动社会的进步，也推动着临床药学事业的发展，而临床药学事业的每一步前进都面临着道德的挑战。

（一）安乐死药物研究中的道德

安乐死的问题是一个集科学、文化、法律与社会经济发展水平在内的复杂问题。安乐死药物的研究是建立在对安乐死认识基础上的，应立足于安乐死问题的总体道德原则和观念，体现安乐死的道德性质。研究安乐死药物应遵循的道德要求包括：用于安乐死的药物研究必须遵循人道主义原则，以减轻患者痛苦为直接目的；有利于维护患者的尊严；药物的剂型等外观感觉不应对患者或其他人产生恶性的感官影响；药物应用应便于操作；必须严格控制安乐死药物的研究和应用，制定严格的审批制度，确保其不被滥用；对有身后捐献器官要求的安乐死应用者应尽可能保证其身后器官的可用性。

（二）基因药物研究中的道德

在1980年提出、1990年正式启动的人类基因组计划（HGP）鉴定了所有人类基因和将整个基因组排序；人类基因多样性计划（HGDP）是HGP的补充。近年来，基因技术突飞猛进，基因疗法、基因药物的发展势不可挡，使人类生命和社会面临了前所未有的伦理挑战。从事基因研究的科研人员必须遵循联合国教科文组织提出的《世界人类基因组与人权宣言》和《国际人类基因组组织关于遗传正当行为的声明》中提出的道德原则，确保自己的科学活动成为人类进步与发展的动力。

（三）罕用药研究中的道德

罕见病，世界卫生组织定义为患病人数占总人口的0.65%～1%的疾病或病变。由于罕见病治疗药物市场规模极小，企业不愿对其投入生产研发，导致罕用药和罕见病患者长期得不到关注和治疗，究其原因在于经济利益的驱动。1983年，美国颁布了世界上首个《罕用药法案（Orphan Drug Act）》；此后，日本（1993年）、中国台湾和澳大利亚（1997年）、欧盟（2000年）等都通过免税和垄断等政策鼓励罕用药的研发，这反映了国际社会在孤儿药研发方面道德意识的觉醒和社会责任感的增强。事实上，功利论者认为，为一个不常见的病花费大量的资金是不道德的，不符合社会的最高利益；而另一方面，社会的道德责任不能放弃罕见病患者。道德责任上的不同看法使得在资助孤儿药的研究与开发上表现出不同的层次，这对临床药学实践者便构成了道德和伦理挑战。

（四）人类胚胎干细胞研究的伦理争议

胚胎干细胞具有无限增殖和多向分化的潜能，可以分化成体内各种组织细胞，在临床上具有广阔的应用前景。20 世纪 90 年代以来，对人类胚胎干细胞的研究开始兴起，随之出台了一系列的伦理学原则，这些原则主要来源于基因研究、胚胎研究、人体试验、生殖技术等方面。胚胎干细胞来自胚胎，因涉及对人类胚胎的应用，有学者认为胚胎是具有"人"的地位，从受孕那一刻起便是有生命的个体，对人类胚胎干细胞的破坏无异于谋杀生命，其引发的伦理道德方面的争议也日趋激烈。目前的争议主要涉及：①干细胞的来源问题；②卵子供应问题；③胚胎干细胞应用于肿瘤性问题；④胚胎干细胞研究的导向问题；⑤胚胎干细胞研究规范化问题。

人类胚胎干细胞的研究必然会迅猛发展，也必将为促进人类健康带来新的希望与可能，其伦理学争议的问题也将随着时间的推移而不断发生改变。人类胚胎干细胞研究必须坚持正确的伦理导向和原则，引导人们充分重视合理的利益诉求，并以开放的眼光看待既有的价值观念及伦理原则，达成利益各方均能接受的伦理共识。

本章小结

中国古代医药伦理思想经历了萌芽时期、雏形时期、形成和发展时期。辩证看待历史、弘扬中国传统医药伦理思想的精华。

临床药学伦理学的理论基础包括生命观、人道论、义务论、公益论、价值论；规范体系包括基本道德原则、基本道德规范、基本道德范畴、特殊领域的道德要求等；基本道德原则是临床药学伦理学规范体系的核心内容，即"保证药品质量，增进药品疗效，实行医药学人道主义，全心全意为人民的健康长寿服务"。

医药道德是医药伦理学的重要组成部分，是一般社会道德在医药领域中的特殊表现，它反映医药人员在道德关系和行为协调方面的一些基本概念；它既受道德基本原则和基本规范的制约，同时又是道德基本原则和基本规范的必要补充。医药道德对于临床药学工作者增强其责任感具有十分重要的意义。医药道德范畴的主要内容包括良心、责任、荣誉、幸福、信誉、职业理想。

临床药学科研道德具有规范性，既有同与其他专业科学研究的道德要求，也有独具临床药学科研领域特点的特殊的道德要求。

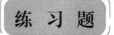

题库

一、选择题

A 型题（单选题）

1. 下列内容不属于中国传统医药伦理思想精华的是（　　）

    A. 仁爱救人　　　　　　B. 清廉正直　　　　　　C. 勤奋不倦

    D. 开拓创新　　　　　　E. 见义勇为

2. 下列关于临床药学科研中一般道德要求的叙述，不正确的是（　　）

A. 坚韧不拔   B. 谦虚谨慎

C. 关注科研风险   D. 有献身于医药事业的责任感和事业心

E. 临床药学科研的特殊属性在于它并不直接关联人的生命

3. 医药道德范畴的主要内容不包括（　　）

    A. 良心   B. 守时   C. 荣誉

    D. 幸福   E. 责任

4. 下列关于医药道德范畴含义的叙述，不正确的是（　　）

    A. 必须反映个人与社会之间最本质道德关系的基本概念

    B. 必须反映个人与社会之间最主要道德关系的基本概念

    C. 仅存在于人的内心，无法制约人们的行为

    D. 必须体现社会整体对人们的道德要求

    E. 必须反映个人与他人之间最主要道德关系的基本概念

5. 下列关于临床药学伦理学基本道德原则内容的叙述，不正确的是（　　）

    A. 保证药品质量

    B. 全心全意为人民的健康长寿服务

    C. 实行医药学人道主义

    D. 没有反映社会的经济关系

    E. 增进药品疗效

二、思考题

1. 简述医药道德范畴在临床药学伦理学规范体系中的地位及作用。

2. 简述医药道德范畴的主要特征。

3. 简述临床药学伦理学基本道德原则的内容。

4. 简述中国传统医药伦理思想的精华。

5. 简述临床药学伦理学规范体系的内容。

（宫　建）

PPT　　　微课

第十章

临床心理学与药师沟通

医患矛盾是全社会广为关注的焦点问题，医患矛盾的产生与医患关系的恶化密不可分。研究表明，患者与医务人员的充分沟通能够改善医患关系，从而减少或避免医患矛盾。随着药学服务模式从传统的"以药品为中心"转变为"以患者为中心"，掌握一定的临床心理学与沟通技能在临床药师药学工作中的重要性愈发显著。

临床心理学（clinical psychology）是临床医学与心理学相互结合的一门特殊学科，主要是应用心理学及相关学科的理论和方法，对精神疾病及相关心理问题进行判断、评估、分类、治疗、预防和研究的一门应用心理学科。临床药师要掌握一定的临床心理学的专业知识，这对提高药学服务质量具有重大意义。

沟通（communication）是人与人之间、人与群体之间信息、情感以及思想的传递和反馈。临床药学服务的开展需要药师与患者及治疗团队进行沟通、协商并达成共识，进而实现"保障患者用药安全"的目的。因此，沟通成为药师工作的一项重要内容。临床药师必须遵循沟通的原则，运用沟通的技能与患者以及治疗团队进行合理有效的沟通，以提供高质量的药学服务。

第一节　患者角色与用药心理需求

古希腊著名医者希波克拉底曾说："了解什么样的人得了病，比了解一个人得了什么病更重要"。患者的心理状态和疾病本身是一个相互作用、相互影响的关系。患病个体的生理功能和心理状态均发生变化，而患者心理又会影响疾病的发生和发展。因此，熟悉各类患者的心理特征并进行及时有效的心理干预，以促进患者快速康复和提高患者生活质量，是做好临床药师工作的关键环节之一。

课堂互动

1. 什么是患者?
2. 患者角色具备哪些要素?

一、患者的概念与患者角色

患者（patient）也称患者，是指有疾病行为并寻求医疗帮助且被医师诊断为患有疾病者。患者与医疗卫生系统、医护人员有密切联系，是一类有疾病行为、求医行为以及治疗行为的人群。当患者被诊断为患病后，其健康人的角色则转变为患者角色（patient role），即获得患者这一特殊身份。患者角色是社会赋予患者权利和义务的总和。一旦被确定为患者，其原有角色就会全部或部分被患者角色所代替，需要表现出与患者角色相符的行为模式。

知识链接

Parsons 提出"患者角色"

1951 年，美国著名社会学家、功能主义学派代表人物 Parsons 从社会学角度观察患者和周围人的互动，并在其著作《社会系统》中提出"患者角色"具备四个要素：①患者因患病致使精力和活动受限，可以从健康人角色中解脱出来，减少或免除原有的责任和义务。②由于患病是超出患者个体控制能力的一种状态，患者本身是疾病受害者，故当其处于疾病状态时无需对患病负责。③患者对恢复自身健康负责。患病是一种不符合社会需要的特殊状态，亦不符合患者意愿，因此患者必须有使自身尽快康复的想法和行动。④患者负有寻求医疗帮助的责任。患者不会因为自己有恢复健康的意愿而达到健康状态，必须依赖周围协助，才能实现该愿望。患者需要在一定程度上信赖他人、家庭、社会等的帮助，同时必须寻求能够使其康复的医学帮助，尽快恢复健康。

总之，患者可以不用对其所患疾病承担责任，并且还可以有条件的、临时的免除一些正常义务，但是，患者也应当认识到患病是一种不符合社会需要的状态。因此，患者必须承担以下两个新的义务：一个是想要并且尽快康复，另一个是寻求医疗帮助并与医师合作。

一部分医学社会学者及人类学者对 Parsons 的"患者角色"理论提出质疑。一些学者认为"患者角色"理论更适用于对流感，而不是对周期性疾病或者癌症患者求医行为模式的研究。另有学者指出，罹患精神障碍、麻风病及性病的患者即便其积极配合治疗，也难免被污名化或被病耻感困扰。尽管如此，帕森斯在特定语境下对"患者角色"的开创性阐述，对于如今医药工作者对医患关系的理解依然具有重大意义。

二、患者用药的心理需求及影响因素

（一）患者用药期间的心理需求

一般认为，患者用药期间从心理上有以下几方面需求。

1. 患者用药期间具有康复需求　患者最为基本的生理需要包括缓解疾病痛苦与恢复身心健康，患病对呼吸、饮食、排泄及睡眠等生存需要构成阻碍。因此，能够早日恢复到正常生活并摆脱患者角色的束缚不仅是患者的愿望，也是家庭成员、亲友和医者等与患者有关社会成员的愿望，而康复的前提是保证用药治疗安全、有效。药师的任务是帮助患者了解药物的治疗效果及其副作用，减少患者恐惧心理，并为他们建立合理预期，使治疗工作顺利进行。

2. 患者用药期间具有心理安全需求　患病后日常生活会受到干扰，导致患者丧失安全感，畏惧独处，唯恐发生意外，感到孤独并期盼亲人的呵护。同时，由于疾病使患者的社会参与能力受到影响，致使其社会地位发生动摇，加大患者的不安全感。因此，得到公平、适度的关注与尊重是患者最迫切的心理需求。弱者身份会加大患者自卑感，从而需要他人对其疾病的理解、同情和支持。因此，医务人员需要与患者建立良好的医患关系，这将更有利于治疗。

3. 患者用药期间具有参与社交的需求　患者需要被关心和被接纳。住院需要与亲友分离，接触检查与治疗，此时患者特别需要医护人员与亲人的关怀、同情和理解；同时，患者需要改变原有生活习惯，也要尽快熟悉环境并增加与病友的沟通，从而在情感上被新群体接纳。此外，患者需要社会联系和交往。除了与医护人员和病友交往，患者还需要与亲友联系、沟通和交往。

4. 患者用药期间具有被尊重的需求　疾病会影响患者被尊重需求的满足。患者会感到成为他人的负担或累赘，导致自信心降低。因此，患者对被尊重的需求会比患病前更加强烈。作为药师应当熟知患者的需求，并在沟通过程中遵守尊重原则，增强患者战胜疾病的信心，促进其与医护人员合作，从而有利于治疗和康复。

5. 患者用药期间具有自我成就的需求　患病时，最难满足的便是自我成就感。主要表现为患者在表达个性和发展个人能力时感到力不从心，成就感降低，特别是意外事故致残者，其自我成就感受挫更严重。因此，鼓励患者战胜病痛，使其对生活充满信心显得尤为重要。

6. 患者用药期间具有合理医药支出的需求　医药治疗具有很强的专业性，同时还有一定的消费性和选择性。患者应当在药师的建议和帮助下，根据自身伤病情况、经济能力、预后等诸多因素进行判断，选择支付合理的医药费用，避免不必要的开支，从而节约社会公共卫生资源。

患者用药的心理需求以各种方式展现，若无法得到满足便会产生抵触行为。因此，药师应认识和了解患者用药的心理需求，根据具体患者的身心特点加以沟通、引导和解决。

（二）影响患者心理的用药因素

患者心理的变化在一定程度上与用药因素有关。药品名称、外观、产地、价格、疗效、副作用及给药途径等都会对患者心理产生一定的影响。

1. 药品名称的影响　药品名称会使患者产生一定的心理效应，进而影响药效的正常发挥。为使某种药物能够达到预想的治疗效果，药师必须加强患者对该药的信任，增强患者对该药的信心。当药品名称引起患者疑虑时，药师应主动说明治疗目的，如己烯雌酚作为一种外源性雌激素，当其用于治疗男性痤疮时，药师应当对上述情况加以说明，否则会影响患者的用药依从性和治疗效果。

2. 药品价格的影响　有些患者用药时会依据价格判断药品优劣，但治疗效果的好坏重点在于能否对症下药，而不在于价格的高低。即便是同一种药物，药品价格也可能因其产地、生产工艺和销售渠道等差异而相差悬殊，因此患者应当选择"对的药"而不是"贵的药"。此外，患者还会因为自费购药、生活拮据等因素，难以承担高额药价，从而产生用药顾虑。

3. 药品广告的影响　新开发的药物一般有其独特的药理作用，在批准上市后厂商可能为了促销而进行大力宣传，广告会对患者用药产生强烈的心理暗示，并可能催生部分患者的用药欲望。恰当地使用新药可以在一定程度上改善治疗效果，但由于新药在临床应用时间较短，可能的长期不良反应尚未显现，故不能盲目使用新药。对于盲目迷信新药的患者，药师应对新药优缺点做出科学合理的解释，引导患者合理用药。

4. 药品其他因素的影响　药品的剂型、形状、颜色、气味、产地、包装和商标等均可通过影响患者的用药心理进而影响药物疗效。

（三）患者用药心理所产生的效应

20 世纪 90 年代初，研究人员正式提出"心理药效学"的概念，指研究同种药物在不同心理诱导下产生不同药效的科学。如今，用药心理所产生的效应愈发受到重视，有时甚至会起到关键作用。在患者用药过程中，患者的用药心理往往会影响药效，从而对疾病和疗效产生一定影响。但用药心理作用不易数据化，个体差异大，受环境的影响也很大。

患者的用药心理直接影响药物的吸收、分布、代谢和排泄，进而影响药效的发挥。患者愉悦乐观的心态有利于药物治疗作用的发挥。积极情绪可以提高身体机能，如增加消化道的分泌、蠕动和吸收，从而促进药物吸收，使药物迅速到达靶细胞和靶器官进而发挥药效。同时，保持心情舒畅，还能够提高脑功能，使呼吸、内分泌、循环、代谢和免疫等功能提高，故在此基础上进行药物治疗更易获得良好效果。反之，忧郁、悲伤、恐惧、焦虑和愤怒等消极情绪会使患者产生应激性生理反应，如内分泌紊乱、血管收缩、血小板聚集、血压升高和血液黏滞性升高等，其必会影响药物疗效，甚至诱发或加重病情。因此，用药过程中需要给予适当心理引导或干预，避免用药心理的消极影响。疾病与健康概念中着重强调心理上的平衡稳定以及社会适应能力，这要求药师积极关注在药物治疗中患者的心理状态。

"良药苦口利于病，善语温心去顽疾"。在治疗过程中，心理效应对药效产生的影响应当引起广大医药工作者乃至全社会的高度重视。当代药师的工作已不再仅仅是遵照处方进行"四查十对"后将药品发于患者，而应着眼于药学服务工作质量的提高。服务患者，关注患者的用药心理，使患者在心理状况良好的前提下正确使用药物，以达到预期治疗目的。

第二节　临床药师心理健康的影响因素及管理

近年来，生活节奏的加快以及医患矛盾的激化使得医务人员的工作环境不断恶化。关注医务人员的身心健康也成为医疗体系管理政策改革的重中之重。作为药学服务的主要承担者和医患关系链条中的特殊成员，药师在沉重的工作压力下，其心理健康问题不容忽视。

药师在临床工作中主要负责在处方用药方面主动与各科室的医师和护士沟通，建立科学规范的工作关系；同时，也要在提供药学服务时处理好医患关系，营造良好的沟通氛围，巧妙处理患者的情绪障碍，必要时可以应用心理治疗手段对患者进行正面引导，以保证沟通的顺利进行。药师是保证高效率低误差药物调配和提供高质量高水平药学咨询服务的主体，需要具备高超的专业技能和良好的心理素质，在提供系统药学服务的同时也应具有较强的应变协调能力。然而在某些社会、组织和个人等方面因素的共同作用下，药师群体仍存在许多不容忽视的心理健康问题，在影响其身心健康的同时也间接影响了药师的工作质量，从而导致医患关系的恶化。发现并解决临床药师心理健康问题，对于维护药师的身心健康和提高其药学服务质量是十分必要的。

一、临床药师的心理健康问题

现代医疗中用药部分的重点是在保证安全性的前提下提高药物的治疗效果和患者的生活质量。药师在提供药学服务时，不仅要承受工作负担所导致的日渐趋高的工作压力，也要面对素质高低不一的患者带来的复杂医患关系问题，这给药师带来了很大心理挑战。高风险性的工作性质使得药师的身体与精神长期处于高应激状态，直接或间接地导致了焦虑、抑郁和职业倦怠等心理问题的出现。

焦虑（anxiety）是指个体无具体原因而感到紧张不安，或对潜在挑战和威胁感到恐惧和忧虑的复杂情绪状态，常伴有主观痛苦感和自主神经功能紊乱等症状的出现。抑郁（depression）又称抑郁障碍，是一种以明显而持久的心境低落为主要症状的心境障碍，主要表现为思维迟缓、意志活动减退以及认知功能下降等。长期处于焦虑和抑郁情绪中，会导致药师工作效率与工作质量的降低，进而出现职业倦怠感。

职业倦怠（burnout）又称工作倦怠，其是个体在过度工作压力下产生的身心疲劳和精神耗竭状态。职业倦怠的主要表现为情绪衰竭、去人格化和个人成就感低。情绪衰竭即对工作丧失热情，对服务对象失去耐心，情绪与情感极度疲劳；去个性化即以消极否定的态度对待工作，失去工作兴趣，冷漠对待服务对象，缺乏人情味；个人成就感低是指个体对前途感到无望并消极评价工作的意义与价值。医务人员的职业倦怠常表现为工作态度消极，厌倦工作，对患者态度冷漠，也会出现烦躁、易怒和神情恍惚等精神症状，迟到和早退现象频生，甚至会辞职转行。

心理健康问题所导致的消极后果不仅会对药师的个人层面产生负面影响，也会对医疗卫生组织和社会层面，乃至整个医疗卫生行业产生负面影响。

心理健康问题给个体带来的负面心理效应会影响个体的身心健康和工作态度，从而对其工作质量和人际关系产生不良影响。随着身心疲劳和情绪耗竭程度的加重，个体会出现消沉、烦躁和惊恐等精神症状，进而引起失眠、头痛、胸闷和高血压等躯体症状的出现，使个体的死亡风险增高。

心理健康问题对个体工作态度的负面影响，直接导致其工作效率低下、缺勤率与离职率升高，以及工作中人际冲突增多，严重影响工作绩效，不仅为组织的管理带来许多困难，也对家庭和社会造成许多负面影响。个体的生产效率低下，不必要的人力资源流失，以及伤残和卫生保健等费用会增加组织的经济负担，进而影响医疗卫生组织的健康发展。个体对工作的厌倦与不满会导致个体的职业认同感下降，情绪衰竭会激化药学服务中的医患矛盾，对药师本身和患者的情绪都产生负面效应。医患矛盾会使药师的职业认同感降低，而低职业认同感又会通过引起职业倦怠感间接恶化医患关系，三者形成一个恶性循环，为医疗卫生组织的管理与健康发展，以及构建良好医患关系这一社会性问题带来许多负面影响。个人成就感低和去人格化会使药师在提供药学服务时，对患者失去关心和爱护的耐心，冷漠对待具有生理和（或）心理疾病的患者，严重影响药学服务的质量，甚至造成医疗失误与医疗事故的发生，为医疗安全带来重大隐患。

二、影响临床药师心理健康的因素

心理健康问题的产生具有许多社会成因和心理因素。处于变革和转型期的社会环境、生活节奏的日益加快以及个体的心理健康水平都对药师心理健康问题的出现具有重要影响。严重的心理挫败感是影响药师工作质量和医患关系的重要因素，会影响患者的治疗效果，甚至引起医患矛盾等。药师的工作疲劳感、组织支持感以及药师的人格特征，三者交互作用，成为影响药师心理健康的主要原因。

（一）工作疲劳感对临床药师心理健康的影响

药师的工作环境特殊，工作专业面宽，不仅需要掌握临床药学、药事管理以及药品的制剂生产、采购与检验等方面的专业知识，还需要面向患者提供药学方面的临床服务，以及做好医师、护士与患者之间的沟通协调。在高强度的工作环境中，繁重的工作任务会增加药师的疲劳程度从而产生职业倦怠感。药师在提供药学服务过程中，常因自身的情绪耗竭和得不到足够的社会认可，产生心理压力与工作疲劳感，从而导致工作态度消极冷漠和个人成就感低等情况的出现。职业认同感低会使个体无法在工作中实现自身价值，失去内在激励因素，从而无法有效缓解工作压力，导致药师身心疲倦，严重影响心理健康。

（二）组织支持感对临床药师心理健康的影响

组织支持感是指个体对组织如何看待他们的贡献和如何关注他们的幸福感的一种总体感受。组织支持感的高低显著影响药师的心理状况。在医院中，药师的工作价值常因患者对其工作的不理解而被忽视，患者只是简单地认为药师的工作就是"抓药"，这种付出艰辛劳动却不能得到相应社会认可的心理失衡，会降低药师的职业认同感，从而产生职业倦怠感，无法积极地投入工作。高组织支持感会给药师的身心健康和工作质量带来正面影响。因此，组织层面提高药师在临床工作中的角色地位，关心药师的核心利益，在人文关怀和价值认同方面给予药师更多的关心与鼓励等，其是提高药师组织支持感和职业认同感的最佳途径。组织给予的关怀与器重是提高药师工作热情，降低职业倦怠感，保证其身心健康的关键因素。

（三）人格特征对临床药师心理健康的影响

人格特征即特定的人格类型，职业倦怠对具有不同人格特征的个体产生影响的强弱不同。精神质又称倔强性，精神质高分的人常常表现出缺乏同情心、难以适应环境变化以及以自我为中心的特征；精神质低分的人则表现为富有同情心、合作性、无私、顺从和易于适应环境。精神质高分的药师在面对工作压力时，常因缺乏自我调节能力和环境适应力，产生明显的职业倦怠感，而精神质低分的药师则会随着疲劳程度的增加，产生相对较低的职业倦怠感。在面对压力与挫折时，药师要科学合理地运用心理学知识进行自我调节，平复情绪，释放压力，做好自身心理建设，同时也是缓解医患矛盾和处理人际障碍的有效途径之一。

三、临床药师心理健康管理

保持健康的心理状态，不仅有助于药师的身心健康，对于缓解药师的职业倦怠感、提高药师的药学服务质量和构建良好的医患关系都大有裨益。药师的心理健康管理应从个人层面和组织层面入手。个体需要具有良好的心理素质与心理承受能力，组织也应为个体提供优质的工作环境以及完善的身心健康保障措施。缓解药师的工作压力，使其具有健康的心理状态，营造良好的药学服务氛围，构建和谐的医患关系和塑造优秀的医院形象。

（一）个人层面对临床药师心理健康的管理

药师因其职业特殊性，长期处于心理压力高风险中。准确掌握自身的心理健康状况，并采取相应的自我心理干预措施，对于降低职业倦怠感和保持身心健康都具有正面促进作用。作为医务工作者中重要的一分子，在个人层面药师应做到以下几点。

1. 树立正确的人生价值观 正确的人生态度可以使个体正确的认识和对待外界事物，使其能够理智稳妥的处理事情，面对心理压力与挫折时具有较强的承受能力，预防心理健康问题的产生，有利于保持健康的心理状态。正确的人生价值观会带来积极乐观的处世心态，可以使个体树立正确的人生目标，提高其自我认同感和自我提升能力；同时，积极乐观的心态有利于与他人保持良好的人际关系，对于家庭氛围、工作关系和医患关系都有正面促进作用。

2. 提高职业竞争力和环境适应力 药师应具有丰富的专业知识、熟练的职业技能以及良好的职业道德操守，不仅需要了解药品相关的药效、药性、制剂方法以及药品的运输与保管方法等知识，也要熟悉药学基础知识和临床知识，同时还需掌握一定的专业操作能力。药师需要通过对知识的不断学习与补充，提高自身的职业竞争力，以适应药学知识的不断更新与新药研发的飞速发展。高尚的医风医德以及高超的专业能力，能够为患者提供更加优质的药学服务，提高患者对药师的职业认同感以及药师自身的个人成就感，有利于药师职业倦怠感的降低以及和谐医患关系的构建。

3. 合理宣泄消极情绪 在面对沉重的工作压力时，对不利于身心健康的消极情绪进行合理宣泄，有助于缓解药师的职业倦怠感，恢复内心平衡感，保持健康的心理状态，以便提供积极热情的药学服务。合理宣泄消极情绪的途径具有个体差异性，但常见方式主要有倾诉与转移注意力。向朋友、家人或同事倾诉自己的不愉快与烦闷，会使消极情绪得以发泄，心理压力得以缓解，同时也能收到情感的理解与支持，增强自身的抗压能力；药师要注意根据自身性格特点培养自己的兴趣爱好，在业余时间开展积极的自我娱乐活动，以转移对工作压力所带来的消极情绪的注意。当身心得到放松与调整时，个体可以重新振奋精神，积极乐观地面对工作负担与难题，恢复自身心理状态的平衡，对保持身心健康十分有益。

（二）组织层面对临床药师心理健康的管理

医疗卫生系统以及医院管理者可以从多种途径预防药师的心理健康问题。正向引导社会舆论，使患者正确理解药师的工作性质，可以拉近药师与患者之间的心理距离，减少在提供药学服务过程中所产生的误会与摩擦，从而构建和谐的医患关系；提高医疗机构的服务水平和优化配置医疗资源，可以减少药师的工作压力，减轻工作疲劳感以及职业倦怠感；完善药师的福利待遇，为其提供有效途径以提高职业能力和职业回报，提高药师的个人成就感和职业认同感；加强药师与管理者的平等交流与民主沟通，有助于提高药师的组织支持感与个人成就感，对药师的身心健康有正面影响；注重对药师的身心保护，通过加强对药师心理健康状况的调查，反映其心理压力和幸福感程度，从而进行相应的心理疏导和职业道德教育，改善药师的心理健康状态；保证对药师的行政服务与后勤服务，可以提高其职业幸福感与组织支持感，进而提高医院药学服务的整体水平。

因此，药师在关注药学服务工作的同时，也要善于调整心理健康状况；同时，医院管理者应提高对药师心理健康问题的重视程度，在组织层面及时采取积极的应对措施以提高药师的心理健康水平以及对药师工作的认同度，营造舒适高效的药学服务环境。

第三节　临床药师职业沟通技能

近年来，医患矛盾、医疗纠纷和医患诉讼呈现上升趋势。医患关系是一种重要的社会关系，出现问题的原因是多方面的，其中一个重要的原因就是医师和患者间缺乏正确有效的沟通。研究表明，常被投诉的医师并非技术水平不佳，而是由于与患者沟通不够充分或者沟通技能缺乏。因此，提高药师与患者进行有效沟通的能力，有利于建立医患之间相互尊重、相互信任、相互配合、共同承担风险的和谐关系。此外，药师还必须与治疗团队的医务人员沟通，特别是与医师沟通，以帮助其临床合理用药，提高药学服务质量和患者的治疗效果。

课堂互动

1. 临床药师沟通的目的与作用有哪些？
2. 临床药师沟通技能有哪些？

一、临床药师沟通的目的与作用

（一）沟通概念及临床药师沟通的现状

沟通是将信息、理念或感觉传递给他人的一种社会行为，是通过语言或非语言的方式交流事实、意见或感情，促使不同群体间对信息的共同理解与认识，从而达到相互了解与信任的目的。临床药师走向临床，参与临床合理用药，首先面临的问题就是如何与患者、医师及护士沟通，除了必要的药学知识储备，沟通技能亦不可或缺。

1997年，世界卫生组织的报告"药剂师在卫生保健系统中的作用——药剂师为未来做好准备"总结了药师在医疗活动中的重要作用，率先提出药师作为沟通者（communicator）的观点。2000年，世界卫生组织和国际药学联合会提出了"七星药师"的目标，后成为"八星药师"，即：健康看护者、决策制定者、领导者、管理者、终身学习者、教学者和研究者，其中特别强调药师作为沟通者必须知识渊博，当与健康专家和公众交流时要足够自信。因此，药师与患者和治疗团队的沟通已成为药师的日常工作内容。

近年来，《药品管理法》《医疗机构药事管理规定》等法律法规的深入实施促进了我国药师与患者间的沟通。为了加强药师患者间的有效沟通，许多医院尝试了许多方法，包括建立非处方药分配模型、开设药物咨询窗口、参加病房查房并制定患者个性化治疗计划等。这些措施消除了药师与患者之间的沟通障碍，促进了药师与患者之间面对面交流，充分发挥药师的专业知识，并增加患者对药师的信任和依从性。然而，我国医院药师的整体沟通能力尚未达到理想状态，不同层次医院中药师的沟通技能水平仍不平衡。

（二）沟通的目的与作用

通过与患者的有效沟通，药师可以为患者提供专业有效的药学服务，指导患者合理用药，从而提高患者依从性，达到改善患者治疗和生活质量的目的。正确使用药物可以治疗疾病并减轻患者疼痛。但如果使用不当，则会导致严重不良后果，甚至危及生命。若药师仅向患者提供药物，而没有根据药物的安全性和有效性与患者进行充分沟通，可能导致严重的医疗事故。因此，确保患者安全用药非常重要。作为药师，必须与患者进行沟通，以确保患者的安全。尤其是初次使用药物的患者，药师应确认其掌握正确使用药物的方法。

此外，药师还必须与治疗团队沟通，特别是与医师沟通，以帮助医师选择合适的药物并制定完整而合理的用药计划。医师对于疾病情况的掌握要优于药师，而药师应运用自己的药学专业知识向医师提供高质量的药学服务，包括治疗药物的遴选、药物剂量的确定、药物相互作用、不良反应的甄别、药物治疗监护建议及药物治疗信息的提供。只有药师与医师之间进行有效的沟通，才能真正地实现"以患者为中心"的药学服务模式，提高治疗效果及治疗质量。

二、临床药师沟通的原则与要素

（一）沟通的原则

唐代著名医师孙思邈在《大医精诚》中系统地提出医者的修养和行为准则，认为医道是"至精至微之事"，习医之人必须"博极医源，精勤不倦"；同时要求医者要有高尚的品德修养，以"见彼苦恼，若己有之"感同身受的心，其字里行间充满浓厚而朴素的人道主义精神，为无数医务工作者树立了榜样。为确保与患者的良好沟通，药师必须首先在日常工作中保持良好的专业态度，即积极、乐观、宽容和热爱。沟通的基本原则包括：相互尊重、相互理解、以诚相待、宽以待人。

（二）沟通的要素

临床药师在与患者沟通时具备的要素主要包括临床药师的专业性、良好形象、明确的沟通目标、达成共同的协议和真诚对待患者等。

1. 临床药师的专业性　药师专业知识的累积是与患者建立良好沟通的基础，而向患者提供专业建议是药师工作的具体体现。药师作为一种高度专业的职业，当其与患者交流时，尤其是对某些疾病有一定认识的患者，专业服务质量和知识显得尤为重要。只要患者看到药师具备为他们服务的能力，他们就会与药师积极沟通，并在药师指导下合理使用药物。

2. 临床药师良好的形象　药师的专业形象会影响患者对药师的印象。患者对药师的印象是药师与患者间潜移默化的沟通。因此，药师必须注意专业形象，并给患者留下良好印象。药师训练有素，优雅且衣着考究，得体的行为可以显示出药师的优良素质和职业特色，也是与患者进行有效沟通的基础。

3. 明确的沟通目标　有明确的目标才能实现良好沟通。药学服务中沟通的总体目标是保障患者用药安全。药师面对患者时，要充分了解患者的治疗背景，比如用药史和过敏史等信息，便于同类药品的选择。

4. 达成共识　能否达成共识是沟通是否结束的标志。在药学服务过程中，患者存在的主要问题就是缺乏对疾病及药物的基本认识，需要药师围绕疾病对患者进行简单有效的用药教育，包括药物的作用机制、预期疗效及不良反应等。沟通结束时要形成一个双方或多方都共同承认的协议，只有达成共识才叫作完成一次沟通。

5. 真诚对待患者　当面对患者时，药师应该想到，其职业及工作是基于患者的存在，应该感谢患者为药师提供了工作机会。药师的工作是为陷入困境的人们带来希望，这样才能够真正把患者放在第一位并给予尊重。药师以真理为基础，以仁慈为灵魂，体现在对处于病痛中患者的充分理解、同情和尊重方面。

三、临床药师与患者沟通的技能

通过药师与患者之间的有效沟通，患者可以获得正确的用药指导，提高用药的安全性、有效性和经济性，并有利于疾病的治疗。同时，交流也是药师了解患者心灵的窗口以及药师获取患者信息的途径。因此，临床药师要在药学服务过程中不断学习和实践沟通的技能。

（一）临床药师与患者沟通的基本技能

1. 建立相互尊重和信任关系　作为药师，与患者建立友好信任关系是帮助患者恢复健康及改善生活质量的重要基础。药师每天都要面对大量患者，工作压力之大是常人难以想象的，但也要进行有效沟通。在合理用药方面，有必要为患者提供合理充分的解释，为患者提供更多的关爱，缩短与患者的距离。当患者将信任给予药师，就会同时把理解及宽容带入治疗过程中，对治疗预期有更多的耐心。被尊重是人类最需要满足的心理需求，必须在平等、信任和相互尊重的基础上建立良好的医患沟通。药师首先需要让患者感受到医务人员对他的尊重、对病情的理解以及发自内心的真诚帮助。除尊重患者外，药师还必须重视患者的合法权益，满足患者的合理要求，解决患者在常规医疗中的困难，保护患者的隐私。例如，对于罕见姓氏的患者，可以正确地叫出他们的名字；为老年人提供老花镜；为患者储备具有特殊储存条件的药物。这些工作中的细节将使患者感到被尊重。

2. 口头语言技能　当患者被病魔击倒、丧失生存的勇气时，药师就是患者的信心树立者。药师的工作不仅是保证患者的合理用药，还要帮助患者树立战胜疾病的信心，从而提高患者的生活质量。对待患者要热情和真诚，并注意使用适当的称呼和礼貌的语言。消除药师和患者之间的陌生感，使患者感到温暖，并使沟通气氛变得轻松。

在药学服务的过程中，药师应当使用患者可以理解的语言并以患者可以接受的方式为他服务。例如，药师最好对患者说："我说明白了吗？"而不是说"你听明白了吗？"如果使用专业术语而不是简单的语言来回答患者的问题，那么基于大多数患者对药物的了解很少或根本不了解的事实，则容易产生误解或用药错误。因此，药师与患者交流时应避免使用专业术语。

3. 倾听与同理心　药师与患者进行有效的沟通，需要积极的换位思考，并在不同情况下扮演不同的角色。当患者因疾病或贫穷而烦恼并感到焦虑和恐惧时，药师是引导者，以最大的耐心诚意宽容对方的行为，耐心规劝，积极引导；当患者长期处于疾病的阴影中，并对外人戒心重重时，药师是患者的朋友，应以真诚的心打动患者，使患者感到药师关心自己，朋友一样的关系会使患者放松；当患者忍受疾病折磨苦衷无处倾诉时，药师是最好的倾听者。药师必须耐心聆听患者的陈述，使患者在心理上与药师亲近，从而达到与药师合作并接受药师用药指导的目的。

4. 肢体语言技能　美国加利福尼亚大学的研究表明，交流的55%是通过肢体语言完成的，38%是通过语音完成的，只有7%是通过单词表达完成的。因此，肢体语言非常重要。药师必须善于在工作中合理使用肢体语言。沟通时，必须把握好肢体语言的分寸，做到自然端庄、不夸张，使药师与患者之间的沟通富有生气并具有感染力。

药师的站姿坐姿要符合工作场合的要求，站立时要挺直、舒展，眼睛平视前方，手臂自然下垂，不要双手插在腰间，放在身后或者抱在胸前，药师要给患者大方、严谨、安全之感。坐时要保持上身端正，肩部放松，不要趴伏在桌面或者斜靠在椅背上。除了要保持规范的站姿坐姿，药师在与患者沟通中要善于使用肢体语言。当药师与患者交流时，药师与患者之间的距离通常为半米（交际距离）。面部表情是最丰富的沟通源泉，其清晰地展示药师的良好职业形象。药师应控制自己在患者面前的面部表情，并尽力避免可能对患者造成伤害的表情，例如反感和厌恶。保持直立并微笑，保持良好的眼神交流，但不要一直盯着对方。不要把手放在口袋里，尽量不要交叉抱在胸前，这是一种非常不友好的姿势。

5. 书面语言及其他技能　药师还可以使用其他沟通方式来提高患者的依从性并确保患者使用药物的安全性，虽然一般药物都配有专业详尽的使用说明书，但能够认真阅读的患者是少数，导致大多数患者对用药细节缺乏了解，这时就需要药师概括说明书的有效信息及核心内容并对患者进行用药指导，例如，在患者的药盒上标明用法、剂量和特殊预防措施；并开具易于理解的患者用药说明。对于年长患者或活动能力受限等特殊人群，存在其理解能力及记忆力不佳等情况，在使用疗程长的药物或更新药物时，需要药师主动及时提供相关的药学服务，如电话咨询、定期回访、在线咨询等。

（二）案例分析

实例：某老年患者，患有白内障伴结膜发炎，医师为其开具吡诺克辛钠滴眼液、左氧氟沙星滴眼液和红霉素眼膏各一支。药师在发药时询问患者是否会使用药品，患者一听不高兴，说道："我都快70岁的人了，这一小瓶眼药有什么不会用的，不就是往眼睛里滴一两滴药水吗？"药师认真地解答到："老大爷，这眼药虽小，可是使用起来可大有学问呢！用不好的话，还会给身体带来不好的副作用呢！"患者半信半疑，药师继续耐心地告诉患者："首先这个眼药膏和眼药水使用时间不一样。眼药膏通常夜间应用，而眼药水白天应用。另外，这个吡诺克辛钠滴眼液比较特殊，使用前需要将小药片投入到溶剂瓶中，等片剂彻底溶解您才能使用。"患者听后高兴地说："我还真没注意到里面有一粒药片，也不知道眼药膏和眼药水的使用区别。这小小的眼药水还有这么多学问，谢谢您，您真是一名专业的好药师啊！"

分析：患者合理使用药物是药师药学服务技能的实现，也是药师基本价值的直接体现。要求患者遵守医嘱和合理使用药物，其反映了药师如何通过有效和良性的沟通来解决患者的问题并达到预期目标。本案例中的药师认真倾听患者问题，运用专业知识给患者进行耐心和详细的解答，以严谨的专业知识和有效的沟通赢得患者的尊重和信任。因此，本案例是一个药师与患者沟通的优秀案例。

四、临床药师与医师及其他医务人员的沟通技能

药师不仅需要为患者提供药学服务，还有责任向医师及其他医务人员等治疗团队成员提供必要的药学服务，以提高药学服务效率与质量。

（一）药师与治疗团队沟通的主要方法与要点

合适的沟通方法和准确的沟通内容会直接决定沟通的成功，进而促进患者药物治疗的成功。沟通的技能要点主要包括四个方面。

1. 沟通前准备工作　药师在与治疗团队进行沟通前，应该做好相应的准备，以确保沟通能够顺利进行。例如针对沟通的问题查阅相关文献，尤其是循证药学相关证据，并拟定解决方案，甚至是备选方案。选择合适的时间，提出问题，阐明自己的观点以后再提出药学建议，最后将结果按照要求做好记录。

2. 沟通中建立信任及换位思考　建立信任是决定药师是否真正参与治疗，为治疗团队提供药学服务的首要条件，也是临床治疗团队合作成功的基石。首先，药师在加入团队之前，需要与医师或其他医务人员进行沟通，明确药师的工作内容、目的、方法等；其次，在进入团队开始工作以后，面对医师及其他医务人员提出的问题，药师应该认真并及时给予答复，并持续关注；再次，长期坚持努力工作也可帮助药师在团队内建立信任。药师在加入治疗团队的初期切忌以自我为中心，而忽略患者的需求及医师的观点，因此在沟通时，应尝试在对方的角度思考问题，这有助于问题的解决。

3. 沟通时使用技巧　为确保沟通时的信息准确，药师与沟通对象应尽量选择当面沟通或在电话中进行口头语言沟通。其次，沟通时应围绕患者的问题展开讨论，避免针对团队人员行为进行评价，以免引起矛盾。另外，遇到自己的不足，要勇于承认，展示出药师的专业性。

4. 适当借鉴管理政策　目前我国临床药师还处于发展阶段，不合理用药情况较为普遍，药师可以借用国家的一些政策及管理规定，来促进临床进行合理用药。比如2011年提出的"全国抗菌药物临床应用专项整治"活动，药师应当充分抓住国家医药管理政策颁布良机来督促所在医疗团队合理用药。

（二）案例分析

实例：北方某医院药学部刘药师作为临床药师代表去湖北医院支援。在全院的病例讨论中，他紧密结合目前的专家共识，提出治疗新冠病毒药物磷酸氯喹的不良反应较大，并强调在用药期间应监测心脏QT间期及注意药物的配伍禁忌等事项。在接管病区以后，通过分析患者病历，刘药师及时发现多名患者存在同时使用胺碘酮和氯喹，莫西沙星和氯喹合用的情况，他与病区治疗团队医师展开专业讨论，最后成功更改用药方案，达到了减少患者用药风险、提高治疗效果的目的。

分析：临床药师首先要为患者提供药学服务，新冠病毒感染属于新型疾病，这就更需要药师通过专业水平来遴选合适的药物，在治疗过程中及时发现问题，与医师治疗团队进行积极沟通以纠正用药不当。本案例中的刘药师用自己高超的专业水平和沟通能力赢得医院治疗团队的充分信任，也展现了新冠疫情中临床药师也能作为白衣战士，与医师们并肩作战，为人民的健康保驾护航。因此，本案例是一个药师与治疗团队沟通的优秀案例。

本章小结

　　随着药学服务模式的转变以及医患关系的复杂化，临床药师掌握一定的临床心理学知识和沟通技能，能够避免医患矛盾并提高药学服务质量。

　　临床药师不仅需要了解患者的角色与心理状态，也要熟悉患者用药的心理需求及其影响因素，以便更好地为患者提供高质量的药学服务，使患者在心理状况良好的前提下正确使用药物，达到预期治疗目的。同时，临床药师也要掌握自身的心理健康状况，明确心理健康问题对个人、组织乃至社会具有负面影响，从对药师心理健康产生影响的工作疲劳感、组织支持感以及药师的人格特征三方面因素入手，积极通过个人层面与组织层面采取有效措施，避免焦虑、抑郁以及职业倦怠感等心理健康问题，努力营造舒适高效的医患沟通氛围，构建和谐的医患关系和塑造优秀的医院形象。

　　构建良好医患关系，有效的沟通技能是必不可少的。临床药师在提供药学服务时，不仅需要就合理安全的用药问题与患者进行沟通，也需要与治疗团队进行以提高治疗效果为目的的有效沟通，从而提高患者的依从性，达到治疗目的。临床药师与患者沟通时的技能主要包括建立相互尊重和信任关系、口头语言技能、倾听与同理心、肢体语言技能、书面语言技能及其他技能五个方面。临床药师与治疗团队沟通时的技能主要包括沟通前做好准备工作，沟通中建立信任及换位思考，沟通时使用一定的技巧以及适当借鉴管理政策等四个方面。明确药学服务沟通的基本原则与要素，掌握与患者和治疗团队沟通时的技能，有助于提高临床药师的药学服务质量和患者的治疗效果，对构建和谐医患关系大有裨益。

练 习 题

题库

一、选择题

A 型题（单选题）

1. 患者用药时的心理需求不包括（　　）
   A. 康复需要　　　　　　　　B. 合理医疗支出　　　　　　C. 心理安全需求
   D. 组织支持感　　　　　　　E. 被尊重

2. 关于患者角色，下列说法错误的是（　　）
   A. 患者处于疾病状态时无需对患病负责
   B. 患者可以不对恢复自身健康负责
   C. 患者负有寻求医疗帮助的责任
   D. 患者可以减少或免除原有的责任和义务
   E. 患者角色是社会赋予患者权利和义务的总和

3. 职业倦怠的主要特征不包括（　　）
   A. 情绪衰竭　　　　　　　　B. 去人格化　　　　　　　　C. 焦虑
   D. 个人成就感低　　　　　　E. 情感疲劳

4. 影响药师心理健康的主要因素不包括（　　）
   A. 工作疲劳感　　　　　　　B. 组织支持感　　　　　　　C. 人格特征
   D. 药学服务质量　　　　　　E. 工作环境

5. 临床药师沟通的原则不包括（　　）
   A. 相互肯定　　　　　　　　B. 相互尊重　　　　　　　　C. 相互理解
   D. 以诚相待　　　　　　　　E. 宽以待人

6. 下列说法正确的是（　　）

    A. 作为药师，必须与患者建立相互尊重和信任的关系

    B. 沟通是否结束的标志是是否达成共识

    C. 如果药师想与患者进行沟通，他们应该换位思考

    D. 建立信任是临床治疗团队合作成功的基石

    E. 以上均正确

二、思考题

1. 简述患者的概念及患者角色应具备的要素。

2. 简述患者用药心理所产生的效应。

3. 简述影响药师心理健康的因素。

4. 论述药师心理健康管理的主要措施。

5. 论述临床药师与患者沟通时的基本技能。

6. 简述临床药师沟通的原则与要素。

（郭　凤）

PPT

第十一章

药物治疗相关的药学实践服务

随着社会的进步和经济的发展，人类疾病谱发生了重大改变，各类慢性疾病的患病率逐年上升，肿瘤的发生率逐渐增加，多重耐药菌感染日趋严重，这些疾病通常依赖于药物治疗，人们对合理用药的需求日益强烈。因此，如何安全、有效、经济地使用药物，需要药师给予科学的用药指导。2011 年我国颁布的《医疗机构药事管理规定》中强调了医疗机构药学工作要面向全体患者，相关的工作人员要积极推动药物治疗相关临床诊疗指南和药物临床应用指导原则的制定与实施，监测、评估本机构药物使用情况。临床药师是提供药学实践服务的主体，通过多种有效的药学服务模式，确保达成安全、有效、经济、适当的合理用药目标。

第一节 药学实践服务的主要内容

微课

一、用药咨询与用药教育

2011 年《医疗机构药事管理规定》再一次明确指出，掌握与临床用药相关的药物信息，提供用药信息与药学咨询服务，向公众宣传合理用药知识是药师的基本职责。多项研究表明，通过用药咨询与用药教育，患者用药的依从性、适宜性、正确性和安全性均得到有效改善。用药咨询和用药教育都是宣传合理用药知识，提升药学服务质量的重要形式，也是保障患者用药安全的重要途径。

课堂互动

1. 药师遇到的用药咨询问题主要有哪些类型？
2. 用药咨询与用药教育的对象有什么不同？

（一）用药咨询

用药咨询是指药师利用药学专业知识和工具向患者、患者家属、医务人员以及公众解答与药品相关的疑问。用药咨询内容包括药品的名称、用法用量、疗效、用药注意事项、药物间相互作用、贮存方法、价格、药品不良反应识别及处置等。不同咨询者的咨询问题侧重点不同。患者和患者家属咨询通常来自门急诊的患者，主要咨询问题为药品名称、规格、成分、储存条件、有效期、价格、用法用量和不良反应等。医生咨询的问题侧重于咨询新药的信息、药源性疾病和药物相互作用等。护士咨询的问题以不良反应、给药途径和药品储存等为主。公众咨询的问题以自我保健和疾病预防为主。

药师提供用药咨询的形式包括面对面咨询、电话咨询和互联网咨询等。

1. 用药咨询流程 规范的用药咨询服务流程，包括确认提问者身份、获取背景信息、确定最终问题并分类、构建检索策略并执行、检索结果评估分析并汇总、简明扼要得回答问题、记录和定期统计分析。

2. 用药咨询注意事项 药师提供用药咨询服务时，应根据咨询问题及服务对象的不同，确定所要回答的问题，然后进行有针对性的解答。注意咨询问题回复的及时性，药师应在当日完成用药咨询服务；对于复杂问题、特殊问题，可在征得咨询者同意情况下，择日回复。药师及时对相关信息进行记录和整理，记录方式包括电子记录和书面记录，记录内容应包括咨询者身份、姓名、性别、出生年月日、药品名称、咨询问题、解答内容以及参考依据等。

（二）用药教育

用药教育又称用药指导，是药师通过直接或间接与患者或者家属进行沟通与交流，用简单又通俗易懂的语言将药物的用法用量、配伍禁忌和注意事项等信息主动告知患者，并解答患者和家属用药方面的各种疑问。

1. 用药教育的意义 通过用药教育可以提高患者对疾病的认识，理解治疗的目的，从而提高用药依从性；药师在讲解药品特点时，会把药品使用的注意事项进行特别交代，提高患者使用药品的安全性，提高疾病治疗的有效性，避免在使用药品过程中的用药错误。

2. 用药教育的主要方式 用药教育多采用一对一的模式，通常是对患者进行针对性的讲解疾病治疗相关的药物知识；也可采用一对多的模式，例如药师对多个相同疾病患者进行统一的讲解，然后分别回答患者问题。在患者教育的过程中，药师可以为患者提供纸质宣教资料，也可以采用视频、音频等介质提供用药资料；在用药教育过程中通常是面对面口头讲解，也可以借助微信、抖音、网络、邮件、媒体、广播等多种形式提供用药指导。

3. 用药教育的流程

（1）了解病情和用药情况 首先，药师要通过门诊或者住院病历了解患者疾病史和用药史，然后通过与患者或者家属的详细交流，评估患者的知识水平、对疾病的认识和目前对治疗的需求，确定用药教育与用药指导的重点内容。

（2）明确患者教育目标、准备资料 根据患者知识水平和对疾病的认识，确定用药教育的目标，并根据具体情况，以患者能够理解和接受的通俗语言准备用药教育需要的文字资料或者视频资料等。

（3）实施患者教育计划 告知患者处方或者医嘱中药物都是治疗什么疾病，每种药物如何正确使用、储存、副作用以及注意事项都有哪些，并且提供在未来遇到用药问题可以询问的电话。

（4）解答患者疑问在用药教育结束前，还要询问患者是否还有其他与药品相关的疑问。

（5）患者随访及效果评估 确定随访周期和定期评估患者用药教育的效果。

二、用药评估、药学查房与药历书写

（一）用药评估

1. 用药评估的目的和意义 用药评估是药师根据患者的临床资料，应用医药学知识，结合临床经验，围绕具体的药物治疗对患者所做的个体化药物相关问题的评定。用药评估不仅要评估药物治疗存在的问题，也要评估可能发生的潜在问题；不仅要评估药物治疗的方案，也要评估药物治疗的反应；不仅要评估医务人员工作中的问题，也要评估患者与药物治疗相关的思想和行为问题。例如医嘱转录过程中出现的差错，患者由于对药物副作用担心而不遵从医嘱等，这些评估内容在用药评估过程中都要考虑到。在临床团队中临床药师由于药学知识的完整性、药学信息的可获得性和对药学问题的敏感性，进行药学评估时具有极大的优势。临床药师的药学评估是医师评估和护士评估的必要补充，是非常有意义的，它是临床药师提供药学建议和开展药学干预的基础。只有对患者进行全面的药学评估，才能提供适宜的药学建议和药学干预，因此，药学评估是临床药师开展药学服务工作的关键步骤，可提高患者药物治疗的安全性、有效性和经济性。

2. 用药评估的内容

（1）药物治疗方案合理性评估 首先，开始治疗前，对正在讨论的或已经制定的药物治疗方案进行评估，包括适应证、药物选择、联合用药、药物的剂量、药物剂型、给药途径、给药间隔和疗程是否合理，药学监护指标的选择和频度是否适当等等。然后，对治疗过程中的疗效评估。根据患者症状、体征的变化以及相关实验室检查的结果，对照预期的治疗目标和指标的理想参数值，评估药物治疗是否有效，起效速度和程度是否合理。如肺部感染患者经抗感染治疗后，通过观察其体温是否下降，咳嗽咳痰有无好转，痰液颜色是否由黄转白，肺部啰音是否减少，检测其血常规中白细胞及中性粒细胞百分比、CRP、降钙素原和IL-6等感染指标是否正常，以及胸片肺部炎性阴影有无吸收等来评估药物治疗效果。

（2）药物治疗风险和矛盾的评估根据患者的具体情况如肝肾功能、出血倾向、过敏体质，以及所用药物的不良反应和相互作用等知识，对治疗方案的风险和矛盾进行评估，预测风险和矛盾的大小，及早发现潜在的用药问题，以便采取相应措施。如哮喘大发作的患者有溃疡病史，应用静脉滴注糖皮质激素治疗，用药评估认为胃出血风险较大，应建议临床合并应用质子泵抑制剂和口服胃黏膜保护剂，并加强药学监护。同时对患者及其家属进行告知，指导家属观察呕吐物和粪便颜色等，以此来减少或减轻糖皮质激素不良反应的发生及严重程度。

（3）药物治疗方案执行情况的评估 密切注意和随时评估药物治疗方案的执行情况，如药物的配制，给药次序、速度和方法等。例如因患者无法自行吞咽口服药物，发现护士将控释剂磨粉后从鼻胃管注入，药学评估为剂型与给药方法不合理，应建议医生修改药物治疗方案。

知识链接

药物相关问题及分类系统

药物相关问题（drug-related problems，DRPs）是指在与药物治疗相关或可能相关的不理想事件，已经或可能会干扰预期的治疗结果。DRPs的概念早在1970年被美国专家Hepler和Strand首次提出，它包括用药差错（medication errors，ME）和药物不良事件（adverse drug events，ADE）。DRPs在临床药物治疗过程中是很常见的，有研究提示，50%以上用药患者存在DRPs，且大多数DRPs是可以预防的。药师通过及时干预可以降低DRPs的发生，从而提高患者治疗效果，降低不良反应发生率，增加用药安全性。

对临床出现的DRPs进行系统性描述，进而分析、研究，并解决出现的问题，就要求药师运用科学的方法对DRPs进行系统性分析，从而促进临床药物的合理使用。美国早在1990年就开始了对于DRPs的研究，并对其分类。欧洲医药保健网（pharmaceutical care network Europe，PCNE）在1994年建立了PCNE分类系统，该分类系统经过多次修改和完善，已发展成为相对成熟的分类工具，并于2020年2月发布了最新的9.1版。经过改良的PCNE分类系统能更加清楚和完整分类所有DRPs。但国内研究较少应用DRPs分类系统，并且评价体系也不够完善。

（二）药学查房

药学查房是指以临床药师为主体，在病区内对患者开展以合理用药为目的的查房过程。包括药师独立查房和药师与医师、护士医疗团队的联合查房。

1. 查房的流程

（1）查房前准备　在查房前，应通过查阅病历，提前了解患者现病史、既往病史及用药史、家族史和本次入院的药物治疗情况。

（2）进行药学查房　首次药学查房时，要向患者进行自我介绍，说明查房的目的和意义，以取得患者和家属的信任。核实患者疾病的基本情况，针对患者的入院前的药物治疗及效果进行详细询问。根据与患者的交流发现的问题，进行用药指导；对特殊药学监护的患者需要多次的药学查房，主要对患者在住院期间药物治疗效果、药物相互作用、不良反应等进行综合评价，及时与医生沟通，优化治疗方案。

（3）查房后工作　药学查房后，临床药师应对患者情况进行总结，对重点监护患者书写药历，制订监护计划。对准备出院的患者进行患者教育资料的准备。

2. 查房的主要内容

（1）药学问诊和用药评估　初次查房问诊内容包括入院原因（症状及出现时间）、现病史（主诉的展开，对患者症状更完整的描述）、既往病史、既往用药史（药物名称、剂量、给药途径、方法、疗程及不良反应等）、家族史、伴发疾病与用药情况、个人史（教育背景、职业、饮食习惯、烟酒嗜好等）及婚育史等。

（2）治疗方案的制定和修改　临床药师要利用专业的药学知识，如药代动力学、药效学和药理学等药学知识，结合临床知识，为患者制定用药方案，尤其对肝肾功能不全者、妊娠患者、儿童和老年人等特殊人群进行个体化方案调整，参与到医生查房和用药方案的制定过程当中。

（3）用药监护　对正在实施的用药方案，进行疗效和不良反应的监测，发现潜在风险，及时和医生沟通，保证患者的用药安全。

（4）住院期间患者用药教育、指导与咨询　判断患者是否能够正确用药，观察并询问患者用药后的反应、询问患者是否出现了新的症状或者不适，及时对患者进行用药教育和指导。

3. 查房的注意事项　临床药师通过药学评估，整理出患者可能存在的用药问题，应注意反馈的及时性。及时与医生、护士及患者沟通，以协助医生及时优化治疗方案。有些问题应及时与护士沟通，例如给药方法（如滴速）、药物保存（如避光）和给药顺序等问题。所有沟通过程和用药的干预应有记录，并持续跟进沟通效果与医护人员的反馈意见。对于临床治疗中存在的共性问题，药学部门应定期与临床科室进行沟通培训，以提高合理用药干预效率。

（三）药历书写

药历是临床药师在临床药学实践中形成的患者药物治疗过程的记录。它是对患者治疗或预防疾病进行药物治疗过程的全面、客观的记录和评价，包括药师对患者进行的与医疗有关的教育与指导，以及药师对药物治疗过程的干预记录。

1. 药历书写基本规范　药历书写应使用蓝色、黑色或蓝黑色水笔填写，不可用圆珠笔书写，可以使用电子药历形式；所有项目填写时应使用规范的专业术语，字迹清晰，信息完整、准确；住院患者的药物治疗日志，轻症患者每三天写一次，危重患者随时记录，并注明记录时间（年、月、日），危重患者要记录具体时刻；每次记录应有药学人员签名。

2. 药历书写形式　关于药历的书写形式，国外临床药师已经取得了较丰富的建立药历的经验，国内同行也进行了大量的探索。通常药历书写形式应符合各类疾病诊疗书写要点和不同患者的药物治疗特点，可根据需要选择应用 TITRS 格式（问题标题、概述、正文、建议和签名）或 SOAP 格式。目前国内医院药师通常采用 SOAP 的药历书写模式。SOAP 药历模式是美国临床药师协会推荐的药历书写格式：S（subjective），即主观资料，包括患者的主诉和现病史、过敏史、药品不良反应史、既往用药情况、家族病史、个人习惯、是否吸毒等情况；O（objective），即客观资料，对患者检查的客观记录，包括生命体征、生化指标、血药浓度、细菌学培养结果和影像学检查结果等。A（assessment），即临床诊断和药物治疗评价和分析；P（plan），即治疗方案，包括用法用量、服药时间、发药数量和用药指导及应对患者继续观察的项目。药师根据这些信息可以进行药物治疗安全性和合理性的考察，评估药物 - 药物相互作用，判断患者服药的依从性，制定药学监护计划。

3. 药历书写注意事项

（1）应符合相关法律规范　尊重患者的隐私权与知情权，交流方式应简单明确。药历书写应符合相关法律、法规和规章制度；应使用非判断性语言，避免使用带有责备意义的词汇（如错误、失误、意外或疏忽）。

（2）真实性　基本信息的完整性（尤其是与药物应用相关的信息）；描述出本病例的主要特点，药物治疗的原则及其所依据的治疗指南要有简单记录；对病情变化和治疗用药变化有准确的记录与描述。

（3）及时性　药历记录应在查房结束后及时完成，一般不超过 24 小时。避免治疗结束再写回忆录。

三、药学会诊

会诊是指出于诊疗需要，由本科室以外或外院医务人员协助提出诊疗意见或提供诊疗服务的活动。药学会诊主要是指药学专业人员与医生共同研究和解决临床中用药相关的问题，使患者用药更加安全、有效、经济。

（一）药学会诊的形式

1. 按照急缓程度分类　包括急会诊和普通会诊两种形式。急会诊通常患者病情危重，医生电话通知药师需要急会诊，并在会诊登记本上写明通知会诊时间，具体到分钟。院内急会诊需 10 分钟到场参加会诊。普通会诊通常在发出会诊 24 小时内完成会诊。目前国内开展药学会诊的医院，多以普通会诊。

2. 按照会诊的学科范围分类　有科间会诊、院内多学科会诊和院外会诊三种形式。

（1）科间会诊　由经治医师提出经上级医师同意，填写会诊申请单，向临床药学室（或药学部）发出会诊邀请，参加会诊的临床药师应为主管以上高年资药师，会诊一般随请随到，临床药师应按要求填写会诊记录，并签名。

（2）院内多科会诊　是指需要同时邀请 3 个科或以上的医师进行会诊的情况。由患者所在科的科主任提出会诊的目的和要求，并将会诊通知书送医务处（科），医务处（科）确定参加会诊的科室（部门）人员，并通知有关人员在指定的时间参加会诊。目的在于促进多学科协作进行的诊治活动。

（3）院外会诊　对于极危重患者，由经治医师提出经上级医师同意，通过本院医务处（科）审批后，组织院外专家进行会诊的诊疗活动。

（二）药学会诊流程

1. 会诊前准备　临床药师接到医务处（科）或临床科室的会诊通知（纸质或电子），药师一方面要仔细阅读会诊单介绍的患者情况和会诊目的；另一方面应及时到会诊科室，进一步向主管医师详细了解患者有关情况，询问本次会诊需要药学人员协助解决的主要问题，并摘录病例中有关用药、检查等基本信息，必要或条件允许时可直接向患者或其家属问诊。对于危重患者的多学科会诊，可以组织多个专业的临床药师，对拟会诊的患者有关资料进行分析，尤其是与用药有关的信息，查阅相关资料，集思广益后提出会诊意见，做好会诊前准备，切实提高会诊质量。

2. 参加会诊　临床药师应按时参加会诊，可单独也可组成小组参加。在参加会诊时，仔细听取临床医师介绍病情和疑难情况，在明确临床需求的基础上，客观、全面地提出自己的观点。回答问题一定要客观谨慎，实事求是，防止因未全面考察综合情况或对问题理解不全面，而对临床产生误导。

3. 会诊记录　临床药师参加会诊所提出的意见，应如实记录于临床会诊的病历及药师的药学会诊记录本上。临床药师的会诊意见不论是否被临床医师采纳，都需要对该患者的诊疗过程进行追踪，并建立药历；会诊结束后，临床药师应对药学会诊相关内容进行补充和整理，包括临床专家对疾病的分析判断、会诊中牵涉到的医药学知识、查阅的文献资料及药师对会诊患者疗效进行追踪或修正会诊的意见等情况进行记录，为以后可能遇到的类似情况积累临床经验。

四、多学科诊疗

（一）定义与背景

多学科协作诊疗（multidisciplinary diagnosis and treatment，MDT）是针对某种临床疾病，由两个以上的学科会诊讨论，集几个专业学科的优势，对疾病诊断和治疗进行深入分析，为患者制定合理有效的个体化诊疗方案；该模式有利于提高诊疗效率，弥补专科精细化导致的局限性，提升医疗服务质量和患者满意度。

在 MDT 实际运转过程中，团队人员构架不仅仅包括核心成员和一般专业成员，还包括在临床、实验、基础、循证等方面的相关专家成员、专业护理及健康指导人员、MDT 工作组人员及志愿辅助人员等，从诊断、治疗、护理、随访等多个方面对患者进行全程化管理。

2011 年，原卫生部和国家中医药管理局联合颁布的《医疗机构药事管理规定》（卫医政发〔2011〕11 号文）中指出，临床药师应参加查房、会诊、病例讨论、疑难和危重患者的医疗救治，对临床药物治疗提出建议，与医师共同对药物治疗负责。2018 年，原国家卫生计生委在《关于印发进一步改善医疗服务行动计划（2018 至 2020 年）的通知》中要求医疗机构针对肿瘤、多系统多器官疾病、疑难复杂疾病等，建立多学科病例讨论和联合查房相关制度，为住院患者提供多学科诊疗服务。

课堂互动

1. 多学科诊疗中，药师的作用与价值体现是什么？
2. 药师参与的多学科诊疗的形式有哪些？

（二）多学科诊疗中的药学实践形式

近十年，随着国家制度不断完善，临床药师队伍不断壮大，遵循"以患者为中心"的原则，临床药师结合学科特点，迅速开展专科特色化临床药学服务，如 MDT 的医药护联合门诊不断增加，医药护的内分泌联合门诊、凝医药联合门诊及医药联合的慢病管理联合门诊等。对于住院患者的多学科诊疗，开展更多的是抗感染药物的 MDT、抗栓治疗的 MDT 及围术期管理的 MDT 等。临床药师通过医嘱审核、多学科查房、药品不良反应监测、患者用药教育及血药浓度监测等药学服务，把药物治疗学、药动学及药效学等系统全面的药学专业知识，运用到全程化的药学监护中，优化药物治疗方案，促进药物的合理使用，保障患者用药安全，与医师、护师、康复师及营养师优势互补，专业合作，共同促进住院病房多学科团队的医疗服务质量。

但临床药师在参与 MDT 过程中也面临很多挑战。临床药师不仅要掌握药学专业知识，还要综合患者疾病性质、特点正确选择药物，这就要求临床药师发挥药学思维的同时，还应重视临床思维。同时为使医师更好地采纳临床药师的专业意见，还要注重沟通能力的培养。这些均是需要不断学习提高积累的过程。只有不断努力，真正融入医疗团队中，才能为临床发现和解决问题，从而提高医院合理用药水平。

五、药物治疗管理

（一）定义

药物治疗管理（medication therapy management，MTM）是指具有药学专业技术优势的药师对患者提供用药教育、咨询指导等一系列专业化服务，从而提高用药依从性、预防患者用药错误，最终培训患者进行自我的用药管理，以提高疗效。实施 MTM 可以增强药师与医生和其他医疗人员的合作，促进药师与患者以及其他初级保健人员的交流，优化患者对药物的使用，从而提高患者的整体治疗效果，同时强调了患者在 MTM 中自我管理药物的重要性。

（二）药师 MTM 服务模式的核心要素

药师 MTM 服务模式的 5 个核心要素为提高患者的治疗效果这一终极目标提供了一个机制，即关注并解决与患者相关的药物治疗问题，并与医生和医疗团队的其他成员合作。这 5 个核心要素包括：药物治疗回顾（medication therapy review，MTR）、个人药物记录（personal medication record，PMR）、药物相关活动计划（medication - related action plan，MAP）、干预和/或提出参考意见，以及文档记录和随访（图 11 - 1）。

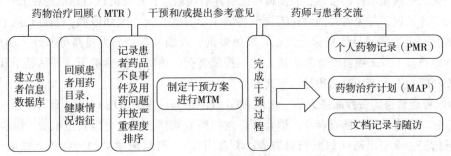

图 11 - 1　MTM 服务模式的核心要素

1. MTR　是系统收集患者信息的过程，包括评价药物治疗方案、确定在药品相关问题（drug related problems，DRPs）、列出之前所用药品目录、建立解决问题计划等。药师可以通过 MTR 获得有效的用药相关信息。同时患者也可以在 MTR 设计中提高对 药物的认识，有利于患者自我管理药物和自身健康状况。

2. PMR　是患者药物治疗的综合记录，包括药物名称、适应证、用法用量、用药起止日期、处方信息、特殊说明等。药师应鼓励和教育患者永久保存记录，每次看病携带好记录，以便医师能了解患者的目前和既往用药情况。每次更改用药方案后，应及时更新记录。

3. MAP　是以患者为中心的列表文件，便于追踪患者情况和进行患者自我管理，包括患者姓名、医师和药师信息、建立的日期、患者需要实施计划的步骤、患者记录、预约药师随访信息等。

4. 干预和/或提出参考意见　MTM 核心要素中所指的医疗服务人员是提供咨询服务和干预药物治疗以解决药物治疗相关问题的专业药师；必要时，药师也可向患者推荐医师和其他医疗人员。药师与专业医疗服务人员的交流内容包括药物选择的咨询、给出解决药物治疗问题的建议和要求随访等，这些都是完整 MTM 模式的干预组成部分。

5. 文件记录和随访　文档设置是基于患者药物治疗的相关需求或患者转诊的要求形成统一方式的记录以便患者 MTM 随访。设置文档是为了促进药师与其他医疗人员的交流，提高患者的疗效，促进患者治疗的连续性，承诺保存患者记录的法律化和制度化，维护医疗人员权益。完整的 MTM 记录还应包括转诊计划或者下次随访时间。

（三）药物治疗管理的案例

高血压患者常因合并症多、记忆力减退和同时使用多种药物而出现的各种药物相关问题，以团队为基础的药物治疗管理，尤其是当临床药师加入医疗团队并能够做出独立的医疗药物管理决策时，可以有效地治疗高血压等慢性疾病。临床药师通过 MTM 工作模式，可以有效解决高血压患者药物相关问题（DRPs），最终达到与患者共同管理疾病的目的。国内高血压病的 DRPs 主要出现在不合理药物联用、药物不良反应、剂量过高造成低血压、患者依从性差等方面。下面从 MTM 的 5 个核心要素的角度对高血压病的药物治疗管理进行分析。

1. 高血压患者的一般情况回顾　采集高血压患者的信息包括：①姓名、性别、年龄、身高、体重；②高血压年数；③有无合并的其他疾病；④患者手术史、药物不良反应史；⑤患者生活方式现状，如吸烟、饮酒、盐摄入、油脂摄入、身高体重、运动、蔬菜水果、睡眠、打呼噜、工作压力及是否久坐（下棋、打牌、打麻将）等；⑥患者血压自测现状和控制情况。

2. 高血压患者的个人药物记录　记录患者正在服用的降压药品名称、用法用量及效果。高血压患者多为老年人，可能由于共患疾病而使用更多的药物。例如，对于高血压伴肾脏病患者，尤其是蛋白尿患者，应首选 ACEI 类或者 ARB 类药物，如不能达标可加用长效 CCB 和利尿剂。若肾功能显著受损或有大量蛋白尿，此时药师应建议先用二氢吡啶类 CCB。药师可以列表记录患者的血压值、用药清单，综合分析药物间的相互作用，减少 DRPs 的发生。

3. 高血压患者的药物治疗相关计划　药师针对患者进行疾病教育、心血管风险评估和生活质量评价，设立个体化的疾病血压控制目标，若高血压患者伴有糖尿病，宜将血压目标值定在 130/80mmHg。药师可根据患者具体情况，与患者共同讨论需要改善的生活方式，例如戒烟限酒，制订最终目标，每次随访根据改善情况设定近期的具体目标，为患者提供咨询、鼓励其坚持。为提高可行性，根据患者意愿，每次有针对性地选择 1 或 2 项需改善的生活方式，持续督促、追踪。最后将所得评估结果和治疗方案列在表中，以便药师在下次随访时对比计划与实际行为。

4. 干预和/或建议咨询医疗服务人员　如果 MTR 或随访等过程中出现 DRPs，药师要及时给予干预措施。药师可以针对患者在用的所有药物，结合所伴发的所有疾病、手术史以及过敏史，综合分析该患者是否存在以下情况：重复用药（如血脂康与他汀类合用等），有临床意义的药物相互作用（如胺碘酮、克拉霉素与辛伐他汀，卡马西平与非洛地平等），氢氯噻嗪可能升高血糖和尿酸等。

5. 文件记录和随访　确定随访频率：每 2～4 周随访一次，直至血压达标。随访方式：电话随访和面对面随访。随访内容：查体（血压、心率、心律），生活方式评估及建议，服药情况，调整治疗。告知患者血压要尽早达标、长期达标，即不能拖着不治疗，不能中途擅自停药。咨询药师定期对患者提醒复诊，记录用药出现的不良反应、坚持用药情况及高血压控制情况等，所有信息记录在高血压患者随访表格中。例如患者长期服用利尿剂，应注意心律失常的出现，密切随访血钾浓度和心电图，电话随访中嘱咐患者若出现排尿困难，应立即就诊。

六、药学门诊

（一）定义

药学门诊是指医疗机构具有药学专业技术优势的药师对患者提供用药评估、用药调整、用药计划、用药教育、随访指导等一系列专业化服务。

（二）服务对象

药学门诊服务于任何对用药有疑问的患者，重点包括如下患者。

（1）患有 1 种或多种慢性病，接受多系统、多专科同时治疗的患者，如慢性肾脏病、高血压、糖尿病、高脂血症、冠心病、脑卒中等疾病的患者。

（2）同时服用 5 种及以上药物的患者。

（3）正在服用特殊药物的患者：包括高警示药品、糖皮质激素、特殊剂型药物、特殊给药时间药物等。

（4）特殊人群：老年人、儿童、妊娠期与哺乳期妇女、肝肾功能不全者等。

（5）怀疑发生药物不良反应的患者。

（6）需要药师解读治疗药物监测（如血药浓度和药物基因检测）报告的患者。

（三）药学门诊服务流程

药学门诊服务流程包括收集患者信息、药物治疗评价、用药方案调整、制定药物治疗相关行动计划、患者教育和随访六个环节。

1. 收集患者信息　包括基本信息、个人史、生活习惯、患者关切的问题、特殊需求、病史、既往和当前用药史、药物不良反应史、用药依从性、免疫接种史、辅助检查结果等。

2. 药物治疗评价　出诊药师应具备一定的临床思维能力，可从适应证、有效性、安全性、依从性等方面进行分析。用药分析时基于循证证据但不局限于证据进行综合分析。重点关注患者的治疗需求，结合患者个体情况、所患疾病、所用药物提出个体化建议。

3. 用药方案调整　药师可通过协议处方权、与相关医师沟通等方式进行治疗方案的调整。

4. 制定药物治疗相关行动计划　包括用药建议、生活方式调整、转诊等范畴。

5. 患者教育　对药品的适应证、用法用量、注意事项、不良反应及生活方式调整等进行指导，核实患者对药师建议的理解和接受程度。

6. 随访　根据患者情况制定随访计划，随访内容包括药物治疗目标评价、是否出现新的药物治疗相关问题、是否发生药物不良反应、用药依从性是否良好、跟踪检查结果等。

第二节　用药依从性管理

一、用药依从性问题的成因

我国已逐渐步入人口老龄化阶段，2020 年我国老年人口达到 2.55 亿，占总人口的 17.8%。目前慢性非传染性疾病已成为老年人群健康的头号杀手，包括心脑血管疾病（高血压病、冠心病和脑卒中等）、糖尿病、慢性呼吸系统疾病（慢性阻塞性肺病、慢性支气管炎等）、恶性肿瘤等。我国老年慢性病患病率高达 65%，慢性疾病属于终身性疾病，严重影响患者的生命质量。临床用药依从性工作得到越来越多医务人员的重视。从用药治疗效果影响因素角度来看，患者用药依从性与临床治疗效果间存在着密切联系，对于控制慢性疾病的发展有着极大的影响。换而言之，虽然药物选择、用药剂量及用药方案正确，但是用药依从性差也难以获得令人满意的治疗效果。

伴随社会进步及经济发展，我国药师综合素质水平不断提高，药师工作得到越来越多社会层面的关注及重视，社会对于药师工作提出全新的要求及标准。药师工作重心逐步向分析患者用药依从性影响因素及提出具体实践措施转变。

（一）用药依从性的定义和意义

患者依从性（patient compliance，treatment compliance）指患者的行为（如服药、饮食或改变其他生活方式等）与医嘱的一致性。用药依从性是指患者用药与医嘱的一致性，而从药物治疗的角度，用药依从性是指患者对药物治疗方案的执行程度。

正确的药物治疗方法是治愈疾病的前提，任何药物应用到患者身上时，均有一定的剂量、恰当的用药时间和次数、正确的给药途径、空腹或餐后服用和规定的疗程等一系列的要求。若患者不服从治疗，不能按规定用药，可能会导致药物的不良反应增加（尤其是擅自增加药物剂量或用药次数时），药效减弱或丧失（当不足剂量用药或减少用药次数时），从而使患者的病程延长，病情加重，甚至导致严重的药源性疾病。

对于很多需要长期用药的慢性病患者来说，每日按时用药应该成为生活的一部分，就像吃饭、睡觉一样。但由于种种原因，许多患者并不能够做到按时、按量用药，找出患者依从性差的原因，提高患者的用药依从性是药师的重要责任。

（二）用药依从性的分类

依从性可分为完全依从、部分依从和完全不依从 3 类。部分依从指患者自身用药剂量不足或严重超出用药医嘱及擅自增加或擅自减少用药次数的行为。完全不依从指完全不服药的行为。部分依从和完全不依从统称为不（非）依从（noncompliance），两者都是用药依从性差的表现。

（三）用药依从性问题的成因

1. 患者因素

（1）年龄　随着年龄提高，药物依从性呈现下降趋势。通常，老年人和未成年人的依从性差，而中青年依从性较好。大量研究表明，老年患者服药依从性较差。老年患者由于生理功能的下降、记忆力的减退，不可避免会影响到规律服药。而且，老年人服用的药品一般种类较多，药物治疗方案复杂。上述诸多因素的影响，极易造成老年患者漏服、错服、多服和重复服药。轻者不能达到应有的治疗效果，重者可发生药物不良反应甚至中毒。

（2）儿童　其用药依从性取决于家长。一些家长由于工作繁忙或粗心，容易忘记按时给小孩服药；一些小孩因为不喜欢药物的苦味而拒绝服药或背着家长把药品吐掉，或者因为喜欢药品的味道（特别是甜味）而愿意多服药物。

（3）受教育程度　一般情况下，患者的文化水平越高，对疾病的了解越多，越有利于患者与医生配合，能够按时、按量服药。患者的受教育程度可以影响其对医师药物治疗方案、药师用药交代和药品标签的理解。不理解或不清楚用药的名称、用药途径、用药的时间以及用药注意事项等，可影响用药依从性。文化程度低的患者辨别是非的能力较弱，容易受到非法行医机构和保健品供应商的蛊惑，听从不规范药品广告宣传的误导，相信所谓的民间偏方、秘方，乱投医乱用药，不遵医嘱，不信任医师的药物治疗方案，从而影响用药的依从性。

（4）疾病因素　患者罹患的疾病不同，治疗紧迫感也不太一样。一些需要长期用药的慢性病患者用药依从性较差，特别是一些本身无明显症状或经过一段时间治疗后症状已经改善的疾病，如原发性高血压和高胆固醇症，由于患者缺少症状的提醒而漏服药物；相对而言，感冒、过敏性疾病等急性病症，由于有症状的提醒，同时有"药到病除"的明显感受，而且疗程非常短，患者依从性较好。

（5）生活因素　生活无规律，不按时起居、过度繁忙、过度紧张、疲劳、吸烟、嗜酒、高钠饮食等不良工作和生活习惯也会降低用药依从性。

（6）经济因素　家庭经济状况不佳的患者，特别是老年患者，为减轻子女的负担和减少药物的费用，节省开支，经常会擅自降低药物剂量，用价格较低的药物替换原有药物，甚至有的停药放弃治疗。另外，有些药品本身的价格昂贵，如靶向制剂，而且社保报销比例低，患者难以承受药品费用，被迫停止用药。多数研究证明，患者用药依从性与付费方式以及个人经济因素有关。

2. 药物因素

（1）药物治疗方案的复杂程度　是影响用药依从性的主要原因之一。用药方案越复杂，患者对方案的理解就越差，用药依从性也越差。用药方案的复杂程度表现在用药的品种数、用药的次数、给药途径的复杂性、剂量和疗程的长短等方面。联合用药的品种数越多、日用药频次高和疗程长等因素可降低用药依从性。

（2）药物不良反应　是影响患者用药依从性的重要因素。不良反应越大的药物用药依从性越差，有些患者因为药物的不良反应大而不得不停止用药。另一方面，联合用药的品种越多，药物之间相互作用和发生配伍禁忌的机会就越大，药品的不良反应就越多。部分患者偏离原有用药方案后存在出现用药不良反应的可能性，同时造成药效削弱、病程延长或加重病情，直接影响治疗效果，如用药剂量不当或擅自减少用药次数等，甚至引发严重药源性疾病威胁患者生命健康安全。研究显示，服药后是否出现不良反应，对服药依从性具有显著意义，出现药物不良反应者依从性下降。

（3）药物的剂型　内服剂型的依从性高于外用剂型。而内服剂型中，片剂的依从性最高，其次为胶囊剂、糖浆剂、颗粒剂、丸剂。在外用制剂中，软膏剂（包括乳膏）的用药依从性较好。

（4）药物的形状及理化性质　药片大小，老年人因视力和手指的灵活性减退而用药困难；药物太大，患者难以下咽；制剂带有不良气味及颜色，导致儿童拒绝服药。

3. 医患关系 由于医患之间互不信任，患者对医师的药物治疗方案持怀疑态度，甚至有的主动干预治疗方案，导致患者用药依从性较差。医务工作者的职责是救死扶伤，必须把每一位患者都当作自己的亲人，感同身受地为患者着想，患者才能充分相信医生，更好地按照医嘱的要求去做。有研究证实，医患关系融洽的患者用药依从性高于医患关系一般的患者。

知识拓展

Morisky 用药依从性问卷（MMAS－8）

(1) 您是否有时忘记服药？　　　　　　　　　　　　　　□是　□否

(2) 在过去的 2 周内，是否有一天或几天您忘记服药？　　□是　□否

(3) 治疗期间，当您觉得症状加重或出现其他症状时，您是否未告知医生而自行减少药量或停止服药？　　　　　　　　　　　　　　　　　　　　□是　□否

(4) 当您外出旅行或长时间离家时，您是否有时忘记随身携带药物？□是　□否

(5) 昨天您服药了吗？　　　　　　　　　　　　　　　　　□是　□否

(6) 当您觉得自己的疾病已经得到控制时，您是否停止过服药？□是　□否

(7) 您是否觉得要坚持治疗计划有困难？　　　　　　　　　□是　□否

(8) 您觉得要记住按时按量服药很难吗？

　　　　　□从不　□偶尔　□有时　□经常　□所有时间

*1~7 题的备选答案为"是""否"，答"是"记 0 分"否"记 1 分，其中 5 题反向计分；第 8 题备选答案为"从不""偶尔""有时""经常""所有时间"，分别记 1 分、0.75 分、0.50 分、0.25 分和 0 分。量表满分为 8 分，得分 <6 分为依从性差，得分 6~8 分为依从性中等，得分 8 分为依从性好。

二、用药依从性的管理方式

患者用药教育和用药指导是药师主动参与患者治疗的方式，提供用药教育和用药指导等与药物有关的药学服务，达到提高患者用药依从性的目的。通过给患者讲解所服用的药物知识，可以提高患者用药依从性。

（一）闭环管理

如果要实现患者用药依从性的稳定提高，保证合理用药，需要对患者用药进行闭环管理，也就是药师的用药指导要在多个环节进行。①门诊发药环节用药教育：门诊药师发药时，尽量用通俗易懂的语言主动向患者交代用法用量和注意事项。对一些安全范围较窄的药物、过早停药会产生严重后果的药物，对一些慢性病患者需长期应用的药物，要重点提醒。②患者出院用药教育：应根据患者住院时的情况，采用其容易接受的方式提供有关药物的信息，其内容包括治疗目的、用法用量、不良反应、注意事项等。除口头讲解指导外，对服用特殊药物的患者可向其提供各种形式的信息资料；在对患者进行随访时，可以根据患者近期在家疾病控制的情况，用内容应简明扼要，易为患者理解的方式进行用药指导，对不正确的药物使用给予及时纠正，保证患者可以得到持续的药学服务，提高治疗效果和用药安全性。

（二）持续的督导和用药提醒

针对容易健忘和理解力差的患者如何提高用药依从性的策略方面，坚持持续的督导和及时的用药提醒是有效的手段。许多文章报道，应用提醒物会提高患者的依从性，提醒物包括电子钟、用药日记以及定时发放药物者。手机短信应用程序，如短信服务（SMS）和多媒体信息服务（MMS），可以提供方便、成本效益高的方式来支持自我管理和提高患者的自我效能技能，例如药物提醒、治疗调整或支持性信息。

在当今信息技术发达的时代，随着手机的普及，用药短信/微信群/微信公众号的提醒方式是一种非

常行之有效的方法。通过建立手机用药指导系统，以短信/微信群/微信公众号的方式，及时提醒患者按时、准确地服药。因为患者的功能知识及明确的用药说明才与其依从性高度相关，而手机短信/微信群/微信公众号具有提醒和提示功能，通过明确的文字或图形、声音信息提醒患者用药并提示如何用药，对健忘和理解力差的患者可以起到提醒和提示服用药品的作用，对提高患者用药依从性有较高的实用价值。加强医生、药师指导患者合理用药，简化治疗方案，充分利用信息化手段开展药学监护和药学服务，逐步实现个体化给药指导。

（三）开展健康宣教和咨询服务

科普教育有利于提高公众健康意识，也是提高患者用药依从性的最有效手段之一。通过健康宣教工作，患者可以充分认识到疾病的危害和遵从治疗方案的重要性。医疗机构可以定期和不定期开展健康宣教活动，如糖尿病之友、世界肾病日活动等；同时医院可以采取各种咨询服务，而且尽可能地拓展患者咨询平台，应用现代信息技术和网络技术，如建立医院网站、互联网医院、建立微信公众号、微信群等，为患者提供远程咨询服务。

第三节　药师参与的典型疾病药物治疗实践

一、感染性疾病用药案例及分析

（一）患者病情概述

患者女性，32 岁，主因"发热、咳嗽 1 周余，加重 2 天"以"肺炎"于 2020 年 11 月 12 日入院。

患者 1 周前因受凉出现发热，最高 38.6℃，伴有咳嗽，为干咳，无流涕等症状，自服感冒清热冲剂和对乙酰氨基酚片三天，效果不佳。两天前咳嗽加重，伴有黄色脓痰，体温达 39℃，今晨到门诊拍胸片，结果提示右下肺纹理加重。为进一步诊治收入院。

入院查体　体温 38.7℃，脉搏 106 次/分，呼吸 24 次/分，血压 100/65mmHg。患者急性病容，右下肺有湿啰音，心脏听诊无异常。

实验室检查　血常规：白细胞 $12.6 \times 10^9/L$；中性粒细胞计数 $9.6 \times 10^9/L$。

既往病史及用药史　既往体健，无特殊用药。

入院诊断　右下肺炎。

（二）治疗经过

患者入院后给予莫西沙星注射液 400mg，每天一次，静脉输液治疗，3 天后患者咳嗽明显减轻，咳痰少量黄痰，体温逐渐恢复到 37.2℃，血常规：白细胞 $8.6 \times 10^9/L$；中性粒细胞计数 $4.2 \times 10^9/L$。入院第 5 天患者咳嗽咳痰减少，但体温再次升高 39℃，双肺未闻及湿啰音。血常规：白细胞 $7.1 \times 10^9/L$；中性粒细胞计数 $3.2 \times 10^9/L$。第 6 天体温仍为 39℃，复查胸片提示：右下肺纹理较前好转。医生请临床药师会诊，经过分析，药师考虑可能为莫西沙注射液导致的药物热，建议可尝试停用莫西沙星注射液观察。第 8 天患者体温降至 36.7℃，第 9 天出院。

（三）用药分析

入院后考虑患者为社区获得性肺炎，给予盐酸莫西沙星注射液 400mg，1 次/天，静脉滴注，后咳嗽较前减轻，无咳痰，体温逐渐下降。第 5 天患者无明显诱因体温再次升高，最高达 39℃，无明显咳嗽咳痰等症状。血常规示：白细胞 $7.1 \times 10^9/L$；中性粒细胞计数 $3.2 \times 10^9/L$，较前明显下降。听诊肺干湿啰音较前明显好转。嗜酸性粒细胞、淋巴细胞正常范围。临床药师会诊时患者诉 2 天前开始出现关节胀痛。临床药师考虑患者肺炎症状好转，血常规正常，胸片没有提示肺炎加重，出现发热可能为莫西沙星注射液引起的药物热，建议停用莫西沙星注射液后，2 天后患者体温下降至正常，未再有发热，关节胀痛较前减轻。

抗菌药物导致的药物热，一般多伴有皮疹、关节酸痛、扁桃体肿大、畏寒、寒战、头痛、血管神经性水肿、胸闷，其中以畏寒、头痛、皮疹、关节酸痛多见，而通常的感染进展性发热不会出现上述伴随症状，因此临床上在使用抗菌药物后患者出现上述症状时，可以考虑抗菌药物相关性药物热，但也应排除原发病和其他药物不良反应引起上述症状的因素。

二、呼吸系统疾病用药案例及分析

（一）患者病情概述

患者，男性，74 岁，主因"反复咳嗽、咳痰 30 余年，加重 3 年，受凉后出现咳嗽、咳痰伴发热 3 天。"以"慢性阻塞性肺疾病"于 2019 年 1 月 5 日入院。

30 年前反复于受凉后出现咳嗽、咳痰，伴白色黏痰，常于冬春季节好发，每年发作累计约 3 个月，曾于某院诊断为"慢性阻塞性肺疾病"，近 3 年伴活动后感胸闷、气促不适，上诉症状反复发作，时轻时重，每年发作 3~4 次。3 天前受凉，患者再次出现咳嗽、咳痰加重，咳黄色脓痰，并出现发热，体温最高 38.8℃，并有呼吸困难，伴心悸，无恶心、呕吐等其余不适。为进一步诊治就诊于我院，门诊以"慢性阻塞性肺疾病"收入院治疗。

入院查体　体温 38.7℃，脉搏 112 次/分，呼吸 25 次/分，血压 121/75mmHg。体重 65kg，慢性病容，桶状胸，双肺叩诊呈过清音，双肺呼吸音减弱，双上肺闻及湿性啰音。心界不大，心率 112 次/分，律不齐，闻及早搏，其余无明显异常。

实验室检查　血气分析（吸氧 2L/min）：pH 7.426，二氧化碳分压（PCO_2）32mmHg，氧分压（PO_2）136.9mmHg，乳酸 2.9mmol/L。血常规：WBC 10.2×10^9/L，N% 88.2%，L% 5.2%，RBC 4.16×10^9/L。血生化：钠 131.3mmol/L，氯 97.2mmol/L，AST 56.9U/L，ALT 41.4U/L，肌酐 89μmol/L，总胆红素 25.8μmol/L，直接胆红素 8.4μmol/L，总蛋白 49.4g/L，白蛋白 25.4g/L。

辅助检查　心电图提示：肢导低电压；T 波改变；R 波递增不良。B 超提示：右心饱满左室收缩功能减低，射血分数 40%；双侧胸腔积液；CT 提示：双侧胸腔积液，中等量积液。

既往病史及用药史　哮喘病史 25 年；否认糖尿病、高血压病史；否认传染病史，无外伤、手术、输血史。

入院诊断　慢性阻塞性肺疾病，急性加重期；肺源性心脏病；支气管哮喘。

（二）治疗经过

入院后，根据患者病史、症状体征等，给予吸氧等物理治疗外，给予注射用头孢曲松 2.0g，每日一次，静脉滴注抗感染治疗。给予盐酸溴己新 4mg，每日一次，静脉滴注祛痰止咳。多索茶碱注射液 0.2g，每天两次，静脉滴注；异丙托溴铵溶液 2.5ml，每天 3 次，雾化吸入解痉平喘。给予口服氢氯噻嗪片 25mg，每天两次，口服螺内酯片 20mg，每天三次，利尿减轻心脏负荷。入院第三天患者仍发热 38.4℃，咳嗽咳痰减轻，痰培养结果为铜绿假单胞菌，根据药敏结果头孢曲松改为头孢他啶 2g，每隔 12 小时一次，静脉滴注。3 天后患者体温逐渐恢复正常，咳嗽减轻，少量黄痰，停用溴己新注射液，1 周后咳嗽咳痰明显好转，停用头孢他啶、多索茶碱等药物，出院带药为噻托溴铵喷雾剂 18μg，每天一次吸入。

（三）用药分析

慢型阻塞性肺疾病（chronic obstructive pulmonary disease，COPD）是一种以持续气流受限为特征的可以预防和治疗的疾病，其气流受限多呈进行性发展，与气道和肺组织对烟草烟雾等有害气体或有害颗粒的慢性炎症反应增强有关。在治疗原则上以改善呼吸道气流受限为主，以最大限度保护患者肺功能为目标。慢性阻塞性肺疾病急性加重（acute exacerbation of chronic obstructive pulmonary disease，AECOPD）最常见的原因是上呼吸道病毒感染和气管 - 支气管感染，大多都为细菌感染，通常认为最常见的 3 种病原体是：流感嗜血杆菌、卡他莫拉菌和肺炎链球菌，其次为铜绿假单胞菌、肠道阴性菌、金黄色葡萄球菌和副流感嗜血杆菌等。在入院选择抗感染药物时，首先要考虑是否有抗菌药物使用的指征，再考虑患者是否有感染铜绿假单胞菌的风险，该患者近3年发作频繁，每年发作3~4次，是感染铜绿假单胞菌的高风险因素，应选择环丙沙星或（和）抗铜绿假单胞菌的β–内酰胺类，而不应该选择不能覆盖铜绿假单胞菌的头孢曲松。出院时，患者使用噻托溴铵喷雾剂是临床药师进行患者教育的重要药物，其具体使用方法为：①充分摇匀后向上拉打开吸入器防尘帽。然后打开吸嘴。②从包装中取出1粒胶囊（只在用前即刻取出），将其放入中央室中。③用力合上吸嘴直至听到一声卡嗒声，保持防尘帽敞开。④手持药粉吸入器装置使吸嘴向上，将绿色刺孔按钮完全按下1次，然后松开。这样可在胶囊上刺出许多小孔，当吸气时药物便可释放出来。⑤完全呼气（先做一次深呼吸）。注意，无论何时都应避免呼气到吸嘴中。举起药粉吸入器装置放到嘴上，用嘴唇紧紧含住吸嘴，保持头部垂直，缓慢地深吸气，其速率应足以能听到胶囊振动。吸气到肺部全充满时，尽可能长时间地屏住呼吸（一般10秒），同时从嘴中取出药粉吸入器装置。重新开始正常呼吸。重复此步骤一次，胶囊中的药物即可完全吸出。⑥再次打开吸嘴，倒出用过的胶囊并弃之。关闭吸嘴和防尘帽，将药粉吸入器装置保存起来。

三、内分泌系统疾病用药案例及分析

（一）患者病情概况

患者女性，67岁，主因"发现血糖升高20年，双手麻木5年余，加重3月余。"以"2型糖尿病，糖尿病周围神经病变"于2019年10月8日入院。

患者20年前于某市某医院体检发现血糖升高，行OGTT（口服葡萄糖耐量试验）检查，明确诊断为2型糖尿病。患者无口干、多饮、多食、多尿、无排尿困难、无尿频、尿急、尿痛及血尿，无心悸、手抖，无怕热、多汗、无乏力、体力下降、无关节肿痛、无皮肤瘀点瘀斑。先后应用降糖药物（具体不详），降糖效果不佳，后改用门冬胰岛素（商品名诺和锐）早10iu晚10iu，地特胰岛素晚8iu，血糖控制可。5年余前患者自觉间断出现手脚麻木及指（趾）端发凉，右下肢蚁行感，伴视物模糊，伴夜尿增多，口服胰激肽原酶肠溶片、依帕司他片、甲钴胺片、维生素B_1片治疗。近3月余曾多次出现低血糖，血糖最低1.9mmol/L，于进食后血糖恢复正常。调整方案为吡格列酮30mg，每天一次；伏格列波糖0.2mg，每日三次，格列喹酮15mg，每天三次。患者空腹血糖控制在5~7mmol/L，餐后血糖控制在10~17mmol/L，双手麻木症状加重，伴右腿外侧麻木，伴髋部疼痛，自诉影响站立及行走，伴视物模糊，夜尿增多，为进一步治疗，收入住院。

入院查体 T 36.2℃，P 112次/分，R 25次/分，BP 121/75mmHg。身高156cm，体重65kg，BMI 26.7kg/m²。皮肤弹性正常，毛发生长、分布正常，有光泽，双侧眼睑无水肿、下垂，眼睑活动正常。双肺呼吸音清。心率112次/分，律齐。

实验室检查 血常规：WBC 4.2×10^9/L，N% 48.2%，L% 5.2%，RBC 4.16×10^9/L。血生化：钠：131.3mmol/L，氯97.2mmol/L，AST 56.9U/L，ALT 41.4U/L，肌酐89μmol/L，总胆红素25.8μmol/L，直接胆红素8.4μmol/L，总蛋白49.4g/L，白蛋白25.4g/L。

辅助检查 心电图提示：肢导低电压；T波改变；R波递增不良。

既往病史及用药史 高血压3年，最高180/103mmHg，缬沙坦80mg qd，目前血压控制可；否认传染病史，无外伤、手术、无输血史。

入院诊断 2型糖尿病；糖尿病周围神经病变；高血压病。

（二）治疗经过

入院后，根据患者情况继续入院前的给药方案，口服吡格列酮30mg，每天一次；伏格列波糖0.2mg，每日三次，格列喹酮15mg，每天三次。第一天血糖监测：1:00 PM 血糖14.8mmol/L，7:00 PM 血糖12.9mmol/L。第二天FBG 7.3mmol/L，PBG 13.7mmol/L，HbA1C 6.4%。调整降糖方案为加用二甲双胍0.25g，tid，口服。每天监测血糖，根据血糖的变化调整用药方案，经过一周多的治疗，患者空腹血糖和餐后血糖均达标（表 11 – 1），带药出院。

表 11 – 1　患者降糖药使用情况和血糖监测记录（mmol/L）

日期	降糖方案	FBG	PBG	11：00AM	1：00PM	5：00PM	7：00PM	8：00PM
10.8	吡格列酮 30mg qd po 伏格列波糖 0.2mg tid po 格列喹酮 15mg tid po				14.8		12.9	
10.9		7.3	13.7		14.3		11.5	
10.10	吡格列酮 30mg qd po 伏格列波糖 0.2mg tid po 格列喹酮 15mg tid po 二甲双胍 0.25g tid po	5.8	10.7		8.3		10.5	
10.11		6.1	9.3		8.5		9.0	
10.12		5.5	8.8		8.7		9.4	
10.13		5.3	8.1		8.2		8.9	
10.14	吡格列酮 30mg qd po 伏格列波糖 0.2mg tid po 二甲双胍 0.5g tid po	4.9	7.6		8.4		7.9	
10.15		5.5	8.7		8.8		8.7	

（三）用药分析

根据《中国 2 型糖尿病防治指南（2017 版）》对于 2 型糖尿病患者空腹血糖应控制在 4.4～7.0mmol/L，非空腹血糖应控制在 <10mmol/L。根据患者现病史空腹血糖疾病达标，而餐后血糖控制不佳。吡格列酮主要通过增加靶细胞对胰岛素作用的敏感性而降低血糖。伏格列波糖为 α – 糖苷酶抑制剂通过抑制碳水化合物在小肠上部的吸收而降低餐后血糖。格列喹酮为磺脲类药物属于胰岛素促泌剂，主要药理作用是通过刺激胰岛 B 细胞分泌胰岛素，增加体内的胰岛素水平而降低血糖。三种药物为不同机制的降糖药，用药剂量、用法合理。第一天为明确患者目前血糖控制情况，所以延续入院前降糖方案，监测患者血糖，根据血糖情况再调节降糖方案。第二天确定患者餐后血糖控制不佳，依据指南推荐降糖治疗首选二甲双胍，并且患者体重指数 26.7kg/m² 超标，在选择降糖药物时应避免使用增加体重的药物，比如格列喹酮，而二甲双胍降血糖的同时有减轻体重的作用。同时，在做患者用药教育时督促患者进行生活方式的改变。入院后加用二甲双胍肠溶片 0.25g tid po，注意监测患者用药后反应，谨防低血糖的发生。加用二甲双胍后患者血糖下降幅度较高，为防止发生低血糖，第三天更改格列喹酮为 15mg bid 治疗几天后，患者血糖控制良好，但空腹血糖在 5mmol/L 左右，为防止发生低血糖，第七天将格列喹酮停药，二甲双胍增加为 0.5g tid po，血糖控制良好。

四、心血管系统疾病用药案例及分析

（一）患者病情概述

患者男性，65 岁，主因"反复活动后出现胸闷气短 5 年，加重 1 个月"以"冠心病"于 2020 年 3 月 11 日入院。

患者 5 年前因劳累出现胸闷、气短、并伴有心前区疼痛，持续约 1 分钟，休息后可缓解。在当地医院诊断为"冠心病"，上述症状在劳累和情绪激动时反复发作，间断服用单硝酸酯类药物控制病情。1 个月前因情绪激动再次出现胸闷气短，并且频繁出现，遂住院治疗。

入院查体　体温 36℃，呼吸 23 次/分，血压 150/100 mmHg，脉搏 86 次/分，神志清楚。身高 175 cm，体重 71kg。双肺呼吸音清，心音减弱，律齐。

实验室检查　随机血糖 8.2 mmol/L，血脂：总胆固醇（TC）5.44 mmol/L，低密度脂蛋白（LDL－C）2.7mmol/L。

辅助检查　心脏彩色超声检查显示左心房增大；颈部超声显示颈动脉下段条索状混合斑块形成。

既往病史及用药史　有 2 型糖尿病史 10 年、高血压病史 5 年。目前口服药物有阿卡波糖 50mg tid，二甲双胍肠溶片 0.25g tid，氨氯地平 5mg qd，拜阿司匹林 100mg qd。

入院诊断　冠心病；2 型糖尿病；高血压，极高危。

（二）治疗经过

入院后第一天行冠状动脉造影术（CAG）显示：冠状动脉多处狭窄，前降支闭塞植入 2 枚药物支架。术后开始给予拜阿司匹林片 100mg qd，氯吡格雷片 75mg qd，阿托伐他汀片 20mg qd，比索洛尔片 1.25mg qd，单硝酸异山梨酯片 30mg qd，阿卡波糖片 50mg tid，二甲双胍肠溶片 0.25g tid，氨氯地平片 5mg qd。入院第三天患者无明显心前区不适，BP 140/90 mmHg，P 75 次/分，LDL－C 2.3mmol/L，第七天患者病情平稳 BP 135/85 mmHg，P 69 次/分，出院继续治疗，4 周后复查各项指标，以及时调整用药。

（3）用药分析

根据《中国高血压防治指南 2018 年修订版 》《高血压患者心率管理中国专家共识 2017》和《中国成人血脂异常防治指南（2016 年修订版）》患者在支架植入术后给与治疗方案为降血压、降血糖、调血脂和扩冠等治疗。首先为患者制定各项指标的目标值，由于其血糖在入院前控制水平达标，因此住院后继续维持之前的治疗方案：阿卡波糖片 50mg tid，二甲双胍肠溶片 0.25g tid。对于有糖尿病患者的血压目标值应小于 130/80mmHg，心率也是动脉硬化的独立预测因子，所以该患者静息心率应控制在 50 ~ 60 次/分。患者入院时 BP 150/100 mmHg，P 86 次/分，因此为患者加用了比索洛尔片 1.25mg qd，同时有降压和控制心率的作用。在血脂控制方面，通过动脉粥样硬化性心血管疾病（atherosclerotic cardiovascular disease，ASCVD）危险分级，患者为极高危患者，LDL－C 应控制在 1.8mmol/L 以下，所以给予阿托伐他汀 20mg qd 进行调脂治疗。通过 1 周治疗，患者各项指标逐渐下降，但还没有达标，而降压、控制心率和降脂过程缓慢，需要 4 周后进行药物调整，因此嘱患者门诊复查。

本章小结

药学实践服务是临床药师应用药学专业知识和技能，向公众（包括医护人员、患者及家属）提供直接的、负责任的、与药物使用有关的服务，旨在发现和解决与用药相关的各种问题。专业的药物服务，可提高药物治疗的安全性、有效性、经济性和依从性，改善和提高人类健康水平和生活质量。

临床药师是药学实践服务的主角，用药咨询、用药教育、用药评估是实现患者用药管理的方法和途径，建立标准的流程和记录，通过药学查房、药历书写、药学会诊、多学科诊疗（MDT）和药物治疗管理（MTM）等方式逐步建立临床思维，提高临床合理用药水平。患者用药依从性决定用药效果和疾病治疗的成败，临床药师的药学实践服务对于提高患者依从性具有重要作用。

药学实践服务是"以人为本"的服务，在整个药学服务中体现了药师的主动性、专业性、社会性和多样性。

练 习 题

题库

一、选择题

（一）A 型题（单选题）

1. 药学实践服务的主体是（　　）

A. 临床药师　　　　　　B. 主任医师　　　　　　C. 主治医师

D. 护士长　　　　　　　E. 患者

2. 下列与患者用药依从性无关的是（　　）

    A. 药物的外观、口感和易识别使患者放心

    B. 医师的关怀、体贴和对患者的责任心

    C. 药师口头和书面用药指导的耐心

    D. 护师给药操作和监护使患者安心

    E. 国家卫生保健体制对群众的关心

（二）X 型题（多选题）

3. 药师提供用药咨询服务主要对象包括（　　）

    A. 医生　　　　　　　　B. 护士　　　　　　　　C. 患者

    D. 患者家属　　　　　　E. 药师

4. 用药咨询记录内容通常包括（　　）

    A. 咨询者姓名　　　　　B. 咨询的问题　　　　　C. 解答内容

    D. 随访结果　　　　　　E. 参考依据

5. 用药教育可以改善患者用药的（　　）方面

    A. 提高用药依从性　　　B. 提高用药有效性　　　C. 提高用药安全性

    D. 避免用药错误　　　　E. 提高患者沟通能力

6. 患者药物治疗方案评估内容包括（　　）

    A. 适应证评估　　　　　B. 药品选择评估　　　　C. 用法用量评估

    D. 给药途径评估　　　　E. 疗程评估

7. 药学门诊重点服务的患者为（　　）

    A. 多种慢性病患者　　　B. 服用 5 种以上药物患者　　C. 正在服用高警示药品

    D. 妊娠期和哺乳期需要用药妇女　　E. 进行特殊仪器检查的患者

8. 影响患者用药依从性的原因包括（　　）

    A. 年龄　　　　　　　　B. 受教育程度　　　　　C. 疾病因素

    D. 药物治疗方案的复杂程度　　E. 药物不良反应

二、思考题

1. 简述患者用药教育的流程。

2. 请从药师 MTM 服务模式的 5 个核心要素的角度思考临床药师进行药物治疗管理的过程。

（褚燕琦）

第十二章

 PPT 微课

处方审核与处方点评

　　为规范医疗机构处方审核工作，促进临床合理用药，保障患者用药安全，国家卫生健康委员会、国家中医药管理局、中央军委后勤保障部3部门联合制定了《医疗机构处方审核规范》，其中明确规定，"处方审核常用临床用药依据包括国家药品管理相关法律法规和规范性文件，临床诊疗规范、指南，临床路径，药品说明书，国家处方集等"，其他法规包括《中华人民共和国执业医师法》《医疗机构管理条例》《麻醉药品和精神药品管理条例》《医疗机构药事管理规定》和《处方管理办法》等也都对处方审核做了明确规定。

第一节　概　述

一、基本概念

　　处方审核是指药学专业技术人员运用专业知识与实践技能，根据相关法律法规、规章制度与技术规范等，对医师在诊疗活动中为患者开具的处方，进行合法性、规范性和适宜性审核，并做出是否同意调配发药决定的药学技术服务。

　　处方点评是根据国家相关药事法规、技术规范，对处方书写的规范性及药物临床使用的适宜性（用药适应证、禁忌证等）进行评价，发现存在或潜在的问题，制定并实施干预和改进措施的过程。

课堂互动

1. 什么是处方审核？处方审核与处方点评有何区别？
2. 处方审核包括哪些具体内容？

二、处方审核的基本要素

处方审核的基本要素主要包括以下三个方面：一是合法性审核，处方开具人是否具有处方权，对管控类药品是否具有处方权；二是规范性审核，处方是否符合规定的标准和格式，是否完整、清晰、条目规范；三是适宜性审核，处方药品剂型、用法用量、药物禁忌、药物相互作用等方面。除此以外，药师应当认真逐项检查处方前记、正文和后记书写是否清晰、完整，并确认处方的合法性；审核处方医师的资质是否符合规定，不同的药品是否使用规定的处方笺书写。处方审核还包括以下内容：①对规定必须做皮试的药物，处方医师是否注明过敏试验及结果的判定；②处方用药与临床诊断的相符性；③药物剂量、用法的正确性；④选用剂型与给药途径的合理性；⑤是否有重复给药现象；⑥是否有潜在临床意义的药物相互作用和配伍禁忌。处方审核的药师必须熟悉药品管理使用的相关法律法规、规章制度，具备全面系统的药物知识、掌握各药物的作用特点，此外，还应了解各疾病的发病机制、临床表现、疾病发展过程中可能引起的并发症以及疾病之间的内在联系，结合患者临床基本情况来判断处方合理性、实现精准审方。

知识链接

2018年7月国家卫健委印发《医疗机构处方审核规范》（以下简称《规范》），明确规定药师是处方审核工作的第一责任人。所有处方均应当经药师审核通过后，方可进入划价收费和调配环节，未经审核通过的处方不得收费和调配。审核的处方包括纸质处方、电子处方和医疗机构病区用药医嘱单。

什么人才有资格审核处方？

《规范》规定，从事处方审核的药学专业技术人员应当取得药师及以上药学专业技术职务任职资格，具有3年及以上门急诊或病区处方调剂工作经验，接受过处方审核相应岗位的专业知识培训并考核合格。《规范》要求，负责处方审核的药师应当接受继续教育，不断更新、补充、拓展知识和能力，并参与临床药物治疗、查房、会诊、疑难危重病例、死亡病例讨论以及临床疾病诊疗知识培训。

药师们要如何为患者用药安全把关？

《规范》指出，医疗机构可以结合实际，由药事管理与药物治疗学委员会充分考患者用药安全性、有效性、经济性、依从性等综合因素，参考专业学（协）会及临床专家认可的临床规范、指南等，制订适合本机构的临床用药规范、指南，为处方审核提供依据。医疗机构应当在医院药事管理与药物治疗学委员会（组）和医疗质量管理委员会领导下设立处方审核质量管理小组或指定专（兼）职人员，定期对机构内处方审核质量开展监测与评价，包括对信息系统审核的处方进行抽查，同时对信息系统筛选出的不合理处方及信息系统不能审核的部分，应当由药师进行人工审核。

第二节 常见病药物处方审核要点

一、高血压药物处方审核要点

（一）高血压概述

高血压是多种因素引起的体循环动脉压增高为主要表现的心血管综合征，可导致心脏、血管功能和结构的改变。在未使用降压药物的情况下，非同日3次测量上肢血压，收缩压≥140mmHg和（或）舒张压≥90 mmHg 可诊断为高血压。

（二）高血压治疗管理

1. 降压目标 血压达标可最大程度降低心脑血管发病率及死亡率。血压达标不仅仅是要求诊室血压达标，还需做到平稳达标、尽早达标和长期达标。

降压目标值：①普通高血压患者 <140/90mmHg；②老年（≥65 岁）高血压患者 <150/90mmHg；若可以耐受，可进一步降至 140/90mmHg 以下；③糖尿病、卒中、心肌梗死及肾功能不全和蛋白尿患者在耐受的前提下，最好将血压降至 130/80mmHg 以下。

2. 降压药物治疗原则

（1）剂量原则 一般患者采用常规剂量，老年人从最小有效治疗剂量开始。

（2）优先原则 优先使用每日 1 次给药，有持续 24 小时平稳降压作用的长效制剂，在单药治疗未达标需联合降压的高血压患者，优先推荐单片复方制剂。

（3）联合用药原则 对单药治疗未达标者或 2 级以上高血压患者，原则上可采用联合治疗方案；对老年患者起始即可采用小剂量 2 种药物联合治疗，或用固定复方制剂。

（4）个体化原则 根据患者合并症、药物疗效及耐受性，同时考虑患者个人意愿及长期经济承受能力，选择适合患者个体的降压药物。

（三）高血压药物处方审核要点

1. 老年高血压用药处方审核要点

（1）应强调个体化，结合患者年龄、体质、靶器官功能状态、合并症等选择合理的药物和剂量。

（2）在患者能耐受降压治疗的前提下，逐步、平稳降压，起始降压药物剂量宜小，递增时间需更长，应避免过快降压。

（3）应重视防治低血压，包括体位性低血压，禁用易导致体位性低血压的药物（哌唑嗪）；同时也应注意控制老年高血压患者的血压晨峰现象。

（4）老年高血压患者禁用影响认知功能的药物，如可乐定等。

2. 儿童高血压用药处方审核要点 特别强调个体化，在选择降压药物时需结合患儿的病情、病理生理改变、有无并发症、降压药物药理作用、冠心病危险因素、费用等综合考虑。经治疗血压控制满意后可逐步减少降压药物剂量直至停药，不可骤停，并注意治疗过程中定期监测血压及评价治疗效果。

3. 妊娠高血压用药处方审核要点

（1）对于妊娠高血压患者的药物治疗，目前没有任何一种降压药物是绝对安全的。除甲基多巴及氢氯噻嗪在美国 FDA 的安全性分级属于 B 类外，多数降压药物属于 C 类。因此，为妊娠期高血压患者选择药物时，应权衡利弊，并在给药前对患者进行充分的说明。

（2）ACEI、ARB、肾素抑制剂有致畸的不良反应，禁用于妊娠期高血压患者。

（3）妊娠合并重度高血压患者可选用静脉或肌内注射拉贝洛尔、乌拉地尔、尼卡地平。如单药疗效不佳，可合用甲基多巴 + 肼屈嗪、拉贝洛尔 + 肼屈嗪或硝苯地平。

4. 哺乳期高血压用药处方审核要点 哺乳期母亲舒张压 <100mmHg，可不服用降压药，如血压明显升高需要用降压药时应停止哺乳。近年来有关乳汁中药物分泌的研究数据不断增多，认为有些降压药物在乳汁中分泌少（<10%），可以在哺乳期用药。通常认为 ACEI 在乳汁中分泌少，可以用于哺乳期妇女。

二、慢性阻塞性肺疾病药物处方审核要点

（一）慢性阻塞性肺疾病概述

慢性阻塞性肺疾病（chronic obstructive pulmonary disease, COPD）是一种常见的、可以预防和治疗的肺部疾病，以持续呼吸症状和气流受限为特征，病情呈进行性发展，通常是由于明显暴露于有毒颗粒或气体引起的气道和（或）肺泡异常所导致。COPD 主要累及肺部，但也可以引起肺部以外各器官的损害。

（二）慢性阻塞性肺疾病药物治疗管理

1. 稳定期药物治疗管理 建议采用个性化方法，根据患者的症状水平和恶化风险，启动并升级（降级）患者的治疗。不同严重级别的患者治疗方案取决于药物的可获得性以及患者的反应和偏好。稳定期治疗大多使用吸入药物，因此吸入装置的正确使用非常重要。

2. 急性加重期药物治疗管理 COPD 急性加重期（AECOPD）是指患者在短期内出现超越日常状况的持续恶化，并需改变 COPD 常规用药，如患者在短期内咳嗽、气短或喘息加重，痰量增多呈脓性或黏液脓性，可伴发热等症状明显加重的表现。急性加重期治疗目标是尽量减少当前症状恶化带来的负面影响，并防止随后的不良事件。COPD 急性加重严重程度表 12 - 1。最常见的治疗药物主要包括 3 种：支气管扩张剂、糖皮质激素和抗菌药物。2021 GOLD（慢性阻塞性肺疾病全球倡议）指南急性加重期药物治疗推荐意见见表 12 - 2。

表 12 - 1 COPD 急性加重严重程度

严重程度	治疗方案
轻度	仅使用短效支气管扩张药（SABD）治疗
中度	用 SABD 加抗菌药物和/或口服皮质类固醇治疗
重度	患者需要住院治疗或急诊就诊

表 12 - 2 2021 GOLD 指南急性加重期药物治疗的推荐意见

急性加重期药物治疗推荐意见
急性加重期初始治疗推荐使用 SABA，联用或不联用 SAMA（C 级证据）
全身用糖皮质激素可以改善患者肺功能（FEV_1）、氧合情况、缩短住院天数和康复时间，但疗程不宜超过 5~7 日（A 级证据）
抗菌药物必要时可以使用，能够缩短患者康复时间、降低早期复发和因治疗失败入院的风险，疗程一般 5~7 日为宜（B 级证据）
甲基黄嘌呤类药物由于可能导致副作用增加，一般不建议在急性加重期使用（B 级证据）

（三）慢性阻塞性肺疾病药物处方审核要点

1. 支气管扩张剂

（1）常用药物 长效制剂（LABA）既有单药也有与吸入性糖皮质激素（ICS）或长效抗胆碱能药物（LAMA）联合应用的制剂。具有选择性作用的 LABA 包括福莫特罗、沙美特罗、茚达特罗、维兰特罗。

（2）审核要点 β_2 受体激动剂可以产生窦性心动过速，并有可能在敏感患者中引起心律失常。无论以何种方式给药，在使用较高剂量的 β_2 受体激动剂治疗的一些老年患者中，可能会出现剧烈的躯体震颤等现象。这类药物与噻嗪类利尿剂联合使用时可能发生低钾血症，在慢性心力衰竭患者的静息条件下可导致血氧消耗增加，但这些代谢效应会随着用药时间延长而降低（即显示快速耐受）。

2. 甲基黄嘌呤类

（1）常用药物 氨茶碱、茶碱和多索茶碱等。

（2）审核要点 治疗窗狭窄是黄嘌呤衍生物的特点，其毒性与剂量有关，且治疗剂量与中毒剂量很接近。甲基黄嘌呤是所有磷酸二酯酶的非特异性抑制剂，这可能与其他广泛的毒性作用有关。常见不良反应包括由心房和室性心律失常引起的心悸和严重的惊厥（无论先前是否有癫痫病史都可能发生），其他还有头痛、失眠、恶心等。

3. 糖皮质激素

（1）常用药物 吸入性糖皮质激素（ICS）包括丙酸倍氯米松、布地奈德和氟替卡松；全身用糖皮质激素包括泼尼松、泼尼松龙和甲泼尼龙等。

（2）审核要点 ①吸入用糖皮质激素。来自随机对照试验（RCT）的高质量证据表明 ICS 使用与口腔念珠菌感染、声音嘶哑、皮肤瘀伤和肺炎的患病率升高有关。ICS 单独使用，在外周血嗜酸性粒细胞计数 <2% 时有可能增加患肺炎的风险。在中度 COPD 患者的研究中，ICS 单独使用或与 LABA 联合使用并未增加肺炎的风险。②全身用糖皮质激素。口服糖皮质激素有许多副作用，包括类固醇肌病，可导致

COPD 重度患者的肌肉无力、功能减退和呼吸衰竭。对于急性加重期住院患者或急诊就诊患者，全身用糖皮质激素的疗效已被证明能够降低治疗失败率和疾病复发率，同时改善肺功能和呼吸困难。但是对于稳定期患者，其疗效缺乏高质量的临床证据，故不推荐在稳定期常规全身用糖皮质激素。

4. 磷酸二酯酶 - 4（PDE - 4）抑制剂

（1）常用药物　罗氟司特。

（2）审核要点　与吸入用制剂相比，PDE - 4 抑制剂具有更多的不良反应。最常见的是腹泻、恶心、食欲减退、体重减轻、腹痛、睡眠障碍和头痛。这些不良反应通常在治疗早期出现且是可逆的，并随时间推移而持续减轻。在对照研究中，体重过轻者应避免使用罗氟司特治疗，并建议治疗期间监测体重。此外，抑郁患者也应慎用罗氟司特。

三、精神疾病药物处方审核要点

（一）精神疾病概述

精神疾病又称精神病，是指在各种生物学、心理学以及社会环境因素影响下，大脑功能失调，导致认知、情感、意志和行为等精神活动出现不同程度障碍为临床表现的疾病。常见的病因有生物学因素、心理学因素、社会因素等。常见的症状有性格突变、情感紊乱、行为诡异、敏感多疑、记忆障碍、意志行为障碍等。

（二）精神疾病药处方审核要点

（1）明确诊断，掌握适应证和禁忌证。

（2）提倡个体化用药，根据患者主要临床症状、疾病类型、身体状况及药物作用特点来选择使用药物。

（3）须向患者或者家属说明用药的相关情况，消除不必要的顾虑，以便提高患者用药的依从性。

（4）精神科用药的规律是药物剂量逐渐递加，足剂量、足疗程，再递减，不提倡骤停药。

（5）治疗首选单一药物。

（6）对有高复发风险者，须全程维持治疗。

（7）要关注患者病情及药物的不良反应，如发生不良反应患者应及时就诊处理。

精神疾病药物用药处方医嘱审核常见问题有：处方颜色错误（如第一类精神药品处方为淡红色，右上角标注"麻、精一"；第二类精神药品处方为白色，右上角标注"精二"、诊断与用药不相符、儿科用药方面问题（如超龄、超剂量等）、药物用法不当、多种精神科药物联用且剂量较大或不足、用药疗程偏长、（不良）药物相互作用、配伍禁忌等。

四、肿瘤药物处方审核要点

（一）肿瘤概述

根据目前对于肿瘤发生的细胞学水平的认识，肿瘤的定义可以概括为：生物机体内的正常细胞在遗传、内分泌失调和营养不良等状况，以及紧张、焦虑或抑郁等情绪的众多内因和包括物理性、化学性、生物性因素等众多外因的长期作用下，发生了质的改变，从而具有过度增殖的能力而形成的不良产物。这种异常增殖不符合正常细胞的发生、生长、代谢、凋亡等生理规律，肿瘤可以分为良性和恶性两大类，良性的肿瘤一般称为瘤，恶性肿瘤又可以分为实体瘤和非实体瘤，实体瘤包括来源于上皮组织的癌，以及来源于间叶组织的肉瘤，非实体瘤包括来源于血液或淋巴系统的恶性肿瘤。

（二）抗肿瘤药物处方审核要点

①适应证，是否有使用抗肿瘤药物的指征；②抗肿瘤药物的选择是否符合疾病诊疗指南和规范；③根据患者的体重、体表面积、年龄、肝肾功能和其他生理信息进行用药量的计算与核对；④审核药物用溶媒的品种、用量是否适宜；⑤审核药物给药途径、浓度、滴速、用药频次和疗程；⑥审核化疗方案是否给予化疗所需的辅助药物，如预处理、水化、膀胱保护；⑦联合用药时给药顺序是否合理；⑧方案执行时间，长期化疗

用药医嘱审核时需要关注医嘱已执行到第几天，防超时间用药；⑨是否存在超说明书用药。

五、糖尿病药物处方审核要点

（一）糖尿病基本定义

糖尿病（DM）是一组常见的以葡萄糖和脂肪代谢紊乱、血浆葡萄糖水平增高为特征的代谢内分泌疾病。其基本病理生理为绝对或相对胰岛素分泌不足、胰岛素敏感性下降和胰高血糖素活性增高所引起的代谢紊乱。

（二）糖尿病药物处方审核要点

1. 口服降糖药物

（1）双胍类药物（二甲双胍）注意事项　①恶心、呕吐、胃胀、消化不良等消化道反应是其主要副作用，常发生于用药早期，随治疗时间延长上述胃肠道不适症状可基本消失，从小剂量开始、逐渐增加剂量，可减少消化道不良反应。②皮肤过敏反应。③乳酸性酸中毒为最严重的副作用，但罕见，需注意严格按照推荐用药。④单独用药极少引起低血糖，但与胰岛素或胰岛素促分泌剂联合使用时可增加低血糖发生的危险。⑤长期使用二甲双胍者可减少肠道吸收维生素 B_{12}。

（2）磺酰脲类药物注意事项　①格列吡嗪、格列齐特和格列喹酮作用温和，较适用于老年人。②轻度肾功能减退时各种药物仍可使用，中度肾功能减退时宜使用格列喹酮，重度肾功能减退时格列喹酮也不宜使用。③应强调不宜同时使用两种磺脲类，也不宜与其他胰岛素促泌剂（如格列奈类）合用。

（3）格列奈类药物注意事项　瑞格列奈主要经细胞色素 P450（CYP2C8、CYP3A4）代谢，因此应避免与 CYP2C8 抑制剂（如吉非贝齐）和 CYP3A4 的抑制剂（如克拉霉素、伊曲康唑、酮康唑等）或诱导剂（如利福平）合并治疗。

2. GLP-1 受体激动剂　最常见的副作用是恶心、腹泻、呕吐、便秘、腹痛、食欲下降等胃肠道不适，罕见不良反应包括胰腺炎、皮疹等，因 GLP-1 受体激动剂的使用与发生胰腺炎风险相关，一旦出现疑似胰腺炎发作，应停用该类药物，该类药物与磺脲类药物合用时低血糖风险增加，减少磺脲类药物剂量可减少低血糖风险。

3. 胰岛素　注意事项：①低血糖反应，是胰岛素主要的不良反应，与剂量过大和（或）饮食失调有关，多见于 1 型糖尿病患者，但应识别低血糖后高血糖和无知觉性低血糖。②胰岛素过敏反应，有局部反应和全身反应两种情况等。

六、消化性溃疡药物处方审核要点

（一）消化性溃疡概述

消化性溃疡（PU）主要指发生在胃和十二指肠的溃疡（约占95%），即胃溃疡（GU）和十二指肠溃疡（DU）。PU 发病率占总人口的10%，各年龄段人群均可发病，青壮年多发，男性多于女性。

（二）消化性溃疡治疗管理

1. 根除 Hp 治疗　根除 Hp 不但可以促进溃疡愈合，而且可以预防溃疡复发。因此只要是有 Hp 感染的 PU，无论初发或复发、活动期或愈合期、有无并发症，均应根除 Hp。

2. 抑制胃酸治疗　溃疡愈合时间通常为 DU 4 周，GU 6～8 周，愈合速度与抑酸治疗的强度和持续时间成正比，溃疡过于快速愈合将影响愈合质量。H_2 受体拮抗剂（H_2RA）可以有效地抑制基础胃酸分泌，但是对于餐后最大胃酸分泌的抑制作用不如 PPI。长期服用 PPI 可出现夜间"酸突破"现象。

（三）消化性溃疡药物处方审核要点

（1）根除 Hp 治疗用药前应权衡全身情况核查患者用药记录单，避免出现药物不良反应。例如，他汀类药物与克拉霉素同服可增加横纹肌溶解风险，应暂时停服；对于患有心律失常的患者应权衡利弊，慎用克拉霉。

（2）使用抗酸剂和铋剂要注意：①肾功能情况；②询问排便情况，如氢氧化铝凝胶和铋剂有便秘作用，铝碳酸镁有轻泻或便秘作用；③老年人长期服用氢氧化铝片或凝胶时，可影响肠道吸收磷酸盐，导致骨质疏松；铝盐吸收后沉积于脑，可引起老年性痴呆，骨折患者不宜服用；阑尾炎或急腹症时，服用氢氧化铝制剂可使病情加重，可增加阑尾穿孔的危险，应禁用。

（3）抗酸药、铋盐、氢氧化铝凝胶和铝碳酸镁等形成保护膜制剂不要于餐后服用，多在上腹痛前、腹痛时临时服用；且不要与铁剂、钙剂及喹诺酮类等多种药物合用，以免影响药物吸收。

七、糖皮质激素类药物处方审核要点

（一）糖皮质激素类药物概述

糖皮质激素类药物作用广泛复杂，且随剂量不同而变化。生理状态下机体所分泌的糖皮质激素主要影响物质代谢，缺乏时可引起代谢失调乃至死亡；应激状态时，糖皮质激素大量分泌，使机体能适应内外环境变化所产生的强烈刺激。药理剂量（超生理剂量）时糖皮质激素除影响物质代谢外，尚有抗炎、免疫抑制和抗休克等药理作用。

（二）糖皮质激素类药物处方审核要点

单剂大量一般不产生不良反应；应用数日，除非剂量特大，一般也不产生不良反应。长期大剂量应用（每天给予相当于氢化可的松 20～30mg，1 周以上），易产生各种不良反应。

（1）医源性肾上腺皮质功能亢进症：表现为肌无力与肌萎缩、皮肤变薄向心性肥胖满月脸、水牛背、痤疮多毛、水肿、高血压、高血脂、低钾血症、糖尿、骨质疏松等。停药后一般可自行恢复正常，必要时可对症治疗。

（2）诱发或加重感染或使体内潜在病灶扩散，如病毒、真菌、结核病灶扩散恶化。在治疗严重感染性疾病时，必须给予有效、足量、敏感的抗菌药物。

（3）妊娠初 3 个月使用偶可引起胎儿畸形；妊娠后期大量应用可抑制胎儿下丘脑垂体，引起肾上腺皮质萎缩，出生后产生肾上腺皮质功能不全。

（4）刺激胃酸或胃蛋白酶的分泌，降低胃肠黏膜对胃酸的抵抗力，诱发或加重胃十二指肠溃疡，甚至发生出血和穿孔。

（5）白内障：儿童更易发生，停药后可能不会完全恢复，甚至继续加重。长期应用时应定期进行裂隙灯检查。

（6）个别患者有精神或行为的改变，可能诱发精神病或癫痫。少数患者可诱发胰腺炎或脂肪肝。

案例解析

【实例】患者男，70 岁，临床诊断：双侧肾动脉狭窄，继发性高血压。处方用药如下。

苯磺酸氨氯地平片	5mg×7 片	1 盒	5mg	qd	po
立普妥片	20mg×7 片	1 盒	10mg	qn	po
马来酸依那普利片	10mg×8 片	1 盒	10mg	qd	po
阿司匹林肠溶片	100mg×30 片	1 盒	100mg	qd	po

【解析】选用依那普利不适宜，双侧肾动脉狭窄为 ACEI 类药物的禁忌证；建议选用 CCB 或 β 受体拮抗剂。处方中应使用通用名而非商品名属于不规范处方。即阿托伐他汀钙片。苯磺酸氨氯地平片与阿托伐他汀钙片（经 CYP3A4 代谢）合用增加横纹肌溶解症发生的风险。药师应注意交代患者，应立即报告原因不明的肌肉疼痛、无力或痉挛，特别是在伴有不适和发热时。建议改其他药物（普伐他汀不通过 P450 酶代谢）。

第三节　特殊人群药物处方审核要点

一、妊娠期及哺乳期用药处方审核要点

（一）美国 FDA 妊娠期药物危害分级系统

美国食品药品管理局（FDA）根据药物对胎儿的危害将妊娠用药分为 A、B、C、D、X 五个级别，并要求制药企业应在药品说明书上标明等级。A～X 级致畸系数逐级递增。有些药物有两个不同的危险度等级，一个是常用剂量的等级，另一个是超常剂量等级。

1. A 级　对照研究显示无害。已证实此类药物对人胎儿无不良影响。如各种水溶性维生素、正常剂量的脂溶性维生素 A 和维生素 D、枸橼酸钾、氯化钾等。

2. B 级　对人类无危害证据。动物实验对胎畜有害，但在人类未证实对胎儿有害，或动物实验对胎畜无害，但在人类尚无充分研究。如青霉素、阿莫西林等抗菌药物，降糖药阿卡波糖、二甲双胍、门冬胰岛素，解热镇痛药对乙酰氨基酚，消化系统用药法莫替丁、雷尼替丁、泮托拉唑均属 B 级。

3. C 级　不能排除危害性。动物实验可能对胎畜有害或缺乏研究，在人类尚缺乏有关研究，但对孕妇的益处大于对胎儿的危害。如阿米卡星、万古霉素等抗菌药；更昔洛韦、奥司他韦等抗病毒药；格列吡嗪、罗格列酮、吡格列酮、瑞格列奈等降糖药；奥美拉唑、多潘立酮等消化系统用药；氨氯地平、比索洛尔、美托洛尔等降压药均属于此类。

4. D 级　对胎儿有危害。市场调查或研究证实对胎儿有害，但对孕妇的益处超过对胎儿的危害。伏立康唑、妥布霉素、链霉素、甲巯咪唑、缬沙坦－氨氯地平、卡马西平属于 D 级，降压药卡托普利、依那普利、比索洛尔、美托洛尔在妊娠中晚期使用时亦属此类。

5. X 级　妊娠期禁用，在人类或动物研究，或市场调查均显示对胎儿危害程度超过了对孕妇的益处，属妊娠期禁药。如降脂约辛伐他汀、洛伐他汀、阿托伐他汀、氟伐他汀、瑞舒伐他汀；抗病毒药利巴韦林；激素类药物米非司酮、炔诺酮、缩宫素、非那雄胺、戈舍瑞林；沙利度胺、华法林、甲氨蝶呤、米索前列醇、前列腺素 E_1、碘甘油等均属此类。

（二）妊娠期及哺乳期用药处方审核要点

1. 抗菌药物　大多数抗菌药物都能进入乳汁，但进入乳儿体内的量很小，不会对乳儿产生严重危害。偶有过敏反应、腹泻等情况。青霉素类对乳儿安全。头孢菌素类在乳汁中含量甚微，但第四代头孢菌素类如头孢匹罗、头孢吡肟例外。碳青霉烯类如亚胺培南西司他丁等未见对乳儿是否有毒性的报道。大环内酯类 100% 分泌至乳汁。氨基糖苷类不详，可能具有潜在危害，不宜应用。喹诺酮类对乳儿骨关节有潜在危害，不宜应用。磺胺类在乳汁中的浓度与血浆中一致，在体内与胆红素竞争血浆蛋白，可致游离胆红素增高，尤其在新生儿黄疸时，可促使发生新生儿胆红素脑病。氯霉素在乳汁中的浓度为血清中的 1/2，有明显骨髓抑制作用，可引起灰婴综合征，故哺乳期禁用。

2. 激素类药物　口服避孕药因含雌/孕激素，可分泌至乳汁中，降低乳汁中吡哆醇含量，使乳儿出现易激惹、尖叫、惊厥等神经系统症状，男婴则出现乳房增大，因而哺乳期妇女避孕应采用宫内安放节育器的方法。

3. 抗甲状腺药　哺乳期妇女禁用同位素 ^{131}I 和 ^{125}I 治疗，因放射性同位素在乳汁中仍具有放射活性，尤其在新生儿肝肾功能尚不健全时更易受损。

4. 抗高血压药　血管紧张素转换酶抑制剂卡托普利可分泌至乳汁中，因含巯基，对乳儿骨髓有抑制作用，避免使用；依那普利对乳儿肾脏有影响，避免应用。

5. 降糖类药物　格列喹酮等能分泌至乳汁中，引起新生儿黄疸，不宜应用。胰岛素对乳儿安全无害。

6. 抗肿瘤药 因具有抗 DNA 活性，并可抑制新生儿的造血功能，在治疗中妇女禁止哺乳。

二、儿科常用药物处方审核要点

（一）儿科用药特点

儿童由于自身的器官功能和生理功能动态成长过程特点，儿童生长发育的特殊性，不能把他们看成"成人的缩版"。儿童用药安全问题值得全社会高度重视，新生儿、婴幼儿时期，药物经皮肤吸收，有可能产生全身作用。例如，新生儿的血－脑屏障功能不全，有些药物可以通过此屏障进入大脑损害儿童的神经中枢。儿童肝脏的代谢转化系统尚不成熟，药物的转化吸收不完全，可能造成肝脏的损害，再加上儿童年龄越小肾脏发育越不成熟，导致肾脏的排泄能力不足，使药物消除减慢。一系列生理特点使得小儿比成人更易发生药物不良反应。另外，药物受家族遗传因素的影响，儿童时期用药最易发生药物过敏，使用不适合儿童的药物剂型、分剂量的不准确及给药方法错误，也可能引起药物不良反应。

（二）儿科常用药物处方审核要点

1. 适应证 了解获取患者临床基本信息：既往病史、现病史、病因病情及病理、影像、实验室检查、检验结果等辅助检查结果。依据临床诊断，判断用药的适应证是否相符合。

2. 药品的选择 关注年龄的限制使用、慎用和禁用；高危药品重点审核（硫酸镁注射液、氯化钾注射液、浓氯化钠、氨茶碱注射液、水合氯醛溶液、地高辛、麻醉药等）；尽量选择对儿童相对安全的品种。

3. 剂型问题 不同年龄段选择适宜的剂型规格和给药途径；开具适合儿童的剂型，增加依从性，了解所有适合儿童剂型的正确使用方法。选择适宜的口服剂型时，应该对学龄前儿童吞咽功能进行评估。

4. 配伍禁忌及注射溶媒选择与滴速 配伍禁忌是指两种或两种以上药物联合使用时发生的可见或不可见的物理或化学变化。由于耐受性差，很容易发生输液反应。

儿童输液的原则：尽量告知家长注意观察患儿的表现，如发生紧急情况需及时救助。

尽量选择一种药物与一种输液配伍。合理安排输液顺序（冲管）。滴注速度不宜太快也不宜太慢，应注明滴速。

5. 重复给药 是指同类药物或相同作用机制的药物合用的现象。还有一种可能是家长为改善症状而自行重复给药。儿童最为常见的疾病是发热。同时使用对乙酰氨基酚和布洛芬会引起出汗过多而发生虚脱等。

三、老年慢性疾病药物处方审核要点

（一）老年人慢性病药物治疗定义

根据世界卫生组织对老年人的年龄分界标准，发展中国家将老年人界定为 60 周岁及以上的群体，而发达国家则将 65 岁作为分界点。我国《老年人权益保障法》第 2 条规定，老年人的年龄起点标准是 60 周岁。

慢性病又称慢病，全称为慢性非传染性疾病，根据中国疾病预防控制中心对慢性非传染性疾病的定义，即指病情持续时间长、发展缓慢的疾病。其中 4 类主要慢性病为心脑血管疾病（如各类心脏病和脑卒中）、恶性肿瘤、慢性呼吸道疾病（如慢性阻塞性肺疾病和哮喘）以及糖尿病。

（二）老年慢性疾病药物处方审核要点

老年人用药应注意以下几个方面。

1. 避免多重用药 多重用药会带来各种用药风险和由药物相互作用导致的不良反应。如一些新诊断睡眠障碍的老年人，可先尝试改变生活方式，白天适当增加运动量来调整睡眠，若效果不佳可使用短效非苯二氮䓬类药物或曲唑酮按需服用。老年人用药的原则是使用最少的药物和最小有效剂量来治疗。药师应告知老年人记录用药列表，就诊时携带用药列表和药盒，方便药师核查用药，最好能够做到每半年一次进行用药核查。

2. 合理选择药物　　可参考老年人合理用药的辅助工具。

3. 选择适当的剂量及疗程　　用药个体化是当今药物治疗的重要原则，对于老年人尤其如此。一般来说，老年人初始用药应从小剂量开始，逐渐增加至治疗剂量，尤其是一些老年人敏感的药物，如镇静催眠药物、抗抑郁药、甲状腺激素等。此外，由于老年人肝肾功能下降，部分药物需要根据肌酐清除率计算给药剂量，避免药物在体内蓄积中毒，可减少每次剂量或延长给药间隔。老年人的一些慢性疾病需要长期药物控制，但一些不适的症状是短暂的，可使用对症药物治疗，症状消失或疗效差时应及时停药，不要长期用药。

案例解析

【**实例**】患者，女，25 岁。临床诊断：上呼吸道感染；哺乳期。

处方用药：氨酚伪麻美芬片，12 片，5mg，po，每次 2 片，每日 3 次。

【**解析**】案例中，哺乳期患者患上呼吸道感染，门诊处方开具氨酚伪麻美芬片。

氨酚伪麻美芬片为复方制剂，内含对乙酰氨基酚、氢溴酸右美沙芬、盐酸伪麻黄碱和马来酸氯苯那敏，这些成分会影响乳汁分泌且会经过乳汁被乳儿吸收，有引起乳儿肝损害、嗜睡、呼吸抑制等风险。建议患者用药期间停止哺乳，或单用对乙酰氨基酚。

布洛芬、对乙酰氨基酚均为退烧药，重复用药。小儿氨酚黄那敏颗粒，含对乙酰氨基酚成分，成分重复，剂量增大。

第四节　特殊情况药物处方审核要点

一、静脉用药

（一）静脉用药概述

注射剂系指药物与适宜的溶剂或分散介质制成的供注入人体内的溶液、乳状液或混悬液及供临用前配制或稀释成溶液或混悬液的粉末或浓溶液的无菌制剂。它是临床应用最广泛、最重要的剂型之一，是一种不可替代的临床给药剂型，在危重患者抢救时尤为重要。

静脉药物治疗是将有治疗和营养支持作用的药物，如电解质、抗菌药物、营养药物、含药输液等通过静脉注射方式或加入于载体输液中静脉滴注，达到疾病救治目的。

（二）静脉用药处方审方要点

1. 输液类药物　　通常来说，输液按容量大小可以分为大容量输液和含药小容量输液。大容量输液是指超过 100ml、经静脉滴注输入体内的灭菌注射剂。在临床上主要用于调整体内水和电解质以及酸碱平衡，提供人体必需的碳水化合物、脂肪、氨基酸以及维生素等营养成分，维持循环血容量以及降低颅内压等；同时也是静脉药物治疗的载体，供加入各种药物进行静脉输液治疗。含药小容量输液又称为治疗型小输液，是指容积在 100ml 以下的输液剂，由治疗药物、附加剂溶媒及容器所组成的并采用避免污染和杀灭细菌等工艺制备的一种制剂。含药小容量输液相对于普通输液来说，由于其不需要调配，无须添加其他溶媒，剂量准确，可有效避免二次污染，使用方便快捷。

2. 肠外营养药物

（1）肠外营养药物的概念及组成　　肠外营养药物是指经过肠道以外的途径（常是静脉）供给机体所

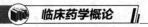

需要的营养要素，包括热量（碳水化合物、脂肪乳）、必需和非必需氨基酸、维生素、电解质及微量元素。

（2）肠外营养处方审核要点　肠外营养制剂组方成分较多，药师在审核时要关注是否存在配伍禁忌，以及电解质用量、液体量补给、能量供给、热氮比和糖脂比等是否合理：①患者的病情是否适合使用肠外营养。②用药医嘱中各营养元素的选择是否合理，如相同疾病对氨基酸的需求是否合理；不同疾病对氨基酸的需求是不同的，创伤状态下谷氨酰胺的需要量明显增加，肝病则应增加支链氨基酸，肾功能不良者则以提供必需氨基酸为主等。③各营养组分用量及比例是否合理。④配伍用药是否合理。

二、抗菌药物

（一）抗菌药物概述

抗菌药物是临床应用最广泛的一类药物，涉及临床各科，而且各科的感染治疗又有其专科特点，因此，需要多学科共同参与实现抗菌药物的合理应用，提高疗效、降低不良反应发生率以及减少或延缓细菌耐药的发生。判断抗菌药物临床应用是否合理，基于以下两个方面：有无抗菌药物应用指征，抗菌药物的选择与给药方案是否适宜。这常常是药师审核处方适应证、适宜性的重要部分。抗菌药物的临床应用根据用药目的可分为预防性应用与治疗性应用，诊断为细菌性感染者方有治疗用药指征，有细菌感染高风险时才有预防用药的指征。一般而言，有临床感染诊断可视为有抗菌药物用药适应证，处方审核的难点在于预防用药指征的理解与掌握。

（二）抗菌药物处方审核要点

感染防治的给药方案应综合患者病情、病原菌种类及抗菌药物特点三个方面来制订抗菌治疗方案。给药方案除了抗菌药物的选用品种之外，还包括给药剂量、给药途径、给药次数、疗程及联合用药等。

1. 给药剂量　一般按抗菌药物的治疗剂量范围给药，重症感染如血流感染、感染性心内膜炎等，药物分布低的感染部位如中枢神经系统感染等，抗菌药物剂量宜大，选择治疗剂量范围的高限；治疗单纯性下尿路感染时，由于一般药物的尿药浓度远高于血药浓度，则可应用治疗剂量范围的低限。

2. 给药途径　对于轻、中度感染的大多数患者，应予口服治疗，选取口服吸收良好的抗菌药物品种，不必采用静脉或肌内注射给药。仅在下列情况下可先予以注射给药：①不能口服或不能耐受口服给药的患者（如吞咽困难者）；②患者存在明显可能影响口服药物吸收的情况（如呕吐、严重腹泻、胃肠道病变或肠道吸收功能障碍等）；③所选药物有合适抗菌谱，但无口服剂型；④需在感染组织或体液中迅速达到高药物浓度以达杀菌作用者（如感染性心内膜炎、化脓性脑膜炎等）；⑤感染严重、病情进展迅速，需给予紧急治疗的情况（如血流感染、重症肺炎患者等）；⑥患者对口服治疗的依从性差。

3. 给药频次　为保证药物在体内能发挥最大药效，杀灭感染灶病原菌，应根据药动学和药效学相结合的原则给药。青霉素类、头孢菌素类和其他 β - 内酰胺类、红霉素、克林霉素等时间依赖性抗菌药，应一日多次给药。氟喹诺酮类和氨基糖苷类等浓度依赖性抗菌药可一日给药一次。

4. 抗感染疗程　抗菌药物疗程因感染不同而异，一般宜用至体温正常、症状消退后 72 ~ 96 小时有局部病灶者需用药至感染灶控制或完全消散。但血流感染、感染性心内膜炎、化脓性脑膜炎、伤寒、布鲁菌病、骨髓炎、B 组链球菌咽炎和扁桃体炎、侵袭性真菌病、结核病等需较长的疗程方能彻底治愈，并减少或防止复发。

三、高警示药物

（一）高警示药品概述

高警示药品指一旦使用不当发生用药错误，会对患者造成严重伤害，甚至会危及生命的药品。此类药品特点是引起的错误不常见，一旦发生会产生严重后果，造成患者严重伤害甚至死亡。此定义也适用于中药制剂。

（二）高警示药物处方审核要点

（1）根据高警示药品分级建立专用标识、药品标签及警示语。

（2）根据高警示药品分级，药品专区存放，设置专用警示标识，标识醒目，专人管理制定合适的存储量。

（3）准确执行出入库程序，严格核对品名、剂型、规格、数量、批号、有效期等信息，做到药品流通数据可追溯，保证运输条件符合药品特殊要求。

（4）专人负责账目管理，严格履行清点、交接规程，保证账物相符。

（5）加强易混淆药品管理，防止药品混淆错发错用。易混淆药品包括药品名称相似、包装相似、听似、看似药品、一品多规或多剂型药物等。易混淆的药品存放时应明显区分，存放位置应有"易混淆药品"警示标识，提醒取用人员，确保易混淆药品调剂及使用准确无误。调剂和使用易混淆药品时应认真核对，确保取用药品与所需药品一致。对相关工作人员进行易混淆药品知识的宣传和培训，保证临床安全用药。

（6）医师使用高警示药品之前必须进行充分安全性论证，有确切适应证时才能使用，须严格按照规定的适应证、适用人群及用法用量开具。需注意患者年龄、种族、体重、合并疾病、饮食习惯、营养情况、文化程度及依从性，开具处方使用药品通用名称，不使用不被广泛接受和认同的缩写，注意药物的药代动力学特点、配伍禁忌、相互作用等细节。如病情需要，超说明书用药应按医院超说明书药品备案相关规定执行。

（7）药师审核高警示药品处方时，应严格按照药品说明书执行，调剂高警示药品时，必须严格执行调剂规程和处方管理制度双人复核，确保准确无误。

（8）护理及静脉药物配置人员严格核对药品和患者信息，执行"三查八对"（操作前、中、后，查对床号、姓名、药名、有效期、剂量、时间、浓度、用法），遵医嘱调配、发放药品，交代用药细节。对于静脉用药应双人核对，注意静脉用药配置时限要求、配伍、溶媒选择、药物浓度、液体澄明度、静脉给药速度、换液冲管、用药间隔时间、患者用药后反应等。

四、须皮试药物

（一）皮试药物概述

1. 药物过敏与皮试 在临床诊治过程中，有些药物如青霉素可能引起部分患者出现过敏反应，严重者表现出低血压、喉头水肿、支气管痉挛等症状，甚至导致死亡，因此注射上述药物前必须对患者进行过敏试验。过敏试验有皮内注射试验、点眼试验、静脉注射试验、口服过敏试验等多种方法，皮试是其中重要的方法。

2. 皮试审方的要求 《处方管理办法》第三十五条对药品皮试的审核规定，药师应当对处方用药适宜性进行审核，审核的内容包括：规定必须做皮试的药品，处方医师是否注明过敏试验及结果的判定。

（二）皮试药物处方审核要点

皮试的目的是为了筛查出可能发生Ⅰ型速发型过敏反应中严重过敏反应的个体，但是，特殊情况下，皮试是否可以进行，怎样皮试，都是临床可能遇到的实际问题。

1. 青霉素类 青霉素类药物由于应用广泛，故其皮试问题讨论较详细，也形成了一些共识。

（1）皮试禁用于 ①近4周内发生过速发型过敏反应者；②过敏性休克高危人群，如哮喘控制不佳，小剂量过敏源导致严重过敏反应病史等；③有皮肤划痕症，皮肤肥大细胞增多症，急、慢性荨麻疹等皮肤疾病。

（2）青霉素皮试前需注意 ①对于部分高敏患者，皮试本身亦可能导致速发型过敏反应，应有抢救设备及药品准备。一旦发生过敏反应，应及时就地救治。②应用抗组胺药物可能影响皮试结果，皮试前应停用全身应用一代抗组胺药（苯海拉明）至少72小时，二代抗组胺药（西替利嗪、氯雷他定）至少1周，停用鼻腔喷雾剂至少72小时。③雷尼替丁等 H_2 受体拮抗剂应停用至少48小时。④β 受体阻断剂和血管紧张素转化酶抑制剂（ACEI）等药物可能影响对速发型过敏反应救治，皮试前应停用至少 24 小时，尤其在存在发生严重过敏反应可能时。

使用青霉素类的患者，不论是儿童还是成人，不论用药途径是静脉、肌内还是口服，使用前均应进行皮试。但在审方的过程中也要注意，由于抗菌药物用在上一次就诊时进行了青霉素皮试，连续治疗的下一次用药，并不需要皮试。

2. 其他药物　使用其他药物者，也可能有极少数的高敏患者，在皮试的时候就发生严重的过敏反应（如过敏性休克），这时无论患者皮试的皮丘是否已经发生了相对变化，均不应该给予本药物。

抗蛇毒血清的皮试与否，存在一定的争论：有些观点认为皮试并不能非常准确地预测抗蛇毒血清的早期过敏反应，所以没有理由为判断这些试验的结果而耽误 20 分钟或者 30 分钟的治疗时间，但是本类药物的药品说明书及《临床用药须知》皆有明确的皮试规定，故在审方中仍应进行皮试的审方。

五、中成药

（一）中成药概述

中成药是在中医药理论指导下，以中药饮片为原料，按规定的处方和标准制成具有一定规格的剂型，可直接用于防治疾病的制剂。中成药的处方是根据中医理论，针对某种病证或症状制定的，临床使用中成药时应根据中医理论辨证选药，可将中医辨证与中医辨病相结合、西医辨病与中医辨证相结合，但不能仅根据西医诊断选用中成药。

（二）中成药处方审核要点

1. 中成药临床应用基本原则

（1）辨证用药　依据中医理论，辨认、分析疾病的证候，针对证候确定具体治法，依据治法，选定适宜的中成药。

（2）辨病辨证　结合用药辨病用药是针对中医的疾病或西医诊断明确的疾病，根据疾病特点选用相应的中成药。临床使用中成药时，可将中医辨证与中医辨病相结合、西医辨病与中医辨证相结合，选用相应的中成药，但不能仅根据西医诊断选用中成药。

（3）剂型的选择　根据患者的体质强弱、病情轻重缓急及各种剂型的特点，选择适宜的剂型。

（4）使用剂量的确定　对于有明确使用剂量的，慎重超剂量使用。有使用剂量范围的中成药，老年人使用剂量应取偏小值。

（5）合理选择给药途径　能口服给药的不采用注射给药，能肌内注射给药的不选用静脉注射或滴注给药。

（6）使用中药注射剂　①严格按照药品说明书规定的功能主治使用，辨证施药，禁止超功能主治用药。②严格掌握用法用量及疗程，不超剂量、过快滴注和长期连续用药。③严禁混合配伍，谨慎联合用药。对长期使用的，在每疗程间要有一定的时间间隔。

2. 中成药与西药的联合使用

（1）中成药与西药如无明确禁忌，可以联合应用，给药途径相同的应分开使用。

（2）应避免副作用相似的中西药联合使用，也应避免有不良相互作用的中西药联合使用。

3. 中西药注射剂联合使用

（1）谨慎联合使用　如果中西药注射剂确需联合用药，应根据中西医诊断和各自的用药原则选药，充分考虑药物之间的相互作用，尽可能减少联用药物的种数和剂量，根据临床情况及时调整用药。

（2）中西注射剂联用　尽可能选择不同的给药途径（如肌内注射、静脉注射）。必须同一途径用药时，应将中西药分开使用，谨慎考虑两种注射剂的使用间隔时间以及药物相互作用，严禁混合配伍。

六、超说明书用药

（一）超药品说明书用药的概述

美国卫生系统药师协会（ASHP）将超药品说明书用药定义为临床实际使用药品的适应证、给药方法或剂量不在具有法律效力的说明书之内的用法包括年龄、给药剂量、适应人群、适应证或给药途径等与药品说明书中用法不同的情况，又称超范围用药、药品未注册用药或药品说明书之外的用法。

目前我国还没有公认的"超说明书用药"的定义。台湾成功大学科技法律研究所许杏如根据临床应用情况将药品标示外使用分为狭义和广义两种。狭义的超说明书用药是指：医师在临床治疗中超出 SFDA批准的药品说明书规定的适应证使用药品，文献报道中也称为"超适应证用药"。广义的超说明书用药指：医师在临床治疗中使用药品的适应证、给药途径、给药剂量、给药时间、适用人群等任意一项或几项不在药品说明书之内，或违反药品说明书规定的禁忌证使用药品。

（二）超说明书用药处方审核要点

超说明书用药处方审核可分别从超适应证用药、超给药剂量用药、超给药途径用药、超用药人群用药四个方面进行。

1. 超适应证用药　即处方用药治疗疾病超出药品所列出的适应证范围。处方审核时通常先看处方的诊断与药品说明书的适应证是否相符，但实际上，由于医师可能未将患者的诊断写齐全，或仅从处方无法知晓患者的检查检验结果与临床诊断，故容易将合理的超说明书用药判定为不适宜用药。

2. 超给药剂量用药　指处方的用法用量超出说明书适应证相应的给药治疗剂量，包括单次剂量、日剂量、给药频次，有时还包括相应的给药疗程。如果是超适应证用药的同时超给药剂量，则参照上述方法查证。如果仅仅为适应证范围内用药的超给药剂量，则需要查证相应疾病最新的指南共识，并与临床医师沟通了解情况，确认是否有无依据超剂量用药。

3. 超给药途径用药　在临床实践中，医师有时会根据不同的疾病或疾病的轻重缓急，结合药物特点改变药物原来的给药途径，但超给药途径用药，不仅需要从药理作用分析是否能解决疾病治疗问题，还要考虑该药物剂型的特点是否能在作用部位起到良好药效。

4. 超适应人群用药　由于这类人群的身体结构、生理特点的特殊性，无充分依据的超人群用药更易发生不良反应，更易产生医疗纠纷，因此在处方审核时对此类超说明书用药需要提高警惕，及时与医生沟通确认是否确需超人群用药，并向患者做好用药交代。

第五节　处方点评

一、主要概念和管理规范

2007 年 5 月 1 日新的《处方管理办法》实施，要求各级医院实行处方点评制度；2010 年，原卫生部下发《医院处方点评管理规范（试行）》。《处方管理办法》第四十四条：医疗机构应当建立处方点评制度，填写处方评价表，对处方实施动态监测及超常预警，登记并通报不合理处方，对不合理用药及时予以干预，处方点评是根据国家有关处方的法律、法规和相应的技术规范对处方的规范性和用药适应证、药物选择、给药途径、用法用量、药物相互作用、配伍禁忌等进行综合评价，以提高处方质量，促进合理用药。实施处方点评制度，能够了解门诊内外医生所开处方的用药种类、特点，便于及时掌握不合理用药和采取干预措施，提高处方质量，保障患者用药安全、经济、有效。

二、处方点评的实施

传统的处方管理模式，大多以实时提醒督促医生合理用药，缺乏完善的多层次回顾式的处方监察管理系统，对于大量的医生处方只能每月随机抽取 100 张或 1‰的处方进行点评，人工查阅统计，没有统一标准对不合理用药进行评价，缺乏说服力和权威性，是处方点评的管理实施遇到众多难点。

通过现代化的技术水平，建立起处方点评的自动化模式，不但可以实时对抽样处方点评，还涵盖了医院所有处方点评细节，不仅仅对处方抗菌药物、注射剂等用药的情况统计、点评，还增加了安全用药模块，对不合理处方的点评项目包括联合用药不适宜、重复给药、配伍禁忌、是否会产生药物不良反应（ADR）及潜在的具有临床意义的药物相互作用等。

三、处方点评结果评价和使用

药师是处方点评的主体，通过随机抽查门诊处方进行点评，可了解门诊医生的诊疗习惯和治疗特点，及时发现不规范之处，促进规范、科学、合理用药，提高服务质量。处方点评结果可分为三类，分别为不规范处方、用药不适宜处方、超常处方。

（一）不规范处方

（1）处方的前记、正文、后记内容缺项，书写不规范或者字迹难以辨认的。

（2）医师签名、签章不规范或者与签名、签章的留样不一致的。

（3）药师未对处方进行适宜性审核的。

（4）新生儿（0～28 天）、婴幼儿（1～3 岁）处方未写明日、月龄的。

（5）西药、中成药与中药饮片未分别开具处方的。

（6）未使用药品规范名称（通用名）开具处方的。

（7）药品的剂量、规格、数量、单位等书写不规范或不清楚的。

（8）用法、用量使用"遵医嘱""自用"等含糊不清字句的。

（9）处方修改未签名并注明修改日期，或药超剂量使用未注明原因和再次签名的。

（10）开具处方未写临床诊断或临床诊断书写不全的。

（11）单张门急诊处方超过五种药品的。

（12）无特殊情况下，门诊处方超过 7 日用量，急诊处方超过 3 日用量，慢性病、老年病或特殊情况下需要适当延长处方用量未注明理由的。

（13）开具麻醉药品、精神药品、医疗用毒性药品、放射性药品等特殊管理药品处方未执行国家有关规定的。

（14）医师未按照抗菌药物临床应用管理规定开具抗菌药物处方的。

（15）中药饮片处方药物未按照"君、臣、佐、使"的顺序排列，或未按要求标注药物调剂、煎煮等特殊要求的。

（二）用药不适宜处方

（1）适应证不适宜。

（2）遴选的药品不适宜。

（3）药品剂型或给药途径不适宜。

（4）无正当理由不首选国家基本药物的。

（5）用法、用量不适宜的。

（6）联合用药不适宜的。

（7）重复给药的。

（8）有配伍禁忌或者不良相互作用的。

（9）其他用药不适宜情况的。

（三）超常处方

（1）无适应证用药。

（2）无正当理由开具高价药的。

（3）无正当理由超说明书用药的。

（4）无正当理由为同一患者同时开具2种以上药理作用相同药物的。

处方点评对合理用药与个体化治疗具有非常重要的作用，能够改进医疗质量，提高药品临床应用管理和临床药物治疗水平，可促进医院的医药管理的制度优化，降低患者的医药负担，产生更好的社会和经济效益。

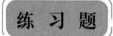

本章小结

"新医改"进入深水区，药学服务工作正面临重大转型的机遇期，医生开具处方，药师审核处方，是国际上通行的保障患者合理用药的机制，但这一机制在我国并未得到很好的落实。2018年7月10日，国家卫建委发布了《医疗机构处方审核规范》，明确了"药师是处方审核工作的第一责任人"，并对处方审核的管理和流程做了具体规范。这对药师更深入融入临床，开展药学服务工作，提供了坚实的政策基础。

由于历史的原因，我国的药学教育受到传统化教育模式影响，多年来以培养非临床宽口径药学人才为主，药学本科和研究生教育普遍存在重"科研"、轻"应用"的现象，虽然近年来药学教育模式已有所调整，但目前还不能完全适应现阶段医院药学、社区药学领域对临床药学人才的需求。另外，由于长期以来药师缺少与临床相关的训练，其审方能力与目前临床要求尚有差距，主要表现在药学理论知识不缺，但与临床实践结合能力不强。药师在所有医务人员中作为具有最全面药学知识的专业群体，又使其成为处方审核的必然人选。要让广大药师担负审方的重任，必须让药师们具备审方的基本技能，本章详细讲解了临床病的处方审核、特殊人群处方审核和特殊情况药物处方审核要点等，重点放在理论与实践的有机结合上，补齐短板，让药师不仅懂药，还要了解疾病的发生、发展与药物治疗之间的关系。

通过对本章内容的学习，学生能了解处方审核的法律法规、审方的基本要素、临床常见疾病的药物处方审核要点，掌握不合理用药和采取干预措施，以及药师如何实现精准审方有重要的参考意义。

题库

练习题

一、选择题

A型题（单选题）

1. 治疗慢性自身免疫性疾病宜选用（ ）

    A. 地塞米松   B. 氢化可的松   C. 可的松

    D. 泼尼松龙   E. 倍他米松

2. 下列给药途径适宜的是（ ）

    A. 丙酸氟替卡松吸入

    B. 氢化可的松静脉注射

    C. 地塞米松注射液雾化吸入

    D. 甲泼尼龙用于儿童肌内注射

    E. 曲安奈德用于儿童鞘内给药

3. 使用 $0.5\sim1.0mg/(kg\cdot d)$ 的剂量疗法为（ ）

    A. 中等剂量   B. 冲击剂量   C. 大剂量

    D. 小剂量   E. 长期维持剂量

4. 维生素K与维生素C不可以配伍的原因是（ ）。

    A. 维生素K是碱性溶液

B. 维生素 C 是酸性溶液

C. 维生素 K 是强氧化剂，使维生素 C 氧化

D. 维生素 C 是强还原剂，使维生素 K 还原

E. 维生素 K 与维生素 C 形成新的结构

5. 林格注射液主要成分包括（　　）

A. 氯化钠　　　　　　　　B. 氯化钾、氯化钙　　　　　　C. 氯化钠、氯化钙

D. 氯化钾　　　　　　　　E. 氯化钠、氯化钾、氯化钙

6. 患者梁某，丙肝合并肝功能不全，急性呼吸道感染选用下列哪种药物治疗可以不用调整剂量

（　　）

A. 克林霉素　　　　　　　B. 氯霉素　　　　　　　　　　C. 红霉素

D. 头孢唑林　　　　　　　E. 以上都可以

二、思考题

1. 糖皮质激素类药物处方审核要点有哪些？

2. 抗菌药物处方审核要点有哪些？

（谭亲友）

PPT　　微课

第十三章

治疗药物监测与个体化给药方案设计

> **学习导引**
>
> **知识要求**
> 1. **掌握** 治疗药物监测的意义及其实施。
> 2. **熟悉** 治疗药物监测的分析方法及质量控制。
> 3. **了解** 个体化给药方案的设计步骤及临床常用给药方案的调整方法。
>
> **能力要求**
> 1. 熟练掌握治疗药物监测的基本知识，提高解决个体化用药问题的技能。
> 2. 学会应用治疗药物监测的方法和思路，以可靠的治疗药物监测结果与临床实际相结合指导合理用药。
>
> **素质要求** 明确个体化给药的安全性和有效性要求；初步理解开展治疗药物监测与个体化给药方案设计应当遵循的科学、客观的原则。

治疗药物监测是临床药学的重要组成部分，随着医疗技术整体水平的提高，在治疗药物监测的指导下制定和调整个体化用药方案，达到精准用药，是药物治疗学的必然趋势，也是药学服务的重要内容之一。

第一节　治疗药物监测及其意义

一、治疗药物监测的概念和必要性

治疗药物监测（therapeutic drug monitoring，TDM）是在药物治疗过程中，监测体内的药物浓度，利用药动学原理，判断药物应用合理性和制定合理给药方案的临床实践。TDM 通过现代分析技术对生物样本中的药物及相关活性代谢物的浓度进行定量分析，结合临床指标确定药物的有效治疗浓度范围，为患者制定及优化给药方案，降低药物毒副反应发生风险，提高药物疗效。随着治疗药物监测技术的迅速发展和药物基因组学相关交叉学科的推动，TDM 已从单纯的测定药物浓度发展到结合药动－药效模型、药物代谢酶、药物作用相关靶点基因检测和其他药物剂量－效应关系指标监测等手段助力临床个体化给药方案设计。目前，TDM 已成为指导临床合理用药的重要工具，其临床意义和必要性如下。

1. 个体化给药 个体差异可导致不同患者在相同药物、剂量和给药途径下作用部位的药物浓度或血药浓度相差数倍，进而导致药物疗效差异明显。药物治疗应遵循个体化的原则，针对不同患者的具体情况制定给药方案，使药物治疗安全有效。研究数据表明，通过 TDM 可使癫痫发作的控制率从 47% 提高到

74%，显著提高了合理用药水平。

2. 药物过量中毒的诊断　测定生物样本中的药物浓度可为药物过量中毒的诊断与治疗提供重要依据，尤其对不易确诊的患者更为必要。

3. 判断患者用药的依从性　在临床上有时药物治疗效果差或治疗失败，并非由于治疗方案不当所致，而是因患者未按医嘱用药。通过 TDM 可及时发现患者在治疗过程中是否停药、减量或超量用药，为患者的用药教育提供依据。

课堂互动

治疗药物监测的指征包括哪些？

二、治疗药物监测的指征

（一）药物浓度监测的指征

临床上应用的药物很多，并不是所有的药物都需要监测，如药物有效治疗浓度范围广、安全性好，或具备可快速简便观察的药效指标等，无须进行药物浓度监测。

一般下列情况需要进行药物浓度监测。

1. 治疗窗窄且毒性较大的药物　此类药物有效剂量与中毒剂量十分接近，用药剂量不易掌握，易发生毒性反应。如地高辛，$1 \sim 2 \mu g/L$ 是强心作用，$3 \mu g/L$ 则可能发生中毒反应。这类药物还包括奎尼丁、普鲁卡因胺、氨基糖苷类抗菌药物、抗癫痫药物、甲氨蝶呤等。

2. 血药浓度个体差异大的药物　部分药物由于遗传因素的影响，不同患者服用同一药物相同剂量后，个体间血药浓度差异较大，导致疗效及不良反应有较大差别。例如，抗真菌药伏立康唑，主要经细胞色素 P450 酶（CYP）2C19 代谢，由于代谢酶的基因多态性，该药的代谢在人群中分为超快代谢、快代谢、中间代谢和慢代谢，相同剂量不同代谢型之间血药浓度个体差异大。

3. 具有非线性药物动力学特性的药物　人体对该类药物的消除能力有一定的饱和性，当达到饱和时，药物剂量与消除速率不成正比，此时，若药物剂量稍微增加会导致血药浓度急剧增加，半衰期延长，进而诱发药物在体内蓄积而发生中毒反应。此类药物有苯妥英钠、甲氨蝶呤等。

4. 中毒症状与疾病本身症状不易区别的药物　当药物中毒症状与疾病本身的表征类似，临床无明确的判断标准时，测定血药浓度有助于区分所发生的症状是由于用药剂量不足还是用药过量所致。如地高辛可用于治疗室上性心律失常，但如果血药浓度过高也可引起室上性心律失常的毒性反应。

5. 重要器官病变　当患者发生肝、肾功能损害或患有其他脏器疾病时，药物的体内过程会发生明显改变。如中重度肾功能不全的患者使用主要经肾排泄的药物，药物排泄会减少，导致药物在体内蓄积，血药浓度升高。

6. 以下情况可考虑进行治疗药物浓度监测　患者依从性差（因未按医嘱用药，会导致体内药物浓度增加或减少）；合并用药产生相互作用可能影响疗效时（如合并用肝药酶诱导剂和抑制剂）；药物治疗未出现预期疗效等。

理论上，TDM 应取靶器官或组织（如肺、前列腺等）进行药物浓度测定，但临床实践存在困难。大部分药物的靶器官药物浓度和血药浓度的比值呈正相关，表现为药物效应、毒性反应与血药浓度存在相关性。因此，临床上常通过血药浓度反映靶器官药物浓度。

临床常进行血药浓度监测的药物见表 13 - 1。

表 13 – 1 临床常进行血药浓度监测的药物

药物类别	药物	有效血药浓度范围（血清或血浆）
免疫抑制剂	环孢素	80 ~ 300ng/ml（谷浓度）*
	他克莫司	4 ~ 12ng/ml（谷浓度）*
	西罗莫司	4 ~ 12ng/ml（谷浓度）*
	霉酚酸	30 ~ 60mg · h/L（AUC_{0-12h}）#
抗肿瘤药	甲氨蝶呤	<0.5μmol/L（给药48小时后） <0.05μmol/L（给药72小时后）
精神药物	苯妥英	10 ~ 20mg/L（成人、儿童和3个月以上的婴儿） 6 ~ 14mg/L（早产儿、新生儿和2周到3个月的婴儿）
	丙戊酸	50 ~ 100mg/L
	卡马西平	4 ~ 10mg/L
	苯巴比妥	15 ~ 40mg/L
心血管系统药物	地高辛	0.9 ~ 2.2μg/L（少数患者可高于上限）
	洋地黄毒苷	13 ~ 25μg/L
抗细菌药物	万古霉素	20 ~ 40mg/L（峰浓度） 5 ~ 10mg/L（谷浓度）
	庆大霉素	5 ~ 12mg/L（峰浓度） <2mg/L（谷浓度）
	阿米卡星	15 ~ 25mg/L（峰浓度） <5mg/L（谷浓度）
抗真菌药物	伏立康唑	0.5 ~ 5mg/L（谷浓度）

注：1. * 不同治疗方案及治疗时期的谷浓度要求有差异。
　　2. # 霉酚酸在治疗过程中需要监测 AUC_{0-12h} 来调整给药剂量。
　　3. 口服药物达稳态后，服下一剂量前的血药浓度为谷浓度。
　　4. 滴注结束后0.5小时内或肌内注射后1小时采血为峰浓度；给下一剂量前采血为谷浓度。

（二）药物效应相关基因的检测

药物的效应受多种因素影响，如遗传差异、病理生理状态、药物相互作用等。其中，遗传差异是导致个体差异的主要原因之一。当药物的有效性和安全性受药物效应相关基因的影响较大时，临床可基于药物基因组学理论，在给药前对患者的药物代谢酶、药物转运蛋白及作用靶点等的相关基因进行检测，依据基因检测结果设计初始给药方案，并在治疗过程中结合药物浓度监测结果调整用药方案。

临床常用与药物代谢酶和药物作用靶点基因相关的药物见表13 – 2。

表 13 – 2 临床常用与药物代谢酶和药物作用靶点基因相关的药物

基因或变异名称	个体化应用的药物
药物代谢酶与转运体基因	
ALDH2	硝酸甘油
CYP2C9	华法林、塞来昔布、氯沙坦
CYP2C19	氯吡格雷、S – 美芬妥英、奥美拉唑、阿米替林、伏立康唑、地西泮、去甲西泮
CYP2D6	他莫昔芬、阿米替林、昂丹司琼、美托洛尔、氯丙咪嗪、去甲替林、地昔帕明、多塞平、丙咪嗪、马普替林、奥匹哌醇、曲米帕明、曲马朵

续表

基因或变异名称	个体化应用的药物
CYP3A5	他克莫司
CYP4F2	华法林
DPYD	氟尿嘧啶、卡培他滨、替加氟
N4T1、N4T2	异烟肼、普鲁卡因胺、吡嗪酰胺、利福平、氨基水杨酸、对氨基苯甲酸
SLCO1B1	辛伐他汀、西立伐他汀、匹伐他汀、阿托伐他汀
TPMT	6-巯基嘌呤、6-硫鸟嘌呤、硫唑嘌呤、顺铂
UG1A1	伊立替康
药物作用靶点基因	
ACE	福辛普利、依那普利、赖诺普利、卡托普利
ADRB1	β受体阻断剂，如美托洛尔
APOE	普伐他汀
ANKK1	第二代抗精神病药
IFNL3	聚乙二醇干扰素α-2a、聚乙二醇干扰素α-2b、利巴韦林
PML-RARα	三氧化二砷
TOP2A	蒽环类化疗药物
VKORC1	华法林
ERCC1	铂类药物（顺铂、卡铂和奥沙利铂）
RRM1	吉西他滨
其他基因	
dMMR	氟尿嘧啶
G6PD	氯喹、氨苯砜、拉布立酶
HLA-B	卡马西平、苯妥英、阿巴卡韦、别嘌呤醇
MGMT	替莫唑胺
MSI	氟尿嘧啶

（三）有良好药物剂量-效应关系指标的检测

对于一些有良好剂量-效应关系指标的药物，可以直接通过监测其效应指标对药物剂量进行调整。如使用抗凝药物华法林的患者，其用药监测的指标是国际化标准比值（international Normalized Ratio，INR）。INR 是凝血酶原时间（prothrombin time，PT）经过实验室敏感指数（Local ISI）矫正后计算得到。相关研究表明，INR 可以很好反映华法林的抗凝疗效。当 INR<2 时，患者缺血性卒中的风险明显增加，需要增加华法林给药剂量；而当 INR>3 时，患者颅内出血的风险明显增加，需要相应减少给药剂量。临床通过对患者 INR 监测来调整华法林的给药剂量，降低患者因剂量不足发生血栓栓塞或给药剂量过大发生出血的风险。

需要注意的是，TDM 采用的分析方法需要花费较长的时间或较大的经费，滥用 TDM 无疑将造成不必要的浪费，因此对于需要常规监测的药物应把握好指征并进行充分的评估。

第二节 治疗药物监测的实施

在临床治疗中，TDM 的实施步骤大体可分为申请、取样、测定、数据处理及结果分析。

一、申请

临床根据患者需要实施 TDM 的药物及指征提出申请，医师开具医嘱，护士执行后，由信息系统形成条形码赋予相应信息，包括标本类型、申请科室、床号、姓名、性别、申请项目、条码号、病历号、申请医生等。

二、取样

临床上常用的生物基质有血液、尿液、脑脊液、唾液等，其中最常用的是血液，血液可较好地体现药物浓度和治疗作用之间的关系。当药物或其代谢物大量排泄到尿中时，可采用尿液作为生物样品；当考察药物通过血 – 脑屏障的能力，可进行脑脊液的药物浓度测定；唾液中的药物浓度有时可代表血浆中的游离药物浓度，但仅限于少数药物如苯妥英、卡马西平等。

（一）血液样品

1. 血液的采集　采血应掌握正确的取样时间，多剂量给药达到稳态血药浓度后进行采血。若评价疗效，采谷值血样；若判断是否中毒，采峰值血样；对于急症患者，可以首剂给负荷剂量后再采峰值血样；口服给药在消除相取样；当怀疑患者出现中毒反应或急救时，可以随时采血。一般每次采静脉血 1~5ml，采血结束时应轻微振摇试管，以防血细胞破裂使血浆或血清带有血红蛋白。

2. 血样的制备　采集的血液置于含有抗凝剂的试管中，轻摇混匀，离心，上清液即为血浆样品；采集的血液置于不含抗凝剂的试管中，放置 30 分钟至 1 小时，血液凝固，离心，上清液即为血清样品。

血浆或血清均可用于药物浓度的检测，分析方法也可相互通用。血液采集后应及时送检分离血浆或血清，一般最迟不超过 2 小时。分离后若不能即时测定，可将样品放置 4℃冰箱冷藏保存（不超过 3 天），若需要延长保存时间可将样本转移到 –80℃冰箱中保存。全血样本直接冰冻保存会导致血细胞破裂，影响血浆或血清的分离及后续监测。

（二）尿液样品

1. 尿液的采集　因尿液浓度波动较大，通常测定一段时间内自然排尿中的药物总量。如采集 24 小时内的尿液时，一般在上午 8 时排尿并弃去，立即服药，收集自服药起至次日上午 8 时排出的全部尿液，贮存于洁净的容器中待测。

2. 尿样的制备　采集的尿液加入防腐剂后（甲苯、二甲苯、麝香草酚等）保存。

（三）脑脊液样品

1. 脑脊液的采集　腰椎穿刺（有脑室外引流管的患者可从引流管放出）取脑脊液 1~5ml。

2. 脑脊液样品的制备　脑脊液采集后，3000r/min 离心 10 分钟，取上清液作为测定样品。

（四）唾液样品

1. 唾液的采集　漱口后 15 分钟，用插有漏斗的试管接收口腔内自然流出的唾液，采集的时间至少 10 分钟。

2. 唾液样品的制备　唾液采集后，3000r/min 离心 10 分钟，取上清液作为测定样品。

三、测定

TDM 生物样品的分析方法，应综合考虑方法的精密度、灵敏性、专属性、成本、耗时等多方面的因素来选择。常用的体内药物分析方法主要有色谱分析法和免疫分析法。目前应用较多的是全自动免疫分析仪，分析测定需要的样品量小，测定时间短（＜30分钟），测定的及时性能很好地满足临床需求。此外，对于监测品种较多，同一药物样本量少，可以考虑液相色谱（二维液相色谱）或液相色谱质谱联用仪（HPLC – MS/MS）等。

四、数据处理

为获得正确的药物治疗监测数据，首先要求 TDM 实验室应用的测定方法在专属性、灵敏度和准确度等方面达到规定的要求，其次实验室还需及时测定并出具报告，报告包含患者基本信息、标本类型、登记号、住院号、科别、床号、申请医生、医嘱名称、申请时间、采样时间、报告时间、项目名称、结果、单位和参考范围等。

五、结果分析

根据相关实验数据，结合患者临床情况进行结果分析是 TDM 工作的关键。临床药师应掌握患者的必要资料，包括生命体征、临床症状、相关实验室检查和用药情况等，结合所得 TDM 测定结果进行综合分析，并和医师一起调整患者给药方案。

以血药浓度监测为例，当获得血药浓度测定数据时可从以下几方面进行分析。

1. 患者的依从性　患者不按医嘱用药是临床常见的现象。当血药浓度结果难以得到合理解释时，应当考虑询问患者是否遵医嘱用药。

2. 采血时间　正确的采样时间和采样方法对获得正确的血药浓度测定结果极其重要。例如，测定万古霉素谷浓度，应在下次给药前（30分钟内）取样。

3. 患者生理和病理因素　肝肾功能不全时，药物的代谢和排泄减少，容易产生蓄积，导致血药浓度升高；重症患者由于病情严重、低蛋白血症、器官功能障碍及持续肾脏替代治疗（continuous renal replacement therapy，CRRT）、体外膜肺氧合（extracorporeal membrane oxygenation，ECOM）等器官支持手段均可影响患者药物动力学参数。如低蛋白血症可使游离抗菌药物浓度升高，还可增加抗菌药物的表观分布容积（apparent volume distribution，Vd），进一步降低血药浓度。

4. 特殊人群　如儿童、老年人、孕妇等，均有其特殊的药动学变异。

5. 食物的影响　食物可以通过影响胃排空、胃肠蠕动或血流速度而改变对药物的吸收，如进餐（脱脂食物、高脂食物或营养液）时服用泊沙康唑，可导致泊沙康唑平均血药峰浓度和 AUC 较禁食状态升高3～4倍。

6. 合并用药的影响　药物间的相互作用可通过改变药物代谢动力学性质及竞争血浆蛋白结合反应，使血药浓度变化异常，如他克莫司和抑制 CYP3A4 酶系统的药物（红霉素、伊曲康唑、氟康唑、环孢素等）合用时，后者可抑制他克莫司的代谢，使其血药浓度增加。

第三节　治疗药物监测分析方法与质量控制

治疗药物监测分析方法提供精准、可信的药物相关数据，是开展 TDM 指导临床合理用药的重要基础和前提。

> **课堂互动**
>
> 治疗药物监测分析方法有哪些？

一、体内药物分析方法

体内药物分析受多种因素影响，需要综合考虑待测药物及其代谢产物的理化性质和体内存在状况、分析测定的目的与要求、生物样品的类型与样品制备方法和实验室自身条件等因素，进而选择合适的分析方法进行检测。目前常用的体内药物分析方法包括免疫分析法（immunoassay）、色谱法（chromatography）和光谱法（spectrophotometry）。

1. 免疫分析法　指以特异性抗原－抗体反应原理为基础的体内药物分析方法。根据标记物的不同，免疫分析法可分为荧光免疫法（fluorescence immunoassay，FIA）、放射免疫法（radio－immunoassay，RIA）和酶免疫法（enzyme immunoassay，EIA）。不同类型的免疫分析法各有优缺点：荧光免疫法灵敏度高、分析速度快、重现性好，但商品化的试剂盒常以组合套装的形式进行销售，若临床样本较少会造成试剂盒的浪费；放射免疫法特异性强、取样量小、可进行批量样品检测，但需要严格的放射性防护措施及特殊的放射性废物处理；酶免疫法操作简单、分析周期短、设备简单，但分析结果受多种因素干扰，准确性较低。

免疫分析法适用范围较广，其中荧光免疫法可对庆大霉素、妥布霉素、卡马西平、苯巴比妥、奎尼丁、环孢素 A、地高辛、甲氨蝶呤、他克莫司等多种临床常见药物进行检测。目前，基于免疫分析法原理已开发出具备自动化、快速化和小型化的血药浓度即时检测仪（point－of－care testing，POCT）。POCT 血药浓度检测仪可显著提升血药浓度检测效率和速度（<30 分钟），为指导临床调整给药方案提供及时、准确的血药浓度信息。

2. 色谱法　分为高效液相色谱法（high performance liquid chromatography，HPLC）、气相色谱法（gas chromatography，GC）和色谱－质谱联用法。HPLC 法分离效能高，可排除生物样本中其他物质对待测物质的干扰，具有较好的灵敏度与准确性，且 HPLC 检测法检测限低，可以对生物样本中的微量药物及其代谢产物进行定量检测，但待测样本需要经过一定的前处理，分析周期较长；相比 HPLC 法，GC 法具有一定的局限性，只适用于具有挥发性的药物，应用范围较窄；色谱－质谱联用法适用范围广，几乎可以检测所有的药物。

3. 光谱法　紫外分光光谱法（ultraviolet spectrophotometry，UV）是体内药物分析中应用最为广泛的光谱分析法。UV 法通过测定化合物在特定波长紫外光下的吸光度，分析化合物的浓度。UV 法在治疗药物监测早期应用较多，但其特异性、准确度、精密度、灵敏度均较低，目前该方法已较少在临床应用。

二、药物效应相关基因分析测定技术

药物基因组学（pharmacogenomics）是研究基因组与药物反应性个体差异的交叉学科。药物代谢动力学与药物效应动力学是药理学与遗传学结合的关键环节，也是药物基因组学的主要研究对象，二者需要机体转运体、药物代谢酶和作用靶点的共同参与，相关蛋白编码基因的变异及表达水平变化是导致药物反应个体差异的重要原因之一。

药物效应相关基因分析测定技术对于开展临床药学相关的个体化治疗具有重要意义，其分析测定技术众多，包括 PCR－Sanger 测序法、PCR－焦磷酸测序法、实时荧光 PCR 法、PCR－基因芯片法、PCR－限制性片段长度多态性方法等，不同检测方法优缺点及适用范围各不相同。

通过药物效应相关基因分析测定技术，可对患者相关基因位点进行分型，推测患者对特定药物的代谢情况，进而制定相应的给药方案。例如，CYP2C19 基因多态性可导致酶活性的个体差异，使人群出现超快代谢者（ultrarapid metabolizer，UM）、快代谢者（extensive metabolizer，EM）、中间代谢者（intermediate metabolizer，IM）和慢代谢者（poor metabolizer，PM）。可通过测定患者代谢酶的基因型，预先调整主要经 CYP2C19 代谢药物（氯吡格雷、奥美拉唑、伏立康唑等）的初始用药剂量。

三、治疗药物监测质控

实验室的质量控制是一个完整的科学体系，是 TDM 数据准确性的保障，通过质量控制可以有效地发现误差、减小误差,确保测定质量。一般来说,影响 TDM 结果准确性的因素包括实验人员素质、科学管理手段、标准操作规程、可靠的检测方法和先进的仪器设备。具体的质量控制方法可分为室内质量控制和室间质量控制,室内质量控制是室间质量评价的基础,室间质量评价是检验室内质量控制实施效果的手段。两者交替循环使用,确保检测结果的准确性。

(一) TDM 质量控制

1. 室内质量控制 在保障仪器、试剂、人员、方法、操作控制的前提下,通常通过测定质控物 (quality control samples, QC 样品) 的方法来实现室内质量控制。质控物应包括"高、中、低"三个浓度, "中"浓度一般在有效治疗浓度范围内,"高"或"低"浓度一般分别高于或低于有效治疗浓度。为监测测定中的系统误差,需对每批监测的生物样品测定质控物,对于有效血药浓度较高的药物,如苯妥英钠等,其误差范围控制在 ±10% 范围内,而对于有效血药浓度较低的药物,如地高辛、环孢素等,其误差范围可控制在 ±20% 范围内。质控值出现异常时,应查找原因,重新测定。

TDM 实验室的室内质量控制仍以制作治疗控制图(质控图)来完成,并根据质量控制点在图上的分布情况,来判定测定结果的准确性。制作质控图时,以测定结果为纵坐标,测定日期或测定序号为横坐标,纵坐标居中的一条横线是靶值线,与靶值线平行的上下两条线分别为警戒线和失控线,警戒值和失控值分别是靶值的 ±10% 和 ±15%。质控图的下方应标明测定项目、测定方法、仪器型号等。

质控值应全部落在警戒线内,并呈正态分布。若超出警戒线但在失控线以内应引起注意;若超出质控线,则本批样品测定无效,测定结果不得发报告。如果质控图中连续 5~6 个点向一个方向升高或降低,应分析原因,是否存在系统误差,例如试剂变质、标准曲线漂移、质控样品本身问题等。

2. 室间质量控制 目的是比较不同治疗药物监测实验室测定结果的准确性。1991 年,原卫生部临床检验中心制定了治疗药物监测室间质量评估 (external quality assessment, EQA)。由国家检验中心把质控样品分发给参加质控的各个实验室,并注明所用测定方法,要求在规定时间内完成测试,并将结果反馈给检验中心,中心对反馈的结果进行统计学分析和评价,并在规定时间将统计评价结果通报给各参加质控的实验室。对待 EQA 样本不能特殊化,应详细、如实地记录参与 EQA 的全过程,根据国家检验中心反馈的结果,完善实验室质量控制体系,以促进实验室更好的发展。

室间质量控制可考核不同分析方法的可靠性及 TDM 实验室工作的质量。但 EQA 只能发现测定结果的不准确性,很难找出误差的具体原因,只有做好室内质控,才能在 EQA 中获得好的结果。

(二) 药物效应相关基因检测技术质控

药物效应相关基因分析检测必须有严格的质量控制措施,分析中质量控制贯穿分析全过程,包括:实验室设计的要求;检测程序的选择、验证及确认;仪器设备的使用、维护与校准;人员培训;样本的准备(如核酸纯化等);执行检测;确认检测结果的可靠性。在保障以上操作的前提下,实验室应做好室内质量控制和参加室间质评估或实验室间比对。

1. 室内质量控制 药物相关基因分析检测需要选择一定的质控样本进行质控分析。质控样本的质量与实验结果的可信度密切相关。理想的室内质控样本应该具有以下特点:基质一致,即与待测样本具有相同的基质;稳定性好,在适当的储存条件下能保持较好的稳定性;检测结果应该是确定的,且越接近试验的决定性水平越好;具有安全性,不得有生物传染危险性;单批可大量获得,以便于长期连续监测。

室内质控的核心是应用统计学原理或非统计学方法判断测定批次的结果是失控还是在控。定性检测(如基因分型)采用非统计学质量控制,而定量检测如基因表达水平检测一般采用统计学质控。部分定性检测方法可计算出样本中突变等位基因的比例,因此也可应用统计学质控方法进行质控分析。

2. 室间质量控制 临床检测实验室应参加 TDM 室间质量评估,对待 EQA 样本不能特殊化,应详细、如实地记录参与 EQA 的全过程,根据国家检验中心反馈的结果,完善实验室质量控制体系,以促进实验室更好的发展。

第四节　个体化给药方案设计

个体化给药（individualized drug therapy）是指借助治疗药物监测手段，针对患者个体特征进行给药方案的设计和调整。个体化给药应充分考虑患者个人情况，力求以最佳给药剂型、给药途径、给药剂量和给药周期对患者进行治疗，以提高药物疗效和用药安全性。

一、给药方案设计的一般步骤

（一）给药方案设计的基本原则

药物治疗的给药方案，是根据患者的疾病诊断及个体特征，按照药品说明书以及相关规定来确定的。影响药物疗效的因素较多，包括患者的情况如性别、年龄（尤其是儿童和老人）、身高、体重、体表面积、特殊生理期（女性妊娠、哺乳）、疾病状态、器官功能（肝、肾功能等）、遗传差异等，以及药物剂型、给药方法、药物效应、不良反应、药物相互作用、患者用药依从性等。因此，给药方案设计应遵循"个体化"的原则，综合考虑患者个体因素及药物因素，使患者在治疗中获得最好的疗效而承担最小的风险。

（二）给药方案设计的一般步骤

（1）根据患者的诊断及药物效应相关基因检测结果，选择适合的药物，拟定初始给药方案（药物剂量、给药途径和给药间隔等）。

（2）评估患者治疗效果。

（3）必要时进行药物浓度监测、剂量–效应关系指标测定、抗菌药物药敏试验等。

（4）综合患者具体情况及上述检测结果进行分析，调整患者给药方案。

（5）按调整后的方案给药。

（6）必要时可反复调整给药方案，直至获得满意效果。

上述过程可简述为图13–1。

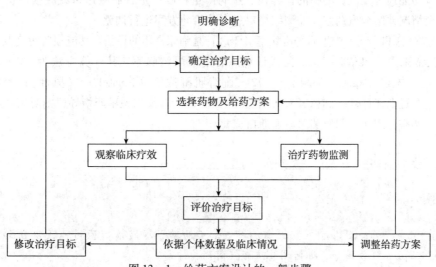

图 13 – 1　给药方案设计的一般步骤

（三）个体给药方案设计研究进展

随着科学的不断进展，药物基因组学、遗传药理学、生物信息学等多个学科在个体化给药方案设计中的应用逐渐普及。药物的药效及安全性评价实现了由基于规律总结的经验医学模式和基于循证医学的标准化医学模式向基于基因检测的个体化医学模式的跨越。

知识链接

精准用药之华法林用药指导 *VKORC1&CYP2C9* 基因检测

华法林是临床最常用的抗凝药之一，多用于血栓栓塞的预防。华法林的治疗窗较窄，不同个体间的稳定剂量有着很大的差异。若剂量不足将导致血栓栓塞，而剂量过大则会增加出血风险甚至危及生命。因此，临床上主要通过定期监测凝血酶原时间（PT）及国际标准化比值（INR）以调整用药剂量。

近年来研究表明，*CYP2C9* 及 *VKORC1* 基因多态性与个体间华法林维持剂量差异具有重要关系，两种基因代谢类型不同的患者达到相同的抗凝效果所需华法林剂量可相差 20 倍。*CYP2C9* 和 *VKORC1* 基因变异的个体在接受华法林治疗时对剂量的需求低，服用华法林后达到稳态浓度的时间比较长，在治疗初期有更高的出血危险性。国际华法林药物基因组联合会（IWPC）建议在使用华法林前进行 *CYP2C9* 和 *VKORC1* 基因检测，并根据基因型指导患者初始剂量，可缩短获得稳定剂量的时间，减少 INR 超出安全范围的次数，避免患者发生抗凝不足或抗凝过度情况，降低出血和血栓栓塞事件的风险，从而实现安全用药。

二、临床常用给药方案的调整

当药物治疗过程中出现疗效不理想、严重药物不良反应、患者病理生理情况发生较大改变、药物浓度超出治疗窗、药物剂量－效应监测指标超出正常范围等情况时，需要对患者的给药方案进行调整。临床常用给药方案调整策略如下。

（一）患者病理生理发生改变时给药方案的调整

1. 肾功能不全时给药方案的调整　肾功能不全会导致主要经肾脏途径排泄的药物代谢动力学发生变化，主要表现为药物排泄速率减慢，半衰期延长，进而导致血药浓度升高。临床药师调整用药方案时须综合考虑患者肾功能损害程度、药物的肾毒性、疾病严重程度、是否血液透析或腹膜透析等因素，根据患者肾功能不全情况并结合血药浓度监测结果对患者的给药方案进行调整。

肾小球滤过率（GFR）[≈内生肌酐清除率（Ccr）]是临床常用的评估肾功能损害程度及调整给药剂量的依据。临床上常采用 Cockroft – Gault 公式计算患者的肌酐清除率，其计算方法为：Ccr（ml/min）= [（140 – 年龄）·体重（kg）·88.4] / [72·血清肌酐浓度（μmol/L）]（男性）；女性 Ccr = 男性（Ccr）·0.85。通过上述计算得到患者 Ccr，再按照药品说明书及相关用药指导原则对患者给药剂量和给药时间间隔进行调整，用药期间监测患者血肌酐变化。

案例解析

【实例】患者，男，83 岁，入院诊断为肺炎。经验给予亚胺培南西司他丁钠 0.5g ivgtt q6h，查血肌酐 474.2μmol/L，请分析如何调整患者抗菌药物的剂量。

【解析】患者肾功能不全，根据血肌酐计算肌酐清除率，根据药品说明书，将亚胺培南西司他丁钠减量为 0.5g ivgtt q12h，监测血肌酐维持在 376.6～431.7μmol/L。患者无发热，咳嗽、咳痰较前明显好转，入院第十三天感染控制，停用亚胺培南西司他丁。

2. 肝功能不全时给药方案的调整　肝功能不全引起肝脏自身代谢和清除能力降低，导致药物蓄积，血药浓度增高，其具体表现为：血浆蛋白合成减少使药物游离部分增加；可能出现大量腹水，导致药物的分布容积增大；胃肠道淤血、水肿，影响口服药物的吸收。在肝功能不全的情况下，应按照药品说明书以及相关的用药指导原则等进行用药方案调整，必要时进行治疗药物监测。

（二）根据药物浓度监测结果调整给药方案

为保证达到预期疗效的同时降低潜在的不良反应发生风险，临床上有部分药物需要根据药物浓度监测结果调整用药方案，使药物浓度在治疗窗范围内，以保证药物治疗效果，提高临床用药的合理性。

案例解析

【实例】患者，男，17岁，因"咳嗽、咳痰10天，伴发热7天"入院。诊断为社区获得性肺炎，给予万古霉素1g ivgtt q12h治疗。治疗三天后仍发热，最高体温达40℃，人血白蛋白21.3g/L（正常值范围35~51g/L）。请分析该患者治疗疗效不佳可能的原因并制定下一步药物治疗方案。

【解析】患者低蛋白血症可使万古霉素（蛋白结合率30%~60%）的清除率升高，导致血药浓度降低。监测万古霉素谷浓度为4.2μg/ml，判断未达万古霉素治疗浓度（10~20μg/ml），建议增加万古霉素剂量或静脉补充白蛋白。补充白蛋白后第二天患者无发热，复查人血白蛋白为36.4g/L，第五日血常规白细胞计数恢复正常范围，复查万古霉素血药浓度为10.6μg/ml。十天后患者治愈出院。

（三）根据药物效应相关基因检测结果调整给药方案

相关研究及临床证据表明，遗传因素是导致药物治疗中药物疗效和不良反应产生个体差异的重要因素之一。近年来随着药物基因组学的发展，遗传因素与药物效应个体间差异的关系在临床上得到广泛关注。通过对患者的药物代谢酶和药物作用靶点的基因检测，判断出患病人群的药物代谢类型以及对特定药物的敏感性，指导临床开出"基因合适"的药方，使患者得到最佳治疗效果，从而实现"用药个体化"的目的。

例如，药物主要在肝脏代谢后排出体外，相关代谢酶活性会影响药物的代谢速度，继而影响药物在体内的浓度。根据代谢酶的基因多态性检测，可将人群的药物代谢分为超快代谢、快代谢、中代谢及慢代谢，不同代谢类型者药物代谢特征有显著差异。对于主要经此代谢酶进行生物转化的药物，建议首先进行药物代谢酶基因检测，判断患者的代谢类型，初步确定患者的用药剂量，治疗过程中再根据血药浓度监测结果对用药剂量进行调整。

案例解析

【实例】患者，男性，51岁，反复胸闷、胸痛两周余，再发并加重3小时入院。该患者经阿司匹林和氯吡格雷规范治疗3天后血小板聚集率仍高达70.5%。请分析该患者抗血小板治疗方案应如何调整？

【解析】氯吡格雷疗效受基因遗传多态性影响显著，其基因靶点为与氯吡格雷小肠吸收相关的 $ABCB1$ C3435T位点，肝脏活化相关的 $PON1$ Q192R位点及 $CYP2C19*2/*8/*17$ 位点。基因检测结果表明，该患者 $ABCB1$ 基因位点为 C3435C，不影响氯吡格雷药物吸收；而 $CYP2C19*2/*3/*17$ 三个位点检测结果显示，患者为 $CYP2C19*2$ 基因型，该位点为突变杂合型，可导致患者氯吡格雷活化受限；另外，患者 $PON1$ 为 Q192Q 型，同样提示氯吡格雷活化过程受限。参考《2013临床药物基因组学实施联盟（CPIC） $CYP2C19$ 基因型与氯吡格雷治疗指南》， $CYP2C19*1*2$ 或 $*1*3$

基因型属于氯吡格雷中间代谢型，应增加氯吡格雷给药剂量或选择替格瑞洛和普拉格雷等新型抗血小板药以提高抗血小板疗效；此外患者还存在 $PON1$ Q192Q 位点突变，需增加氯吡格雷剂量或选择其他新型抗血小板药。基于上述检测及分析，临床药师建议将患者给药方案调整为替格瑞洛，换药后 9 天，血小板聚集率 20.0%，抗血小板疗效满意。

三、非线性药物动力学与给药方案设计

药物的代谢动力学过程可分为线性药物动力学（linear pharmacokinetics）与非线性药物动力学（non-linear pharmacokinetics）。临床上绝大多数药物体内代谢动力学过程为线性动力学，其特点是药物在体内的转运和消除速率为常数且呈现剂量或浓度非依赖性，血药浓度或血药浓度－时间曲线下面积（AUC）与剂量成正比。少数药物在机体内的动力学过程为非线性动力学，其特点为药物半衰期和清除率等药动学参数不是常数，AUC 与最大血药浓度（C_{max}）与剂量不成正比。

引起非线性药物动力学的原因主要有以下几种：①药物代谢酶的代谢能力饱和；②药物吸收和排泄相关的转运体转运能力饱和；③药物分布相关的血浆/组织蛋白结合过程饱和；④酶诱导及代谢产物抑制等其他特殊过程。

非线性药物动力学的研究对于在给药剂量范围内存在非线性药动学的药物来说意义重大。通过了解其药动学特征及原理，结合药物浓度监测，对患者进行个体化给药方案设计，可有效避免药物不良反应的发生风险，保障临床用药安全有效。

（一）非线性动力学药物的给药方案设计

非线性动力学药物代谢过程有剂量依赖性，若增加给药剂量或给药次数，药物在体内的代谢过程将由一级变为零级，血药浓度会急剧升高，极易造成药物中毒（如苯妥英钠）。针对此类药物临床上应对其进行密切的药物浓度监测，避免药物不良反应发生。

这种由于药物体内动力学过程饱和性所导致的非线性消除过程可用米氏方程来表征：

$$-\frac{dc}{dt} = \frac{V_m C}{K_m + C}$$

公式中 C 为血药浓度；V_m 为酶促反应的最大速率，单位为浓度/时间；K_m 为米氏速率常数，其定义为酶促反应达到最大速率一半时的血药浓度，单位为浓度。当药物浓度处于高浓度时，即 $C \gg K_m$，分母中 K_m 可忽略不计，公式简化为 $-\frac{dc}{dt} = V_m$，lg$C$ 不随 t 变化，药物代谢类型属于零级过程；当药物浓度处于低浓度时，即 $C \ll K_m$，分母中 C 可忽略不计，$-\frac{dc}{dt} = \frac{V_m C}{K_m} = k'C$，lg$C \sim$ t 为一直线，药物代谢类型近似的一级过程；当药物浓度适中时，药物在体内的消除呈现混合型，lg$C \sim$ t 为一曲线，药物代谢过程属于非线性动力学，可用下属方程表示：

$$\frac{dc}{dt} = \frac{R}{V_d} - \frac{V_m C}{K_m + C}$$

公式中 R 为每天给药速率，单位为 mg/d；V_d 为表观分布容积，单位为 L。多次给药后，体内血药浓度逐步达到稳态，即药物消除过程达到平衡，血药浓度为稳态水平 C_{ss}。于是 $dc/dt = 0$，则 $C_{ss} = \frac{K_m R}{R_{max} - R}$。

案例解析

【实例】 某癫痫患者，按苯妥英钠 90mg/d 经数天后测得稳态血药浓度为 3.70μg/ml，然后改用剂量270mg/d，测得稳态血药浓度为 47μg/ml。若计划将患者的 C_{ss} 调整为 15μg/ml，试问给药速率 R 应该为多少？

【解析】 将两次测定结果分别带入公式 $C_{ss} = \dfrac{K_m R}{R_{max} - R}$，得到

$$\begin{cases} 3.7 = \dfrac{90 \cdot K_m}{R_{max} - 90} \\[3mm] 47 = \dfrac{270 \cdot K_m}{R_{max} - 270} \end{cases}$$

计算得到 $R_{max} = 326$、$K_m = 9.7$

将计算得到的 R_{max} 及 K_m 带入，$15 = \dfrac{9.7 \cdot R}{326 - R}$，得到给药速率 R 应为 200mg/d。

（二）非线性药动学研究进展

近年来又有一些具有非线性代谢特征的药物的研究报道，如抗肿瘤药紫杉醇、抗胃酸药奥美拉唑、抗癫痫药加巴喷丁、抗真菌药伏立康唑、抗老年痴呆药卡巴拉汀、降血脂药氟伐他汀、抗癌药表皮生长因子抗体 C225、HIV-1 选择性非核苷反转录酶抑制剂依法韦仑、非肽类血管紧张素Ⅱ受体拮抗剂替米沙坦等。临床在使用上述药物时，需要充分考虑其非线性动力学特征进行给药方案设计。

四、抗菌药物的 PK/PD 研究与实践

药动学（pharmacokinetic，PK）和药效学（pharmacodynamic，PD）是药物研究的两个重要组成部分。为提高临床用药的安全性及有效性，常将 PK/PD 原理用于指导药物剂量调整和个体化给药方案的实施。近年来，随着细菌耐药趋势的不断加剧，为了加强抗菌药物的合理使用，进一步减少和防止细菌耐药的发生，基于 PK/PD 理论指导抗菌药物的合理使用得到广泛应用。

（一）抗菌药物的 PK 研究与实践

PK 是应用药动学原理与数学模式定量描述药物进入体内的吸收、分布、代谢和排泄过程中药物浓度随时间变化的动态规律的一门科学，基于 PK 理论调整抗菌药物的给药方案是实现抗菌药物个体化给药的重要手段。

1. 抗菌药物的吸收及影响因素 药物从给药部位进入血液循环的过程称为吸收，与吸收相关的 PK 参数主要有生物利用度（bioavailability，F）、达峰时间（T_{max}）及血药峰浓度（C_{max}）等。除血管内给药直接进入血液循环外，其他给药途径都需要经历吸收的过程。临床使用抗菌药物时，多种因素可影响其吸收过程，如胃肠道 pH、胃排空时间、肠蠕动功能、血流量及首过效应等。此外，药物与食物均可影响抗菌药物的吸收，如四环素类或喹诺酮类与含有 Al^{3+}、Fe^{2+}、Ca^{2+} 等阳离子的药物可形成难溶性螯合物而使二者的吸收大大减少，应尽量避免同时服用；进食可影响阿奇霉素、利福平等药物的吸收，因此需要在餐前 1 小时或餐后 2 小时服用。

案例解析

【实例】 男性患者，56 岁，诊断为脓毒症，支气管肺炎。痰培养提示耐甲氧西林金黄色葡萄球菌（MRSA），予利奈唑胺注射液 0.6g ivgtt q12h 抗感染治疗 1 周后，患者一般情况恢复良好，拟于出院后继续口服利奈唑胺片序贯治疗 1 周。利奈唑胺注射液转换为口服剂型时，是否需要调整给药剂量？

【解析】 由于利奈唑胺片的绝对生物利用度约为 100%，故与静脉滴注相比，口服利奈唑胺的吸收基本不减少，所以无须调整给药剂量，予利奈唑胺片 0.6g po q12h 序贯治疗即可。

2. 抗菌药物的分布及影响因素 药物吸收后随血液循环到达各组织器官中的过程称为分布。药物在体内的分布受到很多因素影响，包括药物的脂溶性、毛细血管通透性、器官和组织的血流量、蛋白结合能力、特殊组织的屏障作用等。

与药物分布有关的 PK 参数主要有表观分布容积（Vd）和蛋白结合率（protein binding, PB）。Vd 反映了药物在体内分布的广泛程度，亲水性抗菌药物不易通过脂质细胞膜，故主要分布于血液和体液中，所以其 Vd 一般较小，比如 β - 内酰胺类、氨基糖苷类等。而亲脂性抗菌药物更容易透过细胞膜进入细胞内，在脂肪组织中的分布更广泛，Vd 相应更大，比如喹诺酮类、大环内酯类等。因此，在抗感染治疗时，选择抗菌药物应考虑药物在靶器官的分布情况。

大多数药物在血浆中可与血浆蛋白结合形成结合型药物而暂时失去活性。根据抗菌药物与血浆蛋白结合程度的不同，可将其分为高 PB（>70%）、中 PB（30% ~ 70%）和低 PB（<30%）三种类型。当患者处于低蛋白血症时，可使中、高蛋白结合率的抗菌药物游离浓度增加，导致消除加快，稳态血药浓度降低，从而影响疗效。常用抗菌药物的 PB 见表 13 - 3。

表 13 - 3 常用抗菌药物的蛋白结合率（PB）

高 PB（%）	中 PB（%）	低 PB（%）
苯唑西林（93）	青霉素（65）	阿莫西林（17 ~ 20）
头孢唑林（75 ~ 85）	头孢呋辛（33 ~ 50）	头孢他啶（17）
头孢曲松（85 ~ 95）	万古霉素（30 ~ 60）	亚胺培南（20）
头孢哌酮（90）	环丙沙星（20 ~ 40）	美罗培南（2）
替加环素（71 ~ 89）	莫西沙星（30 ~ 50）	阿米卡星（0 ~ 11）
利福平（80）	利奈唑胺（31）	甲硝唑（<20）
两性霉素 B（90）	磺胺甲噁唑（68）	多粘菌素 B（<10）
卡泊芬净（97）	伏立康唑（58）	氟康唑（11 ~ 12）

3. 抗菌药物的代谢及影响因素 药物作为外源性物质在体内经酶或其他作用发生化学结构改变的过程称为代谢，又叫生物转化。药物代谢最主要的器官是肝脏。此外，胃肠道、肺、皮肤、肾脏等也可产生有意义的药物代谢作用。

肝脏中参与生物转化的酶种类多且含量丰富，其中 CYP 酶系统是促进生物转化的主要酶，经 CYP 酶系统代谢的抗菌药物主要有大环内酯类、四环素类及唑类抗真菌药等。该酶系统受药物等因素的影响可导致酶活性发生改变。其中，能增强 CYP 酶活性的药物称为肝药酶诱导剂，如利福平、苯妥英钠、苯巴比妥、卡马西平等；反之，能减弱 CYP 酶活性的药物称为肝药酶抑制剂，如环丙沙星、西咪替丁、甲硝唑、氯丙嗪等。临床上使用主要经 CYP 代谢的抗菌药物时，避免与肝药酶诱导剂或肝药酶抑制剂联合使用，若抗菌药物必须与肝药酶诱导剂或肝药酶抑制剂联合使用时，应做好血药浓度监测或积极寻找其他可替代的治疗方案。

案例解析

【实例】女性患儿，8 岁，1 年前确诊为癫痫，期间一直服用卡马西平片抗癫痫治疗，1 周前因肺部感染入院，入院后完善相关检查提示曲霉菌感染，予标准剂量的注射用伏立康唑治疗后，患儿感染控制不佳，监测伏立康唑稳态血药浓度 0.32mg/L，低于有效治疗浓度范围（0.5 ~ 5mg/L）。请分析该患儿感染控制不佳的可能原因。

【解析】伏立康唑主要经肝脏代谢，而卡马西平作为肝药酶诱导剂，可引起 CYP450 酶活性升高而加快伏立康唑的代谢，从而使伏立康唑血药浓度下降，达不到治疗浓度，导致感染控制不佳。

4. 抗菌药物的排泄及影响因素　药物以原型或代谢产物的形式经不同途径排出体外的过程称为排泄。肾脏是排泄的主要器官，此外，参与药物排泄的器官还有肺、胆管、肠道、唾液腺、汗腺等。大多数的抗菌药物主要经肾脏排泄，当肾脏功能受损时，可影响到肾小球滤过、肾小管分泌和肾小管重吸收，从而导致药物排泄障碍甚至影响患者生命安全。因此，临床使用抗菌药物时，往往需要结合患者的肾功能来制定个体化给药方案。

案例解析

【实例】男性患者，62 岁，体重 60kg，因发热 1 周入院，入院后完善血培养提示白色念珠菌感染，予氟康唑注射液 0.4g ivgtt qd 治疗 3 天后，患者体温控制，病情较前明显好转，复查肾功能提示血肌酐 174μmol/L，估算肌酐清除率为 33ml/min，考虑为氟康唑所致肾功能下降。相关科室会诊后建议停用氟康唑，但抗真菌疗程不足。针对该患者应如何调整治疗方案？

【解析】由于氟康唑主要经肾排泄，部分患者使用后可出现肾功能异常，而棘百菌素类抗真菌药很少经肾脏排泄，肾功能不佳时无须调整给药剂量，且对白色念珠菌亦有很好的抗菌活性，所以该患者后续可以选择棘百菌素类药物如米卡芬净或卡泊芬净进行治疗。

（二）抗菌药物的 PD 研究与实践

PD 是研究药物对机体作用及作用机制的科学，即研究药物对机体的影响，包括药物给机体带来的治疗疗效或非预期的不良反应。抗菌药物相关的 PD 研究内容主要有最低抑菌浓度（MIC）、最低杀菌浓度（MBC）、防耐药突变浓度（MPC）及抗生素后效应（PAE）等。通过对抗菌药物 PD 的研究，可以确定抗菌药物对致病菌的抑制或杀灭效果，减少细菌耐药或突变的发生。

（三）抗菌药物 PK/PD 研究与实践

基于 PK/PD 原理制定的抗菌药物治疗方案，可使抗菌药物在体内发挥最大抑菌、杀菌活性，从而达到最佳的临床疗效。按照 PK/PD 的特点可将抗菌药物分为浓度依赖性抗菌药物和时间依赖性抗菌药物，见表 13 - 4。

表 13 - 4　抗菌药物按照 PK/PD 分类

分类	PK/PD 参数	代表药物
浓度依赖性	AUC_{0-24}/MIC 或 C_{max}/MIC	氨基糖苷类、氟喹诺酮类、达托霉素、多黏菌素、硝基咪唑类、两性霉素 B
时间依赖性长 PAE	AUC_{0-24}/MIC	替加环素、利奈唑胺、阿奇霉素、四环素、万古霉素、替考拉宁、氟康唑
时间依赖性短 PAE	$\%T > MIC$	青霉素类、头孢菌素类、碳青霉烯类、氟胞嘧啶、部分大环内酯类、氨曲南

　　浓度依赖性抗菌药物的抗菌效应和临床疗效取决于 C_{max}，与作用时间无密切关系，即 C_{max} 越高，清除致病菌的作用越强。因此，提高此类药物抗菌疗效的策略主要是提高血药 C_{max}，一般推荐日剂量单次给药方案。

　　时间依赖性抗菌药物，其杀菌作用主要取决于药物和细菌接触时间的长短，与药物浓度的升高无密切关联。因此，短 PAE 的时间依赖性抗菌药物，可通过增加给药频次、延长输注时间、日剂量分多次给药等来提高临床疗效。而对于长 PAE 的时间依赖性抗菌药物，由于其具有较长的抗菌药物后效应，一般推荐日剂量分 2 次给药即可。

知识链接

国家食品药品监督管理局关于修订左氧氟沙星口服和注射剂说明书的通知

　　2012 年 12 月 31 日，原国家食品药品监督管理局决定对左氧氟沙星（包括盐酸左氧氟沙星、甲磺酸左氧氟沙星、乳酸左氧氟沙星）口服和注射剂说明书进行修订，修订后的说明书对左氧氟沙星使用的适应证、使用疗程做了明确规定。左氧氟沙星口服和注射剂的常用剂量统一为 250mg、500mg 和 750mg 三种，由于左氧氟沙星属于浓度依赖性抗菌药物，经过长期的临床疗效与不良反应评估后，用药次数统一修订为一日一次。

本章小结

　　治疗药物监测（TDM）在个体化给药、提高药物疗效、减少不良反应、药物过量中毒的诊断、判断患者用药的依从性等方面具有重要的临床意义和必要性。

　　随着药物基因组学相关交叉学科的发展，TDM 已从单纯的测定药物浓度发展到结合药动 - 药效模型、药物代谢酶及药物作用相关靶点基因检测和其他药物剂量 - 效应关系指标监测等手段助力临床个体化给药方案设计。

　　临床上需要进行 TDM 的指征主要有：治疗窗窄且毒性较大的药物；血药浓度个体差异大，具有遗传差异的药物；具有非线性药动学特性的药物；中毒症状与疾病本身症状不易区别的药物；重要器官病变；患者的依从性差；合并用药产生相互作用可能影响疗效时；药物治疗未出现预期疗效等。

　　实施 TDM 的步骤大体可分为申请、取样、测定、数据处理及结果分析。

　　TDM 的体内药物分析方法主要有免疫分析法、色谱法和光谱法等；药物效应相关基因分析测定技术，可用于基因组学与药物反应性个体差异的研究；TDM 的质量控制是获得准确监测数据的保证。

　　药物治疗的给药方案设计，应遵循"个体化"的原则，借助治疗药物监测手段和 PK/PD 理论指导合理用药，使患者在治疗中获得最好的疗效而承担最小的风险，从而达到精准治疗的目的。

题库

练 习 题

一、选择题

（一）A 型题（单选题）

1. 治疗药物监测的实施包括（　　）

  A. 申请   B. 取样   C. 测定

  D. 数据处理及结果分析   E. 以上都是

2. 血药浓度监测的样品采集时间一般选择在（　　）

  A. 任意一次用药后 1 个半衰期时

  B. 血药浓度达稳态浓度后

  C. 药物吸收相

  D. 药物分布相

  E. 随机取样

3. 常用的体内药物分析方法包括（　　）

  A. 免疫分析法   B. 色谱法   C. 光谱法

  D. 以上都是   E. 以上都不是

4. 关于个体化给药的描述，下列说法正确的是（　　）

  A. 针对患者性别制定给药方案

  B. 根据每个患者的具体情况量身订制的给药方案

  C. 针对患者年龄制定给药方案

  D. 针对患者的体重制定给药方案

  E. 以上都不对

（二）X 型题（多选题）

5. 治疗药物监测的指征包括（　　）

  A. 治疗窗窄，毒性较大的药物

  B. 血药浓度个体差异大，具有遗传差异的药物

  C. 具有非线性药物动力学特性的药物

  D. 中毒症状与疾病本身症状不易区别的药物

  E. 存在影响药物在体内过程的病理情况

二、思考题

1. 简述治疗药物监测的临床意义和必要性。
2. 简述治疗药物监测的指征。
3. 治疗药物监测分析方法有哪些？
4. 什么是个体化给药？个体化给药设计的步骤有哪些？
5. 给药方案的调整策略有哪些？

（杨继红）

PPT

第十四章

药品不良反应监测和药源性疾病处置

学习导引

知识要求

1. **掌握** 药品不良反应监测和药源性疾病的概念；药品不良反应因果关系评价方法；药源性疾病的分类、诱发因素。

2. **熟悉** 药品不良反应监测方法；药源性疾病的诊断和预防处置原则。

3. **了解** 毒物的分类和中毒发生机制；中毒后的处置原则。

能力要求

1. 熟练掌握药品不良反应的评价方法及药源性疾病的分类。

2. 掌握药品不良反应的预防和急性中毒的救治思路，能对患者担心用药不良反应给出合理解释和建议。

素质要求 具备强烈的用药安全意识。坚持以患者为中心，积极监测药品不良反应、处置药源性疾病，促进安全、合理用药。

药物作用往往具有双重性，即治疗作用和不良反应。药物作用于机体时可呈现多种不同的效应，加上个体差异等原因，使得药物在发挥有效作用的同时常伴随不良反应的发生，在某些特殊人群中尤为明显。据 WHO 统计资料显示，各国住院患者药物不良反应发生率可达 10%～20%。对药品不良反应进行严格监测、积极有效处置药源性疾病是临床药学研究和实践的重要内容。

第一节 药品不良反应监测与预警系统

一、基本概念

药品不良反应（adverse drug reaction，ADR）是指合格药品在正常用法用量下出现的与用药目的无关的有害反应。药品不良反应监测（adverse drug reaction monitoring）是指药品不良反应的发现、报告、评价和控制的过程。为防控或减少药品不良反应的发生，除了强调临床合理用药外，实行药品不良反应监测制度是目前行之有效的方法。经过多年的发展，药品不良反应监测在原有基础上已发展成广义的药物流行病学，即应用流行病学的知识和方法，研究药物在人群中使用的效果和不良反应。

药品不良反应一般分为轻度、中度及重度：①轻度，指轻微的反应或疾病；②中度：指药品不良反应症状明显，重要器官或系统有一定损伤，但可恢复；③重度，指重要脏器如心、脑、肝、肾、脊髓等器官的损害，致残、致畸、致癌、危及生命或引起后遗症的不良反应。

课堂互动

1. 药品不良反应监测方法包括哪些？
2. 如何判断药品不良反应的因果关系？

二、药品不良反应监测方法

（一）药品不良反应监测方法

目前，常用的药品不良反应监测方法有自发呈报、医院集中监测、病例对照研究、前瞻性队列调查、记录联结（recorded linkage）和记录应用（recorded use）等。

1. 自愿呈报系统 这是一种自愿而有组织的报告制度，是最基本的监测方法。自愿呈报分为正式和非正式两种形式。

正式自愿呈报是指临床医生在诊治患者的过程中，发现患者的某种症状可能为某种药物所引起时，即可填写药品不良反应报告表，通过一定程序呈报给监测机构。自愿呈报可以收集大量分散的资料，同一药品引起同一症状（或疾病）的报告增多，可形成某种药品不良反应的流行病学假说。经加工、整理、因果关系评定后的不良反应信息反馈给医务人员，及时提出警告，终止其蔓延。正式自愿呈报系统的优点是监测范围广、耗费少、简单易行，其是药品不良反应的重要信息源，不受时间和空间的限制。药品上市后自然地被列入监测行列，可以得到早期警告，对提出某种药物流行病的假设有很大作用。该系统还可以检测出极为罕见的药品不良反应。

非正式自愿呈报监测主要是通过医学、药学杂志期刊的报道进行。文献报道是由医生在临床实践中把系统观察到的现象综合起来，加以整理总结而成。其优点是基本上能排除其他原因干扰，得出的结论比较可靠；而其缺点是延误的时间较长。

自愿呈报系统是药品不良反应监测最基本的方式。随着国家在制度上的建立和医务人员的培训等方面的改进和加强，自愿呈报系统提供的资料在加强药品管理、指导临床合理用药等方面将会发挥更加重要的作用。

2. 医院集中监测系统 在一定时间（如数月、数年）、一定范围（某一地区、几家医院或几间病房），根据研究目的，由医生、护士、药师详细记录药物使用和药品不良反应的发生情况，即医院集中监测系统（hospital intensive reporting system）。医院集中监测往往是有目的地针对某种（或某类）药品的药品不良反应而进行的。所得的结果准确性较高、数据可靠，可以确定不良反应的发生率。缺点是监测范围小，花费人力物力较多。

医院集中监测根据监测的对象不同，可分为住院患者和门诊患者的监测；根据研究方法可分为患者源性和药物源性监测，前者以患者为线索，了解用药情况和药品不良反应情况，后者是以药物为线索对某一种或几种药物的不良反应的监测；根据监测范围可分为一般性全面监测和重点监测，一般性全面监测是在一定时间内对所有住院患者进行药品不良反应全面监测，可以得到各种药品的不良反应的发生情况。此法针对性不强，适用于医院对药品使用和药品不良反应进行调查和管理。重点监测是对某种肯定的或不能肯定的药品不良反应做重点监察，其目的是搞清楚药品广泛使用后这种已肯定的不良反应的发生率及其严重程度；而对尚未肯定的不良反应则是为了查清是否存在着这种不良反应及其发生率。重点监测一般应在有经验的多家医院同时进行，以保证足够的病例，以及数量、数据的可靠性。此法常用于对新药及新发现的药品不良反应的研究。

（二）药品不良反应监测的工作程序

1. 药品不良反应监测的机构 药品不良反应监测报告工作由国家药品监督管理局主管，监测系统由国家药品不良反应监测中心和专家咨询委员会、省市级药品监督管理局及其药品不良反应监测中心组成。药品不良反应监测中心的人员由医学、药学及有关专业的技术人员组成。药品生产经营企业和医疗、预防、保健机构应建立相应的管理制度，设置机构或配备人员，负责本单位生产、经营、使用的药品的不良反应情况的收集、报告和管理工作。国家对药品不良反应实行逐级、定期报告制度。严重或新的药品不良反应必须随时报告，必要时可以越级报告。国家药品不良反应监测中心收集药品不良反应信息主要通过国家监测系统、新药再审查制度、医药期刊及其他文献等途径进行。汇集到的药品不良反应资料，由国家药品不良反应监测中心、专家咨询委员会认真审议，对药品与不良反应的因果关系做出评价。对因果关系不明确的、新的、严重的或发生率高的不良反应进一步组织流行病学研究。对因果关系明确的可要求有关厂家修改药品使用说明书。对患者危害大的药品可撤销其批准文号。国家药品不良反应监测中心通过信息公报、简讯等形式，将最新的信息和采取的措施向医务人员公布，并在医学和药学期刊上报道。

2. 药品不良反应监测的报告范围

（1）监测的药品　主要是经卫生行政部门审查、批准，由取得《药品生产企业许可证》和药品生产批准文号的企业所生产的药品（西药、中药和生物制品）以及由取得《进口药品许可证》的企业所进口的药品。中药汤剂在我国的药物治疗中占很大比重，同样会产生药品不良反应。中药汤剂的药理活性成分复杂，组方变化大，炮制方法各异，更要注意监测。药师应仔细分析因果关系，在报告中要注明药物的组分及炮制方法等。

根据我国新颁布的《药品不良反应报告和监测管理办法》的要求，新老药品的不良反应报告内容和要求有所不同。具体为：①新药监测期内的产品，报告所有可疑的药品不良反应，包括轻度及已知的不良反应；②新药监测期已满的产品，主要报告该药所引起的严重的、罕见的或新的不良反应。

（2）监测的内容　药品不良反应监测报告制度主要收集药品在预防、诊断和治疗疾病的过程中，在正常用法、用量情况下所出现的与用药目的无关的有害反应。具体包括：①药品引起的各种类型过敏反应；②疑因药品引起的人体各系统、器官及组织的功能和形态方面的异常；③疑因药品引起的癌症、畸胎或突变反应；④非麻醉药品引起的药物依赖性；⑤医生认为重要的或有价值的其他不良反应。

3. 药品不良反应监测信息的反馈　药品不良反应监测中心将收集到的药品不良反应病例资料进行分析统计，并评价因果关系，进而通过编印通讯、出版杂志或通过互联网等形式，反馈给医务人员、药品生产企业及药品监督管理部门，进行宣传教育。另外，还可以进行国内外信息交流。

知识链接

我国药品不良反应监测情况

1. 管理体制机构设置　1988年，原卫生部药政局和医政司先后在北京、上海、广东、湖北等地区14个医疗机构进行了药品不良反应报告试点工作。1989年，国家药品不良反应监测中心成立，该中心办公室设在中国生物制品检定所内。1998年3月，我国正式成为WHO国际药物监测合作中心的第68位成员国。目前，国家、省、市、县四级药品监督管理部门组成的药品监管系统履行对药品不良反应监测工作的全面管理职责，并以药品不良反应监测协调领导机构为补充，初步形成了药品不良反应监测工作的行政管理体系。

2. 管理法律法规体系　1984年，《药品管理法》明确对药品不良反应监测工作的具体要求。

1999年，《药品不良反应监测管理办法（试行）》发布，标志着我国药品不良反应报告制度的正式实施。

2001年，《药品管理法》第七十一条明确规定"国家实行药品不良反应报告制度"，这标志着我国药品不良反应工作进入法制化轨道，具有里程碑的重要意义。

2004年，《药品不良反应报告和监测管理办法》就药品不良反应报告的管理模式、执行主体、报告方式、报告程序等做出了明确规定，形成了我国药品不良反应监测体系的雏形。

　　2011 年，《药品不良反应报告和监测管理办法》提供了宏观层面的法规依据，还对药品不良反应监测工作做出了明确规定，是目前各级行政部门和技术机构开展监测工作的重要依据。

　　2018 年，《国家药品监督管理局发布关于药品上市许可持有人直接报告不良反应事宜的公告》，明确持有人应当健全药品不良反应监测体系、及时报告药品不良反应、加强不良反应监测数据的分析评价并主动采取有效的风险控制措施。

　　2019 年，《疫苗管理法》明确疫苗不良反应报告责任主体为接种单位、医疗机构等，报告对象为疾病预防控制机构。

　　2019 年新修订《药品管理法》规定，药品上市许可持有人应当开展药品上市后不良反应监测，主动收集、跟踪分析疑似药品不良反应信息，对已识别风险的药品及时采取风险控制措施。

　　注：国家药品不良反应监测系统网站（http：//www.adrs.org.cn/）

三、药品不良反应因果关系评价

　　因果关系评价是药品不良反应监测工作中非常重要的步骤。目前世界各国进行因果关系分析评价的方法和标准各不相同，就准确性和可靠性而言，尚没有公认的最好方法。世界卫生组织所采用的因果关系评定标准为目前大多数国家所采用，我国也采用这一标准。这个标准包括五条评定原则和把因果关系确实程度分五级。

微课

（一）五条评定原则

　　（1）开始用药时间和不良反应出现的时间有无合理的先后关系。不仅要存在用药在前、反应在后的顺序关系，而且要看间隔时间是否合理。各种药品不良反应的潜伏期长短不一，要根据不同药物、不同的反应具体情况判断，报告时均应列明。

　　（2）可疑的不良反应是否符合该药已知药品不良反应类型。此有助于确定因果关系，即使不符也不能轻易否定，可能是发生了新的药品不良反应。

　　（3）可疑的药品不良反应是否可以用患者的疾病状况、合并用药、治疗干预等来解释。此为排除标准。

　　（4）停药或减量后可疑的不良反应是否减轻或消失，减轻或消失有利于因果关系的判断。

　　（5）再次接触可疑药品后是否再次出现类似反应，不良反应的再次出现可肯定因果关系。再给药试验有一定风险，对可疑严重的不良反应不宜做此试验。有时不存在再次给药试验，但通过仔细询问患者的既往用药史也有助于做出判断。

（二）因果关系五级标准

　　根据上述五条评定原则的肯定（+）或否定（-），我国把因果关系分为五级：肯定、很可能、可能、可疑、不可能（表 14 - 1）。

表 14 - 1　药品不良反应因果关系分级

因果关系 ＼ 评定原则	1	2	3	4	5
肯定	+	+	−	+	+
很可能	+	+	−	+	?
可能	+	+	±	±	?
可疑	+	−	±	±	?
不可能			+	−	−

　　注：+ 为肯定；- 为否定；± 为难以肯定或否定；? 为情况不明。

第二节　药源性疾病预防与处置

药源性疾病（drug – induced disease）是指人类在预防、治疗或诊断疾病的用药过程中，药物作为致病因子引起人体组织、器官功能性或器质性损害并有相应的临床表现和临床过程的一组疾病，其实质是药品不良反应在一定条件下的结果。药源性疾病又称药物诱发性疾病或药物性疾病，是医源性疾病（iatrogenic disease）的最主要组成部分。药源性疾病一般不包括由于用药剂量过大引起的药物急性中毒。

一、药源性疾病的分类

（一）药源性疾病的分类

药源性疾病一般分为四类。

1. 量效关系密切型　相当于 A 型不良反应，是药物固有的药理作用增强和持续发展的结果，呈剂量依赖性。

2. 量效关系不密切型　相当于 B 型不良反应，与药物固有的药理作用无关，主要与个体特异体质有关，与剂量无关。

3. 长期用药致病型　由药物长期应用后产生的不良反应所引起。

4. 药后效应型　由停药一定时间后出现的不良反应所致，如致癌、致畸、乳汁中药物对婴儿的不良反应等。

这种分类方法符合药理学和毒理学的量 – 效关系这一基本概念，同时又考虑到药物与机体的相互影响及遗传毒理学等问题，因此这种分类较为合理。

（二）各类型药源性疾病的发病机制

1. 量 – 效关系密切型药源性疾病　此类药源性疾病是药物固有药理作用增强和发展的结果，其特点是剂量依赖性，可预测，每一个人均可发生，病理改变可在动物模型中复制，发生率较高，但死亡率不一定高。除了与剂量密切相关外，其发生还受下列因素影响。

（1）药物制剂学的差异　同一种药物制剂不同，生物利用度也不同。注射剂一般比口服药物生物利用度高，同一剂型由于处方中辅料的改变也可能会引起生物利用度差异，如苯妥英钠片剂，曾经由于改变赋形剂而增加了生物利用度，造成患者中毒。目前要求处方工艺改动，必须进行生物等效性验证。临床上改变了给药剂型时，应注意对患者进行监测。

（2）药代动力学因素　由于人体代谢的差异，特别是肝脏代谢、肾脏排泄对药物体内过程有很大影响。例如，由于遗传药理的差异，慢乙酰化的患者服用异烟肼容易引起周围神经炎；肝脏疾病可能影响药物在肝脏的代谢和排泄，肝硬化可降低肝脏的清除率，例如患者处于肝昏迷或肝昏迷前期时，氯丙嗪应减量，忌用阿片及麻醉催眠药；肾脏疾病使药物排泄受到影响，很多药物在肾功能不全时容易产生毒性，如氨基糖苷类抗生素、甲基多巴、地高辛、普鲁卡因胺等。

（3）药效学因素　药效学的差异影响药物的疗效和毒性，而某些脏器的病变又促成药效学的差异。例如肝硬化和急性肝炎时凝血因子产生受到影响，患者易发生出血，凡影响凝血机制或可能引起胃黏膜损伤的药物如抗凝剂、非甾体抗炎药物均应避免使用；水和电解质失调也改变某些药物的药效，例如低血钾和高血钙可增强强心苷的药效，低血钾可降低利多卡因、奎尼丁等抗心律失常的药效。

2. 量 – 效关系不密切型的药源性疾病　由药物引起的与其正常药理作用无关的异常反应，其特点是难预测性，与用药剂量的关系不密切，动物模型不能复制，发生率低，但死亡率高。这类型的药源性疾病同遗传因素和免疫反应异常密切相关。

（1）遗传因素　由于遗传药理学的异常，机体对某些药物呈特异质反应。例如葡萄糖 – 6 – 磷酸脱氢酶（G – 6 – PD）缺陷的患者使用伯氨喹、呋喃妥因、非那西丁、阿司匹林、磺胺类、丙磺舒等药物时容易诱发急性溶血性贫血。

（2）变态反应　药物的变态反应是一种与药理特性无关的不良反应。这些反应有的是速发性反应，有的是迟发性反应；与药物剂量无线性关系，往往很小的剂量就可以产生明显的反应，一旦停药，则反应消失；反应仅发生于少数人。这些不良反应可以认为是免疫反应异常，其临床表现为皮疹、红斑、荨麻疹、哮喘、血管性水肿等。产生上述反应的因素包括药物和患者两方面。一方面，大分子药物如蛋白质（包括疫苗）、多肽（如胰岛素）、多糖类和右旋糖酐等具有抗原性；一些小分子化合物（分子量500～1000）是半抗原，进入人体后与蛋白载体如白蛋白、变性 DNA、细菌代谢产物等结合后形成具有抗原性的复合物。目前人们对青霉素过敏反应了解得比较清楚，青霉素的半抗原决定簇主要是青霉噻唑化合物。另外，某些患者容易产生变态反应，由于其是过敏体质者，往往有过敏病史（哮喘、花粉症、荨麻疹等），过敏体质者有遗传倾向。

3. 长期用药致病型　此型药源性疾病与用药时间、用药剂量或两者都有密切关系，其发病往往是用药不当或药物滥用造成的后果。临床表现如下。

（1）机体适应性　单次用药量过大时常产生急性毒性反应，而慢性疾病长时间用药，机体就出现对药物的适应性问题。此在麻醉镇痛药、精神和神经系统药尤为突出，如阿片类、镇静催眠药、中枢兴奋药、可卡因、酒精等引起的依赖性。如阿片等麻醉镇痛药的戒断现象；突然停用巴比妥，可产生不安、精神错乱或痉挛；突然停用苯二氮䓬类药物，可出现焦虑。

（2）反跳现象　某些慢性疾病长期用药治疗后，如突然停止用药，可使原有疾病加重，出现反跳现象。例如突然停用中枢性抗高血压药可乐定，可加重高血压；在治疗心肌缺血中，突然停用β受体阻断剂也出现反跳现象；肾上腺皮质类固醇药物长期应用后，因反馈性抑制了丘脑－垂体－肾上腺系统的功能，肾上腺萎缩，突然停止用药，可产生急性肾上腺皮质功能不全症状，原有的病情亦加重。因此，停用皮质类固醇应采取逐渐减量法。

（3）其他　氯喹很容易与黑色素亲和，存留在角膜上皮上，应用氯喹1～2个月后有30%～70%患者产生角膜病，存留在视网膜上则发生色素性视网膜病。长期服用含有非那西丁的解热镇痛药，可以发生乳头状和髓状肾坏死，伴肾小管萎缩，进而发展成退行性或纤维性变，这些病变可扩展到肾皮质而产生肾小球损伤以及广泛性的间质性肾炎。临床表现有腰痛、血尿、输尿管阻塞，有时还可以出现肾衰竭。

4. 药后效应型　此型药源性疾病的特点是停用药物若干时间后才出现药品不良反应。

（1）药物的后遗作用　例如用放射性[131]I 治疗甲亢，可能在多年后发生甲状腺功能低下。

（2）药物的致癌性　由于癌症的发生机制和原因大部分还不清楚，区别癌症是自发性还是药源性比较困难，但有足够证据证明有多种药物可以致癌。药物致癌有三种可能性：①激素作用，例如为了治疗围绝经期综合征，常用雌激素替代疗法，有增加子宫内膜癌的可能。②遗传因子毒性，例如长期应用烷化剂有增加膀胱癌的危险；滥用非那西丁容易患肾盂癌等。③抑制免疫反应，例如肾移植患者使用巯唑嘌呤合并皮质类固醇药物时，发生淋巴瘤的危险性增加。

（3）药物的生殖毒性　①抗生育：细胞毒药物通过抑制卵巢或造成精子缺乏而影响生育。②致畸性：某些药物通过胎盘影响胎儿的生长发育，造成畸形。药物的致畸性与胎儿生长发育的阶段有关，妊娠早期、特别是怀孕2～8周，这是器官形成期，容易造成畸形。其后，致畸药可影响胎儿的生长、发育、器官结构的完整性，特别是大脑的发育。已证实或高度怀疑有致畸作用的药物包括甲氨蝶呤、雄性激素、白消安、苯丁酸氮芥、秋水仙碱、环磷酰胺、己烯雌酚、异维 A 酸、巯唑嘌呤、苯妥英钠、孕酮类、沙利度胺和丙戊酸钠等。

另外，有些药物通过胎盘造成胎儿生长发育、生理机能损害，此类药物在妊娠期禁用或慎用：如氨基糖苷类抗生素、抗甲状腺药物、阿司匹林、苯二氮䓬类、氯霉素、口服抗凝剂、口服磺酰脲类降糖药、哌替啶、磺胺类药、四环素和噻嗪类利尿药等。

（4）乳汁中药物的不良反应　婴儿从乳汁中得到药物可对婴儿造成不良反应，其中分子量小、血中的游离浓度高、脂溶性高且呈弱碱性的药物，相对在乳汁中含量较高，从乳汁中排出量较大。因此，红霉素（静注）、链霉素、磺胺异噁唑、卡马西平、巴比妥盐、地西泮、抗癌药、锂制剂、抗甲状腺药、口服降糖药、口服避孕药及喹诺酮类等在哺乳期禁用。另外，青霉素在乳汁中的浓度虽然很低，也可能引起婴儿的过敏反应。

（三）药物性损伤

药源性疾病还可按机体受损系统或器官分类，可有药物性肝损伤、药物性肾损伤及其他系统损伤等。

1. 药物性肝损伤（drug – induced liver injury，DILI） 是指在药物使用过程中，因药物本身和（或）其代谢产物，或是特殊体质对药物的超敏感性或耐受性导致的肝脏损伤，也称药物性肝病。WHO 2017 年报告已将 DILI 列为全球肝病死亡原因的第五位。

国内报道 DILI 相关药物有中药（23%）、抗感染药物（17.6%）、抗肿瘤药物（15%）、激素（14%）、心血管药物（10%）、NSAID（8.7%）、免疫抑制剂（4.7%）、镇静和神经精神类药物（2.6%）等。

目前认为，DILI 的发病机制主要包括以下四条途径：肝细胞凋亡和坏死、药物代谢和转运、免疫反应和线粒体损伤。根据药物作用靶点和作用类型，肝损伤药物可分为以下五类。

（1）肝细胞毒类　包括抗病毒类、抗肿瘤类和抗生素类等。

（2）代谢扰动型　包括抗肿瘤药物埃克替尼、瑞格非尼、HIV 治疗药物阿扎那韦、抗真菌药酮康唑和帕金森症治疗药物托卡朋等。

（3）胆汁淤积型　包括抗肿瘤药物、抗结核药、抗生素、非甾体抗炎药、心血管系统用药、抗甲亢药和抗精神病药等。

（4）代谢激活型　包括具有儿茶酚结构的药物、蒽醌类药物、苯巴比妥类及磺胺类等。

（5）免疫介导型　包括氟烷、替尼酸、双肼屈嗪、双氯芬酸、苯妥英和卡马西平等。

2. 药物性肾损伤 肾脏是药物毒性产生的重要器官之一，其原因如下：①肾脏接受静息心输出量的 20% ~25%，因此较其他器官系统接触更多的循环药物；②肾小管浓缩滤液，从而暴露于较高浓度的药物；③转运蛋白可进一步增加细胞内药物的浓度；④肾小管具有较高的能量需求，这使其容易受到肾毒性损伤。药物引起的近端肾小管损伤机制包括可能引发细胞凋亡、坏死和其他细胞死亡方式的各种机制。

药物进入肾脏后引起的毒性主要分为以下几类：①经药物转运的近端管状损伤（异环磷酰胺、培美曲塞和庆大霉素等）；②近端肾小管损伤经基底外侧药物运输（顺铂、阿德福韦、西多福韦和替诺福韦）；③结晶诱导管损伤（甲氨蝶呤、茚地那韦和阿昔洛韦等）；④药物引起的肾病（青霉素类、头孢类、喹诺酮类和万古霉素）；⑤药物致急性小管间质性肾炎（伊普利姆单抗、阿特珠单抗）。

3. 其他系统损伤 包括药物性神经系统损伤、药物性消化道系统损伤、药物性血液系统损伤、药物性呼吸系统损伤、药物性心血管系统损伤、药物性免疫系统损伤、药物性内分泌系统损伤等，如蒽环类抗肿瘤药物的心脏损伤是肿瘤化疗的关注的主要问题之一。

二、引起药源性疾病的因素

导致药源性疾病发生的因素很多，但不合理用药和机体易感性是其最主要原因。

（一）不合理用药

临床上不合理用药包括药物的滥用、选药不当、用法不合理、剂量过大或不足、违反用药禁忌、误用和配伍错误等。在正常用药情况下尚可发生不良反应，不合理用药更易导致对机体的损害。无论国内或国外，不合理用药情况都十分严重，公开资料显示，不合理用药占用药者的 11.3% ~32%。临床上不合理用药引起药源性疾病的主要原因可概括如下。

（1）不了解患者的用药史，如药物反应史、过敏史、家族史和遗传缺陷，随意给患者用药。

（2）联合用药时，忽视药物间的相互作用，以致显著地增强某一药物的作用而引起不良反应。

（3）不注意患者原有疾病基础，给予对重要脏器有损害的药物，加剧了原有病变。

（4）用药目的不明确，不了解药物的药效学和药动学规律，导致不应有的药物反应。

（5）用药时间长、剂量偏大，药物蓄积致药源性疾病。

（6）用药方法或剂型选择不当。

（7）对老年患者、体弱患者或小儿未做适当的剂量调整而致药物过量或中毒。

（8）患者自行用药、加大剂量或多种药物同时应用。

（二）机体易感因素

1. 种族和遗传多态性　近年发现的几个重要的遗传多态性是在药物代谢的氧化和乙酰化过程方面。许多药物在肝脏经乙酰化而被代谢，但人群中乙酰化的速度是不同的，可分为快乙酰化和慢乙酰化者。慢乙酰化者血药浓度高，药物作用持续时间长，易发生药物慢性蓄积中毒，如服异烟肼的慢乙酰化者，其周围神经炎的发生率高达 20%，而快乙酰化者仅为 3% 左右。

2. G-6-PD 缺陷　G-6-PD 缺陷者服用伯氨喹、奎宁、磺胺类、硝基呋喃类、氯霉素、对氨基水杨酸和阿司匹林等药物时，可导致急性溶血性贫血，其中以伯氨喹诱发溶血的作用最强。G-6-PD 缺陷是一种遗传性生化缺陷病。中国人 G-6-PD 缺陷者的患病率为 2%，而美国为 13%。

3. 性别和年龄　不同性别其药源性疾病发生率也不同，报告显示，女性药源性疾病的发生率高于男性。研究者调查 1160 例患者用药后不良反应的发生情况，男性发生率为 7.3%，女性发生率为 14.2%。过敏反应发生率女性是男性的 2 倍，药源性红斑狼疮、氯霉素引起的再生障碍性贫血和粒细胞缺乏症等，其发生率均是女性高于男性，但药源性皮炎的发生率男性比女性高 50%。

药品不良反应和药源性疾病的发生率与患者的年龄有关。由于老年人身体机能发生变化，各系统器官的功能已逐渐衰老减弱，特别是肝血流量和肝酶活性降低，肾血流、肾小球滤过和肾小管功能的减弱都会使药物的消除速率和量减少，因而应用常规剂量的药物时老年人也可能会出现较高的血药浓度，产生较强的药理效应或毒性反应。老年人的中枢神经系统对药物的敏感性增强，对镇静催眠药和镇痛药的反应比年轻人更敏感。另一方面，儿童特别是新生儿各系统脏器发育尚不完善，血中白蛋白和蛋白结合能力较低，血-脑屏障不完善，肝酶活性低，肾脏清除药物的能力较弱，也较易引起药品不良反应和药源性疾病，如新生儿服用氯霉素可致"灰婴综合征"，使用氨基糖苷类抗生素易发生耳毒性和肾毒性等。

案例解析

丙戊酸钠：警惕异常妊娠风险

【实例】2015 年 1 月 22 日，英国药品和健康产品管理局（MHRA）发出警告：警惕丙戊酸钠的异常妊娠风险。丙戊酸钠，无论是单独使用还是联合使用都有剂量依赖性的异常妊娠风险。若联用其他抗癫痫药，丙戊酸钠的异常妊娠风险会增高。研究显示，在胎儿时期暴露于丙戊酸钠的学龄前儿童中，先天畸形的比例约是 10%，语言、行走、智力、记忆等发育迟缓的比例为 30% ～ 40%。在智商测试中，胎儿时期暴露于丙戊酸钠的 6 岁学龄前儿童的智力比胎儿时期暴露于其他抗癫痫药物的儿童平均低 7 ～ 10 分。还有数据显示，胎儿时期暴露于丙戊酸钠的儿童更易于罹患自闭症和孤独症。

【解析】根据以上风险，在无其他治疗方案无效或不耐受的情况下，丙戊酸钠应禁用于育龄期、妊娠期妇女。若需向育龄期妇女开具丙戊酸钠时，医生应明确告知患者在服药期间采取避孕措施，若服药期间怀孕应向患者说明胎儿可能发生的风险。对于计划受孕的患者，首先应考虑改变治疗方案。若继续使用丙戊酸钠应注意服用最小有效剂量，并对胎儿进行产前监测。虽然没有证据显示叶酸能减少丙戊酸钠导致的胎儿异常，但妊娠前补充叶酸可降低胎儿的神经管缺陷风险。

MHRA 建议，除非其他治疗方案无效或不耐受，丙戊酸钠应禁用于女童、女青少年、育龄期妇女或妊娠期妇女。丙戊酸钠应由有经验的医生开具，并应谨慎评价其风险、获益，并在服药过程中进行监督。在患者进入青春期或计划受孕时应及时随诊。

注：药源性疾病信息网（http://www.cdidin.com/index.aspx）

三、药源性疾病的诊断

诊断药源性疾病时必须考虑下列情况。

（1）患者的用药史：患者必须有明确的用药史，既往是否有类似反应，家族中是否有同样病史。

（2）用药时间和发病时间的先后顺序关系：药源性疾病应发生于用药之后。

（3）用药的剂量和用药的持续时间。

（4）临床表现与原有疾病及药物可能致病的关系。

（5）是否符合 A 型或 B 型反应特征。

（6）病理学检查、实验室检查、血药浓度监测等是否与该药的不良反应相符。

（7）停药后症状是否减轻，再次用药是否出现相同的反应。

（8）合并用药时还要从多种药物中寻找出致病药物。

（9）必须排除药物以外的其他因素。

四、药源性疾病的预防

（一）提高对药品不良反应和药源性疾病的危害性的认识

充分认识到药物不仅能治疗疾病，也有可能发生不良反应，甚至引起药源性疾病。因此，用药过程中要密切观察药物反应，尽可能把药源性疾病发生率降低到最低限度。

（二）合理用药管理

滥用和误用药物是引起药源性疾病的主要原因，如能合理用药，大多数药源性疾病是可以避免的。临床选择用药方案时，应严格掌握用药指征，慎重选择药物、药物剂量及适当的用药途径，避免禁忌证。确需联合用药时，目的性要明确，注意药物之间的相互作用。

（三）加强用药监护

（1）进行治疗药物监测（therapeutic drug monitoring，TDM），仔细观察临床药效和治疗效果，根据药代动力学原理调整给药方案，使药物治疗达到比较理想的程度。对治疗指数窄、毒性强的药物，如强心苷、氨茶碱、环孢素 A 等药物进行血药浓度监测。

（2）密切观察病情，及时发现和识别药品不良反应，并做出适当的处理。

（四）加强药物安全监督

（1）新药研制过程中要进行全面的毒理学研究。对新药进行严格的临床前药理试验和临床试验。

（2）新药上市后进行安全性监督。新药上市并广泛一段时间后，药物的有害作用才有可能得到比较充分地暴露。如反应停的致畸性、保泰松引起再生障碍性贫血、氨基糖苷类抗生素引起的药物性耳聋等。新药上市使用后，要加强药品不良反应的监测和报告制度，通过药物管理政策和制度保障药物的社会安全性评价。

五、药源性疾病的处置

1. 停药　一旦发现某种药物引起药源性疾病应立即停用该药物。由于药源性疾病多有自限性，症状轻者，待药物自体内消除后，可以缓解。疑为药源性疾病又不能确定为哪种药物引起时，停药有两种方法：一是停用可疑药物，观察症状是否逐渐改善，并确认致病药物；二是停用全部药物，临床症状改善可提示疾病为药源性，再根据病情采取治疗措施并找出致病药物，对于较严重的药源性疾病应采用这种停药方法。

2. 对症处理　对症状严重者须进行对症治疗，给予支持疗法；采取促进药物排泄、代谢的措施；致病药物明确者，可选用特异性拮抗剂；对药物性变态反应，可用抗组胺药和皮质激素进行治疗，并将致病药物告知患者，防止日后再度发生。

第三节　急性中毒的处置

大量毒物在短时间内进入机体，引起一系列中毒症状、甚至死亡，称为急性中毒。包括各种化学物质及天然产物导致的中毒，也包括大剂量使用药物引起的中毒。

一、毒物及其分类

1. 醇类　乙醇（酒精）、乙二醇（玻璃水主要成分）、甲醇（工业酒精中含量高）。

2. 合成药物　镇静催眠药（包括巴比妥类、苯二氮䓬类及三代安眠药唑吡坦、佐匹克隆等）、中枢神经兴奋药、麻醉药、抗精神病药物（如吩噻嗪类药物）、抗癫痫药、解热镇痛药、消炎镇痛药、降压药、降糖药、抗肿瘤药（如秋水仙碱等）、抗生素、其他（如西地那非等）。

3. 天然药物或毒物　有毒植物包括：乌头（含乌头碱类）、钩吻（含钩吻碱类）、颠茄草、曼陀罗（含莨菪碱类）、雷公藤（含雷公藤碱类）、苦杏仁（含氰苷类）、蓖麻籽（含蓖麻毒素）等。有毒动物包括：河豚（河豚毒素）、蛇毒、斑蝥（含斑蝥素）等。菌类或藻类毒素包括：肉毒杆菌（含肉毒毒素）、毒蘑菇（主要含鹅膏毒肽或毒伞肽）、有毒藻类（主要含神经性贝类毒素、麻痹性贝类毒素、腹泻性贝类毒素等）。

4. 毒品或滥用药物

（1）中枢神经抑制剂　阿片生物碱（海洛因、吗啡等）、哌替啶和美沙酮等。

（2）中枢神经兴奋剂　安非他明类（冰毒、摇头丸等）、苯丙胺类兴奋剂和可卡因等。

（3）致幻剂　大麻、氯胺酮等。

5. 杀虫剂及除草剂

（1）杀虫剂　有机磷杀虫剂、氨基甲酸酯类杀虫剂、拟除虫菊酯类杀虫剂、杀虫双（杀虫单）和杀虫脒等。

（2）除草剂　百草枯、五氯酚钠、乙草胺和 2,4 - D 丁酯等。

6. 杀鼠剂　有机合成杀鼠剂、香豆素类杀鼠剂、茚满二酮类杀鼠剂、有机氟杀鼠剂、毒鼠强和无机磷化物杀鼠剂等。

7. 气体毒物和挥发性毒物

（1）气体毒物　包括一氧化碳、硫化氢、氰化物毒气、苯系物（苯、甲苯、二甲苯等）、一氧化碳、氯气、磷化氢、沼气等。

（2）挥发性毒物　包括小分子醇类（甲醇、乙醇）、醛类（甲醛、水合氯醛）、醚类（乙醚）、卤代烃（四氯化碳、氯仿）、苯（苯胺、硝基苯、苯酚）的衍生物及氰化物等。

8. 金属毒物　如铅、汞、砷、铬、镉、铊等。

二、中毒发生的机制

中毒的严重程度与毒（药）物剂量或浓度相关，多呈剂量 - 效应关系。不同毒物的中毒机制不同，有些毒物通过多种机制产生毒性作用。常见的中毒机制包括：干扰酶的活性，破坏细胞膜的功能，阻碍氧的交换、输送和利用，影响新陈代谢功能，改变递质释放或激素的分泌，损害免疫功能，光敏作用，对组织的直接毒性作用以及其他机制。

三、急性中毒的处置原则

（一）毒物的识别

急性中毒的诊断主要根据毒物接触史、临床表现、实验室及辅助检查结果。目前临床上尚无法做到应用实验室毒物分析来快速明确诊断所有的毒物。因此，临床上进行中毒诊断时需考虑以下几个问题。

1. 毒物暴露 患者毒物接触史明确或有毒物进入机体的明确证据而无临床中毒的相关表现，患者可能处于急性中毒的潜伏期或接触剂量不足以引起中毒。

2. 临床诊断 毒物接触史明确伴有相应毒物中毒的临床表现，并排除有相似临床表现的其他疾病，即可做出急性中毒的临床诊断；有相关中毒的临床表现，且高度怀疑的毒物有特异性拮抗药物，使用后中毒症状明显缓解，并能解释其疾病演变规律者也可做出临床诊断。

3. 临床确诊 在临床诊断的基础上有确凿的毒检证据，即可靠的毒检方法在人体胃肠道、血液、尿液或其他体液以及相关组织中检测到相关毒物或特异性的代谢成分，即便缺乏毒物接触史，仍可确诊。

4. 疑似诊断 具有某种毒物急性中毒的相关特征性临床表现，缺乏毒物接触史与毒检证据，其他疾病难以解释的临床表现，可作为疑似诊断。

5. 急性毒物接触反应 患者有明确毒物接触的环境或明确的毒物接触史，伴有相应的临床表现，常以心理精神症状为主，尤其群体性接触有毒气体者，在脱离环境后症状很快消失，实验室检测无器官功能损害证据时，应考虑急性毒物接触反应。

6. 急性中毒诊断的其他问题

（1）隐匿式中毒 是指患者完全不知情的情况下发生的中毒。

（2）不明毒物中毒 毒物接触史明确，但不能确定毒物；临床表现与某种物质明显相关；已知的疾病不能解释相关临床表现。以上条件均具备即可诊断不明毒物中毒或未知毒物中毒。

（3）急性中毒具有不可预测性和突发性，除少数有临床特征外，多数临床表现不具备特异性，缺乏特异性的临床诊断指标。以下情况要考虑急性中毒：①不明原因突然出现恶心、呕吐、头昏，随后出现惊厥、抽搐、呼吸困难、发绀、昏迷、休克甚至呼吸、心搏骤停等一项或多项表现者；②不明原因的多部位出血；③难以解释的精神、意识改变，尤其精神、心理疾病患者，突然出现意识障碍；④在相同地域内的同一时段内突现类似临床表现的多例患者；⑤不明原因的代谢性酸中毒；⑥发病突然，出现急性器官功能不全，用常见疾病难以解释；⑦原因不明的贫血、白细胞减少、血小板减少、周围神经麻痹；⑧原因不明的皮肤黏膜、呼出气体及其他排泄物出现特殊改变（颜色、气味）。

（二）毒物的排除

中毒一经诊断，即使尚未明确为何种毒物引起均应立即按一般治疗原则组织抢救。总体治疗原则是维持生命及避免毒物继续作用于机体。因此必须把维持机体各系统的功能放在首位，而不能单纯依赖解毒剂。

1. 非食入性中毒的处理 吸入性中毒，如吸入氯气、一氧化碳，应立即脱离中毒现场，呼吸新鲜空气、吸氧，及时吸出呼吸道分泌物，保持呼吸道通畅。接触性中毒，如接触有机磷农药等，应立即脱去污染的衣物，用清水清洗体表，特别应注意毛发、指（趾）甲缝内毒物的清洗。皮肤接触腐蚀性毒物者，冲洗时间要求达15~30分钟，并选择适当的中和液或解毒液冲洗（表14-2）。若毒物污染眼内，必须立即用清水冲洗，至少5分钟，并滴入相应中和剂。

表14-2 常见皮肤化学性灼伤的急救处理

化学物质名称	局部的急救处理
硫酸、硝酸、盐酸、三氯醋酸等	立即用5%碳酸氢钠溶液冲洗，再用清水冲洗，然后以氧化镁、甘油（1:2）糊剂外涂
氢氧化钠（钾）、氨、碳酸钠（钾）等	用2%醋酸或4%硼酸溶液冲洗，再用清水冲洗，然后以3%硼酸溶液湿敷或5%~10%硼酸软膏外涂
氢氟酸	以饱和氢氧化钙冲洗，如为肢体，浸入溶液中。如有水疱，切开水疱或抽出疱液，然后酌情涂上氧化镁甘油糊剂
苯酚	先以大量清水或肥皂水冲洗，继以30%~50%乙醇擦洗，再以饱和硫酸钠液湿敷，24小时内用油膏
黄磷	立即用清水冲洗，如为肢体，浸泡于流动清水中清除皮面磷粒，继以2%硫酸铜溶液冲洗，再以5%碳酸氢钠液冲洗，然后以生理盐水湿敷，必要时转外科进行扩创术。忌用含油敷料，由五氧化磷、五氯化磷、五硫化磷等物所致灼伤，禁止直接用水洗，应先用布、纸、棉花和砂土等吸去毒物，再用水冲洗

续表

化学物质名称	局部的急救处理
铬酸	以5%硫代硫酸钠溶液冲洗，再以清水冲洗，然后涂5%硫代硫酸钠软膏或3%二巯丙醇软膏
溴	立即用清水冲洗，继以30%～50%乙醇洗涤，再以5%碳酸氢钠液冲洗并湿敷
氧化钙（生石灰）	先用植物油清除皮肤上玷污的石灰微粒，再以2%醋酸溶液洗涤
氟化钠	以5%氯化钙溶液清洗
氯乙烯	用大量的清水冲洗后以5%碳酸氢钠溶液冲洗或湿敷
氯化锌、硝酸银	用水冲洗，再以5%碳酸氢钠溶液洗涤
硫酸二甲酯	先以大量清水冲洗，再以5%碳酸氢钠溶液冲洗并用醋酸钠液湿敷，24小时内用油膏
焦油、沥青	以棉花蘸二甲苯、松节油清除粘在皮肤上的焦油或沥青然后涂羊毛脂

2. 食入性中毒的处理　绝大多数中毒患者系食入性中毒，其排毒的最好方法为催吐及洗胃。清除胃肠道尚未被吸收的毒物时，如果毒物属强酸、强碱类腐蚀性毒物，则不宜催吐洗胃。强酸中毒者以服用氢氧化铝凝胶或镁乳等弱碱性药物中和毒物，但忌用碳酸氢钠，因为这类溶液遇酸，产生二氧化碳，使患者胃内胀气。强碱中毒以服用食醋或5%醋酸等弱酸性药物中和毒物，但碳酸盐类中毒忌用醋酸类。无论是强酸或强碱类中毒均可服用加水鸡蛋清、牛奶或植物油200ml左右，此三种液体既可稀释毒物又可保护胃肠道黏膜。如为非腐蚀性毒物经消化道进入人体者，应立即采用催吐、导泻等方法以排除毒物。

（1）催吐　对神志清醒者，最好方法是催吐。最简便易行的方法是压迫舌根或咽后壁。催吐可与洗胃结合进行，可嘱患者先喝适量温水或盐水，使之呕吐，反复进行，直到吐出液体变清为止。其他催吐的方法主要有药物催吐，但对处于休克和昏迷状态者、惊厥未控制者禁用。药物催吐首选吐根糖浆，15～20ml加水100～200ml口服，一般在15～30分钟可呕吐，必要时可重复一次。

（2）洗胃　一般服毒物后越早洗胃越好，4～6小时内洗胃最为有效，超过4～6小时，毒物大多已吸收进入血液循环。但如服毒量很大或毒物过多，或所服毒物存在胃-血-胃循环，尽管服毒超过6小时，洗胃仍然有效。

下述情况一般不宜洗胃：①深度昏迷，洗胃后可引起吸入性肺炎，严重者可导致呼吸心搏骤停；②强腐蚀剂中毒，有可能引起食道及胃穿孔；③挥发性烃类化合物（如汽油）口服中毒，反流吸入后可引起类脂质性肺炎；④休克患者血压尚未纠正者。

（3）导泻及灌肠　常用泻剂为25%硫酸钠30～60ml或50%硫酸镁40～50ml，洗胃后由胃管注入。有中枢神经系统抑制时忌用硫酸镁。不宜用油类泻剂，因为油类可增强斑蝥、酚类、磷和碘等溶解度，促进毒物吸收。当毒物已引起严重腹泻时，则不必再导泻。

灌肠适用于毒物已服用数小时，而导泻尚未发生作用者。对抑制肠蠕动的毒物（如巴比妥类、吗啡类）及重金属中毒，灌肠尤为重要。灌肠用1%温肥皂水作高位连续清洗。药用炭加入灌肠液中，可使毒物吸附后排出，对因腐蚀性毒物中毒或患者极度虚弱时，禁忌导泻及灌肠。

（4）利尿　大多数毒物可由肾脏排泄，因此强化利尿是加速毒物排泄的重要措施之一。通常采用的方法为静脉补液后，给予静脉注射呋塞米20～40mg，但必须注意水与电解质的平衡，同时还应考虑心脏负荷等情况。经补液利尿后，一些水溶性的、与蛋白结合疏松的化合物，易从体内排出。如有肾功能衰竭，则不宜采用强化利尿。

（5）血液净化　①轻、中度中毒采用催吐、洗胃、导泻、灌肠以排除消化道内毒物，输液、利尿促使进入血液循环的毒物尽快排泄，以及应用解毒剂和拮抗剂等措施，即可奏效。②重度中毒患者常伴心、肾功能受损，应尽快采取血液净化措施。血液净化的方法有腹膜透析、血液透析、血液灌流、血浆置换等。

（三）解毒药物的应用

对于存在特效解毒剂的中毒，在进行排毒的同时，应积极使用特殊解毒剂。

1. 金属中毒　常见的有氨羧螯合剂和巯基螯合剂。

（1）依地酸钙钠（CaNa$_2$EDTA）　为最常见的氨羧螯合剂，可与多种金属形成稳定可溶的金属螯合物排出体外。该药主要用于治疗铅中毒。

（2）喷替酸（二乙烯三胺五乙酸，DTPA）　　化学结构、作用与依地酸相似，但促排铅的效果比依地酸好。

（3）二巯丙醇（BAL）　　可与某些金属形成无毒的、难解离的螯合物由尿排出。此外，还能夺取已与酶结合的重金属，使酶恢复活力。用于治疗砷、汞、金中毒。

（4）二巯丙磺钠（Na－DNPS）　　作用与二巯丙醇相似，但疗效高，不良反应较少。用于治疗汞、砷、铜、锑等中毒。

（5）青霉胺（penicillamine）　　有促排铅、汞、铜的作用，但都不是首选药物，其优点是可以口服。

2. 高铁血红蛋白血症　　亚甲蓝（美蓝）可作为电子传递者，在辅酶Ⅱ高铁血红蛋白还原酶作用配合下，可使高铁血红蛋白还原为正常血红蛋白。用于治疗苯胺、硝基苯、三硝基甲苯、亚硝酸钠、硝酸甘油、硝酸银、苯醌与间苯二酚等中毒引起的高铁血红蛋白症。

3. 氰化物中毒　　一般采用亚硝酸盐－硫代硫酸钠疗法。适量的亚硝酸盐使血红蛋白氧化为高铁血红蛋白，与氰离子形成氰化高铁血红蛋白，使细胞色素氧化酶恢复活性。硫代硫酸钠在酶的参与下，能与体内游离的氰离子相结合，变为无毒的硫氰酸盐，排出体外而解毒。用药的顺序及剂量为：亚硝酸异戊酯吸入，3%亚硝酸钠溶液10ml缓慢静脉注射，随即用25%硫代硫酸钠50ml缓慢静脉注射。

4. 有机磷农药中毒　　阿托品、胆碱酯酶复活剂（碘解磷定、氯解磷定）。

5. 苯二氮䓬类药物中毒　　氟马西尼，竞争性抑制苯二氮䓬类（地西泮、阿普唑仑等）镇静催眠药物与受体的结合，逆转苯二氮䓬类药物所致的中枢镇静作用。

6. 特殊解毒剂使用的注意事项

（1）早期使用　　充分认识解毒剂的毒性、不良反应及局限性。有机磷和氨基甲酸酯农药中毒时应尽快积极使用解毒药；但汞中毒用巯基类络合剂治疗时要恰当，过分积极反而可能加强汞对肾脏的毒性作用。

（2）注意剂量　　如阿托品用于有机磷中毒宜大剂量，而用于氨基甲酸酯和沙蚕毒素农药中毒时只宜小至中等剂量；美蓝用于高铁血红蛋白血症应小量（1~2mg/kg），而用于氰化物中毒就要用大量（10mg/kg）；因此既不能不足，也不能过量造成解毒剂中毒。

（3）掌握各种解毒剂的适应证及禁忌证　　如阿托品宜用于有机磷、氨基甲酸酯类农药、乌头类生物碱、拟胆碱药及锑等中毒，但禁用于五氯酚钠中毒；解磷定宜用于有机磷中毒，却忌用于氨基甲酸酯类农药；新斯的明和毒扁豆碱可拮抗一般的抗胆碱药中毒，但不宜用于有机磷中毒治疗过程中所发生的阿托品过量中毒；镁中毒可用钙拮抗，但钙中毒用镁盐却无效，因为离子钙的活性比镁强，镁离子不能将钙离子置换出来。

知识拓展

《突发中毒事件卫生应急预案》

2011年5月12日发布并实施《卫生部突发中毒事件卫生应急预案》（卫应急发〔2011〕40号）（以下简称《中毒预案》）。《中毒预案》作为我国处理突发中毒事件卫生应急的部门规章，主要包括总则、组织体系及职责、监测、报告与风险评估、信息通报、应急响应和保障措施，预案的制定与更新及附则8个章节，涉及各级条款43条。《中毒预案》明确了各级卫生行政部门负责组织，协调相应级别的突发中毒事件卫生应急工作等职责，规定卫生部门应规范开展相关监测，报告与风险评估，做好信息通报工作，按照属地管理，分级响应的原则开展卫生应急响应工作，同时做好相应的应急保障等工作。《中毒预案》与相继发布的相关技术方案共同搭建了我国突发中毒事件卫生应急处置的技术体系平台，有效促进了我国中毒控制体系的建设和发展，对我国中毒专业领域的发展和提高起到了积极促进作用。

本章小结

　　药品不良反应是指在正常用法用量下出现的与用药目的无关的有害反应。药品不良反应监测是利用自愿呈报系统或医院集中监测系统对上市后的药品在预防、诊断、治疗疾病过程出现的药品不良反应进行报告，进一步完善药品信息以及指导临床合理用药。药品不良反应的因果关系评价常用的标准是五条评定原则和五级标准。

　　药源性疾病和药品不良反应既有密切联系又有所区别。药源性疾病是反应程度较重或持续时间较长的不良反应，它引起人体功能或组织结构上的损害，并具有相应临床过程。药源性疾病既包括发生不良反应的条件，而且还包括由于超量、误服、用药不当以及药物滥用造成的后果。

　　药源性疾病可分为量－效关系密切型、量－效关系不密切型、长期用药致病型、药后效应型。药源性疾病的预防主要包括提高认识、合理用药、加强用药监护以及提高药物安全监管。

　　严重损害机体功能，导致机体发生病理变化的物质称为毒物。因其剂量和作用时间的不同，可分为急性中毒和慢性中毒。发生急性中毒时，应通过对病史、接触史等的调查，及根据临床指征和实验室检查结果，综合分析中毒原因并积极治疗。治疗原则是维持生命体征及避免毒物继续作用于机体。

练　习　题

题库

一、选择题

（一）A 型题（单选题）

1. 药品不良反应监测方法中最基本的监测方法是（　）
   A. 自愿呈报系统呈报　　　　　B. 医院集中监测　　　　　C. 病例对照研究
   D. 前瞻性队列调查　　　　　　E. 记录联结

2. 下面不是药品不良反应因果关系评价五级标准的是（　）
   A. 肯定　　　　　　　　　　　B. 很可能　　　　　　　　C. 可能
   D. 可疑　　　　　　　　　　　E. 不存在

3. 下列相当于 A 型不良反应的药源性疾病的是（　）
   A. 量－效关系密切型　　　　　B. 量－效关系不密切型　　C. 长期用药致病型
   D. 药后效应型　　　　　　　　E. 以上均是

4. 对于食入性中毒的处理不包括（　）
   A. 催吐　　　　　　　　　　　B. 洗胃　　　　　　　　　C. 导泻及灌肠
   D. 呋塞米　　　　　　　　　　E. 脱离中毒现场

（二）X 型题（多选题）

5. 药品不良反应监测的内容包括（　）
   A. 药品引起的各种类型过敏反应
   B. 疑因药品引起的人体各系统、器官及组织的功能和形态方面的异常
   C. 疑因药品引起的癌症、畸胎或突变反应
   D. 非麻醉药品引起的药物依赖性
   E. 医生认为重要的或有价值的其他不良反应

二、思考题

1. 简述药品不良反应监测的意义及重要性。
2. 简述药品不良反应因果关系评价原则的基本内容。
3. 简述引起药源性疾病的因素。
4. 什么是毒物？中毒类型有哪些？
5. 简述非食入性中毒和食入性中毒的处置方法。

（张毕奎）

第十五章

PPT　　　微课

药物临床研究

学习导引

知识要求

1. **掌握** 药物临床研究的意义及管理要求。
2. **熟悉** 药物临床研究的基本内容和方法；药物临床研究管理规定和流程。
3. **了解** 新药临床试验的质量监督的各要素；以及我国药物临床试验质量管理现状。

能力要求

1. 熟练掌握药物临床研究的基本内容和方法，提高解决药物临床研究问题的技能。
2. 学会应用药物临床研究的标准和思路，以可靠的临床研究证据进行药物治疗实践。

素质要求 开展药物临床研究应当遵循《世界医学大会赫尔辛基宣言》原则及相关伦理要求，药物临床试验受试者的权益和安全是考虑的首要因素。坚持以人为本，以人民健康为中心，其研究的数据和结果应科学、真实、可靠，确保上市药物的安全和有效。

　　人类社会在发展过程中，为了自身疾病诊断和治疗需要，不断研究开发新药物和新的生产技术，这一过程中药物研发、筛选和评价技术水平迅速发展，新的药物品种不断涌现。随着新药研发技术的不断更新，人类从多种途径可以获得新药，如化学合成的新化合物或从植物（包括中药材）、动物、细菌、真菌等中获得的活性产物等。然而，人类新药研发史上，不断出现的药害事件使人们付出了惨痛代价，因而不是所有具有诊断和防治疾病作用的物质都可以作为药品被人类使用，每一种新药在投放市场前，无论经过多少体外和动物试验，最终必须依靠新药临床研究加以验证，其研究资料和结果不仅是药品监督管理部门进行新药审批的重要内容和关键依据，也是药品临床应用信息的最重要来源。

第一节　新药临床研究的重要性与规范性

　　药物临床研究包括新药临床研究和药品上市后再评价。

　　新药临床研究（clinical study）包括临床试验（clinical trial）和生物等效性试验（bioequivalence trial）。临床试验，指以人体（患者或健康受试者）为对象的试验，意在发现或验证某种试验药物的临床医学、药理学以及其他药效学作用、不良反应，或者试验药物的吸收、分布、代谢和排泄，以确定药物的疗效与安全性的系统性试验。生物等效性试验指用生物利用度研究的方法，以药代动力学参数为指标，比较同一种药物的相同或者不同剂型的制剂，在相同的试验条件下，其活性成分吸收程度和速度有无统计学差异的人体试验。通常是受试药物与已上市药物进行比较。以临床药动学方法进行的生物等效性试验又被称为生物利用度试验（bioavailability trial）。

药品上市后再评价（post marketing drug evaluation）是以安全、有效、经济、适当的合理用药指标，对已批准上市的药品，在广泛人群中应用的情况做出进一步科学评价，以加深对该药品的认识，探索该药品的合理应用方法的研究工作。

本章重点介绍新药临床研究。

课堂互动

1. 什么是药物临床研究？
2. 药学专业人员在药物临床研究阶段能做什么？

一、新药临床研究的重要性

《中华人民共和国药品管理法实施条例》（2019 年修订版）规定，新药是指未曾在中国境内上市销售的药品。药品在批准上市前，由于动物与人在生物学特征上存在差异，不能由动物实验和体外实验验证代替临床试验，其安全性和有效性还要通过临床试验来检验。新药临床研究属于人体生物医学研究范畴，是新药开发研制过程中不可缺少而又极其重要的阶段，通过严密的科学设计和严谨的临床研究，才能对药物的有效性和安全性得出可靠的结论。因此，开展新药临床研究是至关重要的。

二、新药临床研究的管理体系及其发展

人类在药物发展过程中所经历的惨痛教训，使人们认识到，在新药上市前，必须充分证明和评价药品的安全性和有效性，以保障人的生命健康。基于这一目的，随着对药物安全性和有效性认识的不断深入，世界各国新药临床研究的管理法规、监督管理体系及其伦理学得到不断地发展和完善。

新药临床研究的管理体系及其伦理学的发展大致经历了三个阶段。

第一个时期（20 世纪初到 20 世纪 60 年代）是新药研究管理体系与伦理学初步形成的时期。1938年，美国的磺胺药在生产中加入二甘醇和水作溶媒配制口服液体制剂，造成 107 人中毒死亡。这一事件发生后，同年，美国国会通过了食品药品监督管理局（food and drug administration，FDA）强制实施的《食品、药品和化妆品法》，规定药品上市前必须进行安全性临床试验，并通过"新药审批"程序提交安全性临床试验结果。这也是全球第一个要求药品在销售前进行临床科学试验的法律。

1946 年，纽伦堡国际法庭审判了 23 名德国纳粹医师利用人体试验和优生之名，通过人体试验杀死600 万犹太人、战俘和其他无辜者。同时，纽伦堡法庭制定了国际上进行人体试验伦理方面的第一部规章，即《纽伦堡法典》，作为人体试验的基本原则。20 世纪 60 年代发生的"反应停事件"，即药品生产厂家刻意隐瞒了该药的安全性试验结果，将药品直接给患者使用，造成大量的不良反应报道。此事件促成了美国食品药品修正案（Kafarver - Harris 科尔夫·合里斯）的出台。1964 年 6 月，《世界医学协会赫尔辛基宣言》（简称《赫尔辛基宣言》）在第 18 届世界医学协会联合大会中被采用，该宣言制定了涉及人体对象医学研究的道德原则，是一份包括以人作为受试对象的生物医学研究的伦理原则和限制条件的国际文件，比《纽伦堡法典》更加具体和完善。

第二个时期（20 世纪 70 ~ 80 年代）是规范化和法制化的管理体制与形成的时期。20 世纪 70 年代，一些发达国家逐步发现了药物临床试验中方法科学性、数据可靠性及伦理道德等方面存在的各种问题。1970 年，美国食品药品监督管理局制定并公布了《药物临床试验的技术指导手册——完善和良好的对照试验》，这是全球第一个药物临床试验质量管理规范。1974 年，美国国会任命了一个国家委员会，以审核临床研究的基本原则和伦理问题，并提出了临床研究中的三条伦理学原则，即自主性原则、受益性原则和公正性原则。1975 年第 29 届世界医学协会联合大会修订了《赫尔辛基宣言》，详细规定了涉及人体试验必须遵循的原则，即必须把受试者或患者利益放在首位，对药物临床试验的全过程进行严格质量控制，以确保受试者或患者的权益受到保护。在此时期，美国、韩国、当时的欧共体、日本、加拿大、澳

大利亚等国先后制定和颁布了各自的药物临床试验质量管理规范,使世界药物临床试验进入一个法制化管理的新时期。

知识链接

"反应停"事件与药品注册标准的完善

1953 年,瑞士的一家名为 Ciba 的药厂(瑞士诺华的前身之一)首次合成了一种名为沙利度胺的化合物。经初步试验表明无确定的临床疗效,便停止了对此药的研发。

然而当时的联邦德国一家名为 Chemie Gruenenthal 的制药公司对此药颇感兴趣,他们尝试将其用作抗惊厥药物治疗癫痫,但疗效欠佳,又尝试将其用作抗过敏药物,结果同样令人失望。但研究人员在这两项研究过程中发现沙利度胺具有一定的镇静安眠作用,而且对孕妇怀孕早期的妊娠呕吐疗效极佳,被称为"反应停"。此后,动物试验表明无明显的副作用。该公司便于 1957 年 10 月正式推向了市场,很快在欧洲、南美、加拿大、亚洲、非洲、澳洲上市。

1960 年该药向美国 FDA 提出申请,两次因申报数据不全、缺乏临床试验数据等原因被退申。此后一年间,欧洲的医生们陆续发现越来越多的畸形婴儿出现,多是海豹肢。

1961 年德国医生确定"反应停"是祸根,这一事件震惊了全世界。在这场灾难中,美国幸免于难。此后,各国政府开始重视加强新药的非临床试验研究及临床试验的法规建设,加强了药品的安全性、有效性管理。

第三个时期(20 世纪 90 年代至今)是国际统一标准逐步形成的时期。20 世纪 90 年代初世界卫生组织根据各国药物临床试验质量管理规范,制定了适用于各成员国的《WHO 药物临床试验规范指导原则》。由美国 FDA 联合欧洲、日本等地区和国家相关管理部门与专业协会发起的人用药物注册技术要求国际协调会(International Conference on Harmonization of Technical Requirements for Registration of Pharmaceuticals for Human,ICH)于 1990 年在比利时布鲁塞尔召开第一次大会,共同商讨统一的 GCP 国际标准,并提出第一版草稿,此后又经过四次修改,自 1997 年 1 月起"人用药品注册技术要求国际协调会议 – 临床试验质量管理规范"(International Conference on Harmonization of Technical Requirements for Registration of Pharmaceuticals for Human Use – Good Clinical practice,ICH – GCP)正式颁布实行。目前,世界各国的药物临床试验,特别是国际多中心临床试验,均以 WHO 和 ICH 的药物临床试验规范指导原则为参照标准,《赫尔辛基宣言》至今已经过九次修订,成为全世界药物临床研究共同遵循的伦理原则。至此,全世界的药物临床试验规范化管理进入了国际统一标准的时期。

在保证药品的安全、有效和质量可控以及规范药品注册行为的基础上,为适应新制修订法律、药品审评审批制度改革的要求,满足科学进步和医药行业快速发展的需要,我国颁布了新版《药品注册管理办法》(2020 年)。新版管理办法突出了药品注册管理办法的管理属性,引入了新的药品监管理念及制度设计,创新了药品注册管理模式;在应对突发公共卫生事件时,实行特别审批程序;鼓励运用现代科学技术和传统研究方法研制新药,建立和完善中药特点的注册分类和技术评价体系,促进了中药传承和创新;提高审评审批透明度,优化并明确了药品上市许可路径、药物临床试验的许可备案以及药物临床试验过程的管理等。

伴随着《药品注册管理办法》的不断完善,我国新药临床研究也逐渐规范。1998 年 3 月 2 日,我国《药品临床试验管理规范》(试行)颁布,并于 1999 年 9 月 1 日正式实施。2003 年 9 月 1 日重新颁布并更名为《药物临床试验质量管理规范》(good clinical practice,GCP),在名称中增加"质量"二字,强调管理规范在保证药物临床试验质量中的重要性。随着我国药品研发的快速发展和药品审评审批制度改革的深化,2003 版中一些规定内容已经不再适应,现行版为 2020 版,于 2020 年 7 月 1 日正式实施。根据新修订《药品管理法》，参照国际通行做法，突出以问题为导向，细化明确药物临床试验各方职责要求，强化受试者保护，建立质量管理体系，优化安全性信息报告，规范新技术的应用，参考国际临床监管经验，体现卫生健康主管部门医疗管理的要求，并与 WHO 和 ICH 技术指导原则基本要求相一致。其中各项要求结合了中国现阶段新药临床研究的具体情况，实现与国际接轨。

第二节　新药临床研究的基本内容与基本要求

目前，我国现行《药品注册管理办法》将药物临床试验分为Ⅰ期临床试验、Ⅱ期临床试验、Ⅲ期临床试验、Ⅳ期临床试验以及生物等效性试验。根据药物特点和研究目的，研究内容包括临床药理学研究、探索性临床试验、确证性临床试验和上市后研究。

一、新药Ⅰ期临床试验

Ⅰ期临床试验（phase Ⅰ clinical trial）是初步的临床药理学及人体安全性评价试验。观察人体对于新药的耐受程度和药代动力学，其目的是研究人体对药物的耐受程度，并通过药代动力学研究，了解药物在人体内的吸收、分布、代谢和排泄的规律，为新药Ⅱ期临床试验提供安全有效的合理试验方案。Ⅰ期临床试验必须在拥有Ⅰ期临床试验资格的国家药物临床试验机构内进行；必须由有经验的临床药动学相关专业背景的药学人员和医师根据临床前药动学和药效学研究结果进行周密的试验设计；必须由上述药学或医学专业人员和经过培训的护士进行具体实施。

Ⅰ期临床试验分为两个阶段进行：第一阶段为人体耐受性试验，确定安全剂量；第二阶段为人体药动学研究，必须在人体耐受性试验完成后方可开始进行。受试对象一般为健康志愿者，在特殊情况可选择患者作为受试对象，如肿瘤患者。受试者例数一般要求在 20～30 例。

Ⅰ期临床试验的受试者通常为 18～45 岁的健康成年人，试验前应通过询问既往病史，进行全面的体格检查及实验室检查，并根据试验药物的药理作用特点相应增加某些特殊检查等，确定是否为健康受试者及符合试验的要求。研究入选的受试者应有适当的性别比例。试验期间无生育计划，且女性受试者妊娠检查为阴性。对于某些具有性别针对性的药物，如性激素类药物、治疗前列腺肥大药物、治疗男性性功能障碍药物及妇产科专用药等，需选择有相应适应证性别的受试者。对于毒性较大的药物，如细胞毒类药物，则选用目标适应证患者作为受试对象。

（一）耐受性试验

1. 试验分组　人体耐受性试验的目的是研究人体对药物的耐受程度，是以揭示剂量－人体反应为目的的人体药理学研究，从初试最小剂量到最大剂量之间分 4～6 个组，组间剂量距离视药物毒性大小和研究者的经验而定。

毒性小且研究者有丰富经验，可少设几个组。作用较强、毒性较大的药物，剂距应缩小，以免出现严重不良反应。各个试验组剂量由小到大逐组进行，每组 6～8 人，不得在同一受试者中进行剂量递增的连续耐受性试验。在进行低剂量耐受性试验时，有时每组仅 2～3 人进行试验，接近治疗量时，每组应有 6～8 人进行试验。

2. 初始给药剂量确定　有以下三种方法。

（1）Blackwell 法　敏感动物 LD_{50} 的 1/600 或最小有效量的 1/60。

（2）改良的 Blackwell 法　两种动物 LD_{50} 的 1/600 及两种动物长期毒性试验中出现毒性剂量的 1/60，取四者中的最低量。

（3）Dollery 法　最敏感动物有效剂量的 1%～2% 及同类药物临床试验治疗量的 1/10。

3. 最大给药剂量确定　最大剂量可采用同类药物临床单次最大剂量；动物长期毒性实验中引起中毒症状或脏器出现可逆损害的 1/10；动物长期毒性实验中最大耐受量的 1/5～1/2。在进行剂量爬坡的过程中, 应注意以下两点: ①剂量须采用递增方式, 因为不能确保较大剂量的安全性, 不宜大小剂量组同时试验, 而应从小到大逐步进行。剂量递增国内普遍采用改良 Fibonacci 法, 即以初试最小剂量开始, 按 +100%、+67%、+50%、+30% ~ +35%, 以后均按 +30% ~ +35% 比例递增。②每位受试者只应用一种剂量, 同一受试者不得再次用于其他剂量组。

耐受性试验在达到最大试验剂量仍未观察到不良反应时, 一般可终止试验并以此最大试验剂量作为最大耐受剂量 (maximum tolerated dose, MTD); 如果在剂量递增过程中, 半数以上的受试者出现了轻度不良反应或 1 例以上的严重不良反应, 虽未达到最大试验剂量, 亦应终止试验, 并以前一个剂量作为 MTD。

(二) 药代动力学研究

新药的临床药代动力学研究旨在阐明药物在人体内的吸收、分布、代谢和排泄的动态变化规律。对药物上述处置过程的研究, 是全面认识人体与药物间相互作用不可或缺的重要组成部分, 也是临床制定合理用药方案的依据。

通常需进行低、中、高 3 个剂量, 主要根据 Ⅰ 期临床耐受性试验的结果确定, 并参考动物药效学、药代动力学及毒理学实验的结果, 以及经讨论后确定的拟在 Ⅱ 期临床试验时采用的治疗剂量推算。高剂量组剂量必须接近或等于人最大耐受的剂量。研究内容包括单次给药的药代动力学研究、多次给药的药代动力学研究、进食对口服药物制剂药代动力学影响的研究、药物代谢产物的药代动力学研究、基于药代动力学的药物相互作用研究。

二、新药 Ⅱ 期临床试验

Ⅱ 期临床试验 (phase Ⅱ clinical trial) 是对新药治疗作用的初步评价阶段。其目的是初步评价药物对目标适应证患者的治疗作用和安全性, 也包括为 Ⅲ 期临床试验研究设计和给药剂量方案的确定提供依据。此阶段的研究设计可以根据具体的研究目的, 采用多种形式, 试验组最低病例数为 100 例。

(一) Ⅱ 期药物临床试验的分期及主要研究内容

Ⅱ 期临床试验可分为 2 个阶段进行, 即试验第一阶段和第二阶段或 Ⅱa 和 Ⅱb 期临床试验。

1. Ⅱa 期 用于目标适应证的治疗剂量和治疗效果的探索, 适应于国内外均未上市的新药。试验可采用剂量 – 反应对照方法, 以小样本剂量递增形式对药物的剂量 – 效应关系进行初步评价。在进行剂量设计时, 应注意以下几个方面: ① 剂量的确定应根据 Ⅰ 期临床试验的结果而定; ② 选择足够宽的剂量范围, 以能够获得准确的量 – 效关系; ③ 设置零或低剂量组用于确定最小有效剂量; ④ 最大剂量不能接近最大耐受剂量。

2. Ⅱb 期 在 Ⅱa 期的基础上, 进一步探索药物对目标适应证的剂量 – 效应关系。通常用 3 个以上剂量按成组序贯设计进行随机对照研究, 以获得群体平均量 – 效关系数据。如果剂量选择合适, 能确定临床受益或非期望作用与药物剂量或血药浓度的关系。可设置安慰剂对照以确定其疗效或设置阳性对照以判断疗效程度。剂量 – 效应研究的目的是确定合理的初始治疗剂量, 以及由疗效指导的剂量调整及其调整间隔, 超过此剂量时, 受益不会增加但风险增加。

(二) Ⅱ 期药物临床试验设计推荐使用方法及遵循原则

依据设置对照组方法不同, Ⅱ 期药物临床试验可以分为以下几种设计方案。

1. 随机对照试验 (randomized controlled trial, RCT) 试验组和对照组的分组是采用完全随机化分配方法。

2. 交叉试验 (cross – over design, COD) 是随机对照试验的一种特殊类型。将合格的研究对象先随机分为 A、B 组, 第一阶段 A 组为试验组, B 组为对照组; 第一阶段试验后安排洗脱期, 是药物完全排出体外。然后 A 组和 B 组交叉, 进行第二阶段试验。

3. 自身前后对照试验 (before – after study) 即自身对照试验, 试验不分组, 第一阶段为试验阶段, 第二阶段为对照阶段, 两个阶段之间设置洗脱期。

4. 非随机同期对照试验 (nonrandomized concurrent control study) 和历史性对照试验 (historical control study） 对照组并非由随机化方法决定，而是依据不同地点不同时间选择，前者系不同医院之间的对照，后者系不同时间的前后对照。由于对照组的选择常存在偏倚，因此该法应用有一定局限性。

5. 序贯试验（sequential trial） 事先不必规定样本含量，而是试验一对受试者后即进行分析，待可下结论时立即停止试验。该法既可避免盲目加大样本而造成浪费，又不致由于样本过小而得不出正确结论，较适于临床单指标的试验，现已少应用。

Ⅱ期临床试验方法推荐随机盲法对照临床试验（blind randomized controlled clinical trial）。这是将研究对象按随机化的方法分为试验组与对照组，试验组给予治疗措施或受试药物，对照组不给予欲评价的措施或受试药物，而给予对照药物或安慰剂（placebo），前瞻性观察两组转归结局的差别，且受试者不知道接受的是何种处置措施或服用的药物是受试制剂，还是参比制剂（或安慰剂），而试验人员可以知道（单盲），或也不知道受试者接受的是何种处置措施或服用药物的具体信息（双盲）的临床试验。通常应该与标准疗法进行比较，使用安慰剂必须以不损害受试者的健康为前提。一般病例数为 100 对，即试验组和对照组各 100 例。目标适应证的诊断标准应明确，受试对象必须符合临床上普遍接受的诊断标准，即确诊为患有该疾病，并在新药的治疗作用范围内。除此之外，还必须制定严格的排除标准。在研究方案中还应包括受试者的剔除标准、退出标准和中止标准。

Ⅱ期临床试验设计应遵循的原则包括随机（randomization）、对照（control）、盲法（blind method）、多中心试验（multi - centertrial）等。

在方案中应明确病例选择入选标准、剂量与给药方法、疗效评价、不良反应评价、数据处理与统计分析方法等；应考虑患者依从性问题；设计病例报告表并要求完整、准确、简明、清晰，考虑总结报告要求，如各种计分、评分标准、统计学差异、疗效及不良反应率比较等。

随机化是使临床试验中的受试者有同等的机会被分配到试验组或对照组中，而不受研究者主观意愿、身体状况和其他环境因素的影响，可以使各处理组的各种影响因素，不论是已知或未知的，分布趋于相似。

对照的目的在于尽可能避免或减少由于各种因素干扰而造成的误差，排除一切非药物因素对药物临床评价所造成的影响。很多因素可能影响疾病的过程，也有可能干扰药物的疗效或加重药物的不良反应，包括：① 患者的个体差异；② 环境中物理、化学和营养因素；③ 患者依从性；④ 疾病状态；⑤ 安慰剂效应（研究表明部分患者服用安慰剂后病情改观）等。

盲法是为了控制在临床试验的过程中以及研究人员对结果进行解释时产生有意或无意的偏倚，包括受试者对治疗的态度、研究人员由于对治疗的了解而有意筛选、安排受试者、对终点的评价、对脱落的处理、在分析中剔除数据等。

多中心试验是由多位研究者按同一试验方案在不同地点和机构同时进行的临床试验。多中心试验可以在较短的时间内收集所需的病例数，且搜集的病例范围广，用药的临床条件广泛，临床试验的结果对以后推广应用更具代表性。

（三）Ⅱ期药物临床试验有效性及安全性评价

我国新药有效性评价一般采用症状、体征、实验室检查与专业特异指标四个主要观察指标，用四级评定标准。①痊愈（cure）：指上述四个主要观察指标均转为正常；②显效（markedly improvement）：上述四个主要观察指标中有一项未恢复正常；③进步（improvement）：上述四个主要观察指标中有两项未恢复正常；④无效（failure）：治疗 3 天后，上述四个主要观察指标未见恢复正常，病情无改善或恶化。痊愈和显效合计为有效，据此计算有效率。四级评定优于国外常用的痊愈、有效、无效 3 级评定，因为 3 级评定有效范围宽、不易质控、主观偏倚不易排除。

安全性评价应对临床试验中出现的与治疗目的无关的各种事件给予关注，包括异常症状、体征、实验室或特殊检查异常，均应准确记录及随访；并应尽可能确定上述异常与所试药物的关系。不良事件与可疑药物的因果关系判断依据包括：不良事件是否符合可疑药物可能导致的常见的不良反应类型；可疑药物与不良事件的出现是否有合理的时间关系；停药后不良事件是否有所缓解或消失；重复用药时不良事件是否重现；不良事件是否与原发病、并发症、合并用药及食物、环境等有关。用于药品不良反应因果关系评价方法很多，目前我国采用 WHO 国际药品不良反应监测合作中心建议使用的方法，将"药品"

和"不良事件"的关系分为肯定、很可能、可能、可能无关、待评价、无法评价六个等级。

三、新药Ⅲ期临床试验

Ⅲ期临床试验（phase Ⅲ clinical trial）是治疗作用确证阶段。其目的是进一步验证药物对目标适应证患者的治疗作用和安全性，评价利益与风险关系，最终为药物注册申请获得批准提供充分的依据。试验一般应为具有足够样本量的随机盲法对照试验。试验组最低要求300例。

Ⅲ期临床试验应在Ⅱ期临床试验完成之后进行，即在Ⅱ期临床试验证明药物有效的基础上，对治疗作用进行确证。Ⅲ期临床试验方案设计要点原则上同Ⅱ期临床试验，某些类别药物，如心血管疾病药物，往往既有近期试验目的，如观察一定试验期内对血压、血脂的影响，还有远期试验目的，如比较长期治疗后疾病的死亡率或严重并发症的发生率等。故Ⅲ期临床试验不单是扩大Ⅱ期临床试验病例数，还应根据长期试验的目的和要求，选择合理的临床观察终点，进行详细的设计，并做出周密的安排，才能获得科学的结论。

通常，Ⅲ期临床试验结束后，即可进行新药的第二次注册申请，以获得国家药品监督管理局发放的药品批准文件，包括新药证书、药品批准文号，从而获得研究开发对象的上市许可。

四、新药Ⅳ期临床试验

Ⅳ期临床试验（phase Ⅳ clinical trial）是新药获批上市后所做的临床研究阶段。其目的是考察在广泛使用条件下的药物的疗效和不良反应，评价在普通或者特殊人群中使用的利益与风险关系以及改进给药剂量等。通常采用多中心开放试验（multi - center opened trial），不设对照组，病例数应当符合统计学要求和最低病例数要求，最低要求为2000例。也可根据需要对某些适应证或某些试验对象进行小样本随机对照试验。其病例入选、排除标准、疗效评价及不良反应评价标准、各项观察指标等，应根据试验的人群和试验目的，参考Ⅱ期临床试验的设计要求。

五、生物等效性试验的基本内容与基本要求

生物等效性（bioequivalence，BE）是指药学等效制剂或可替换药物在相同试验条件下，服用相同剂量，其活性成分吸收程度和速度的差异无统计学意义。生物等效性试验既可以用临床对照试验方法进行评价（即判断两种或以上的制剂是否能够产生一样的药效），也可以采用生物利用度试验进行评价（即采用药动学指标来判断），后者是国内外推荐的首选方法。生物利用度试验是以药动学方法评价拟上市药品与已上市对照药品是否生物等效的比较试验。这是以药动学参数为指标，比较同一种药物的相同或者不同剂型的制剂，在相同的试验条件下，其活性成分吸收程度和速度有无统计学差异的人体试验。

药物生物等效性研究须在临床研究机构的Ⅰ期临床试验室进行，具备GCP要求的各项必要条件，并按规范进行试验。临床研究单位有良好的医疗监护条件，分析检测单位、数据管理和统计单位需具备相应资质和条件。

第三节　药物临床试验管理规范

为保证药物临床试验过程规范，数据和结果的科学、真实、可靠，保护受试者的权益和安全，现行《药物临床试验质量管理规范》（2020年第57号）主要内容包括：总则，术语及其定义，伦理委员会，研究者，申办者，试验方案，研究者手册，必备文件管理及附则，共9章83条内容。

它是药物临床试验全过程的技术要求，也是药品监管部门、卫生健康主管部门对药物临床试验监督管理的主要依据。此次修订贯彻落实《关于深化审评审批制度改革鼓励药品医疗器械创新的意见》（厅字〔2017〕42号）的相关要求，根据新修订《药品管理法》，参照国际通行做法，突出以问题为导向，细化明确药物临床试验各方职责要求，并与ICH技术指导原则基本要求相一致。

一、总则

本规范适用于为申请药品注册而进行的药物临床试验。药物临床试验的相关活动应当遵守本规范。

药物临床试验应当符合《世界医学大会赫尔辛基宣言》原则及相关伦理要求，受试者的权益和安全是考虑的首要因素，优先于对科学和社会的获益。伦理审查与知情同意是保障受试者权益的重要措施。药物临床试验应当有充分的科学依据。临床试验应当权衡受试者和社会的预期风险和获益，只有当预期的获益大于风险时，方可实施或者继续临床试验。试验方案应当清晰、详细、可操作。试验方案在获得伦理委员会同意后方可执行。

研究者在临床试验过程中应当遵守试验方案，凡涉及医学判断或临床决策应当由临床医生做出。参加临床试验实施的研究人员，应当具有能够承担临床试验工作相应的教育、培训和经验。

所有临床试验的纸质或电子资料应当被妥善地记录、处理和保存，能够准确地报告、解释和确认。应当保护受试者的隐私和其相关信息的保密性。

试验药物的制备应当符合临床试验用药品生产质量管理相关要求。试验药物的使用应当符合试验方案。

临床试验的质量管理体系应当覆盖临床试验的全过程，重点是受试者保护、试验结果可靠，以及遵守相关法律法规。

临床试验的实施应当遵守利益冲突回避原则。

二、伦理委员会

伦理委员会（ethics committee，EC）指由医学、药学及其他背景人员组成的委员会，其职责是通过独立地审查、同意、跟踪审查试验方案及相关文件、获得和记录受试者知情同意所用的方法和材料等，确保受试者的权益、安全受到保护。

根据《药物临床试验伦理审查工作指导原则》（2010 年）要求，伦理委员会设主任委员一名、副主任委员若干名，由伦理委员会委员选举产生。伦理委员会委员应由多学科背景的人员（医药专业、非医药专业、法律专业以及外单位人员），至少 5 人且性别均衡。还可以根据需要邀请委员以外的相关专家参与审查，但不能参与投票。伦理委员会的委员均应接受伦理审查的培训，能够审查临床试验相关的伦理学和科学等方面的问题。

伦理委员会的职责是保护受试者的权益和安全，应当特别关注弱势受试者。应当对临床试验的科学性和伦理性进行审查；关注试验方案中是否充分考虑了相应的伦理学问题以及法律法规；审查是否存在受试者被强迫、利诱等不正当的影响而参加临床试验；确保知情同意书、提供给受试者的其他书面资料说明了给受试者补偿的信息，包括补偿方式、数额和计划等。

伦理审查会议以投票的方式做出决定，以超过到会委员半数意见作为伦理委员会审查决定。伦理委员会的审查意见有：同意；必要的修改后同意；不同意；终止或者暂停已同意的研究。审查意见应当说明要求修改的内容，或者否定的理由。伦理委员会还应进行跟踪审查，包括修正案审查、年度/定期跟踪审查、严重不良事件审查、不依从/违背方案审查、提前终止试验的审查和结题审查。伦理委员会有权暂停、终止未按照相关要求实施，或者受试者出现非预期严重损害的临床试验。

三、研究者

研究者（investigator）指实施临床试验并对临床试验质量及受试者权益和安全负责的试验现场的负责人。其中具体指导和协调各类研究人员实施该项目的研究者称为主要研究者（principal investigator，PI）；在 PI 指导下，完成各项试验工作的研究者为合作研究者（co-investigator，CI）；具体承担各项技术工作的人员为助理研究者（sub-investigator，SI）；多中心临床试验中，负责协调各中心研究工作的研究者为协调研究者（coordinating investigator）。研究者必须具备行医资格和 GCP 培训及较强的法规意识；具有试验方案中所要求的专业知识和经验；有可调配的资源（包括良好的医疗机构、充足的时间、人员及受试者入选的可获得）；充分了解试验方案、研究者手册及试验用药品；明确各自在试验中的分工和职责；按照伦理委员会批准的试验方案及知情同意书开展临床试验。采取措施实施临床试验的质量管理；确保药品管理各环节应当遵守相应的规定并保存记录；做到充分知情并通俗易懂，尊重并保障受试者权利，不采用强迫、利诱等不正当的方式影响受试者参加或者继续临床试验；关注安全性信息问题，给予受试者适合的医疗处理；对偏离试验方案及时向伦理委员会、申办者报告，予以记录和解释；确保临床试验数据是从临床试验的源文件和试验记录中获得的，是准确、完整、可读和及时的。

四、申办者

申办者（sponsor）指负责临床试验的发起、管理和提供临床试验经费的个人、组织或者机构，是临床试验数据质量和可靠性的最终责任人。申办者应当把保护受试者的权益和安全以及临床试验结果的真实、可靠作为临床试验的基本考虑。向研究者和临床试验机构提供试验方案和最新的研究者手册，免费提供临床试验用药物，并对试验用药物质量负责。支付与临床试验相关的医学检测费用，并对与试验相关的损害给予受试者和研究者补偿或者赔偿。履行管理职责，确保临床试验的依从性，申办者委派监察员进行监察，委派独立于临床试验的稽查员进行稽查，并基于风险进行临床试验的全过程质量管理，确保试验数据的完整、准确、可靠。

五、试验方案

试验方案（protocol）指说明临床试验目的、设计、方法学、统计学考虑和组织实施的文件。试验方案通常还应当包括临床试验的背景和理论基础，该内容也可以在其他参考文件中给出。临床试验开始前应制定试验方案，该方案由研究者和申办者共同商定并签字，报伦理委员会审批同意后实施。临床试验中，若确有需要，可以按照规定程序对试验方案做修正，经修订的试验方案必须再经伦理委员会审批。试验方案通常包括基本信息、研究背景资料、试验目的、试验设计类型、受试者的入选标准、排除标准和退出标准、实施方式（方法、内容、步骤）、疗效评定标准、统计方法、试验相关的伦理学等内容。

六、研究者手册

研究者手册（investigator's brochure）是指与开展临床试验相关的试验用药品的临床和非临床研究资料汇编。内容包括试验药物的化学、药学、毒理学、药理学和临床的资料和数据。研究者手册目的是帮助研究者和参与试验的其他人员更好地理解和遵守试验方案，帮助研究者理解试验方案中诸多关键的基本要素，包括临床试验的给药剂量、给药次数、给药间隔时间、给药方式等，主要和次要疗效指标和安全性的观察和监测。研究者手册应当包括：目录条目、摘要、前言、非临床研究介绍（药理学、毒理学、药代动力学等）、人体内作用（药代动力学、药效学、剂量反应、安全性和有效性等）、上市使用情况、数据概要和研究者指南等。中药民族药研究者手册还应当注明组方理论依据、筛选信息、配伍、功能、主治、已有的人用药经验、药材基原和产地等；来源于古代经典名方的中药复方制剂，注明其出处；相关药材及处方等资料。

在临床试验期间申办者至少一年审阅研究者手册一次。及时送达研究者，由研究者负责将更新的手册递交伦理委员会。

七、必备文件管理

临床试验必备文件是指评估临床试验实施和数据质量的文件，用于证明研究者、申办者和监察员在临床试验过程中遵守了本规范和相关药物临床试验的法律法规要求。必备文件是申办者稽查、药品监督管理部门检查临床试验的重要内容，并作为确认临床试验实施的真实性和所收集数据完整性的依据。

保存文件的设备条件应当具备防止光线直接照射、防水、防火等条件，有利于文件的长期保存。应当制定文件管理的标准操作规程。用于保存临床试验资料的介质应当确保源数据或者其核证副本在留存期内保存完整和可读取。申办者应当确保研究者始终可以查阅和在试验过程中可以录入、更正报告给申办者的病例报告表中的数据，该数据不应该只由申办者控制。

用于申请药品注册的临床试验，必备文件应当至少保存至试验药物被批准上市后 5 年；未用于申请药品注册的临床试验，必备文件应当至少保存至临床试验终止后5年。

第四节 临床研究管理流程及相关方职责

药物临床试验的组织实施需要申办者和临床研究机构共同参与，特殊情况下需要药物监督管理部门参与。虽然不同注册类别的药物和不同分期的临床试验在具体的试验环节上会有所差异，但通常具有相似的管理流程（图15-1）。

药物临床试验质量依赖于整个临床试验过程的规范化管理。参与试验的各个机构和部门必须各司其职、各尽其能，明确责任和分工，从而保证临床试验质量。

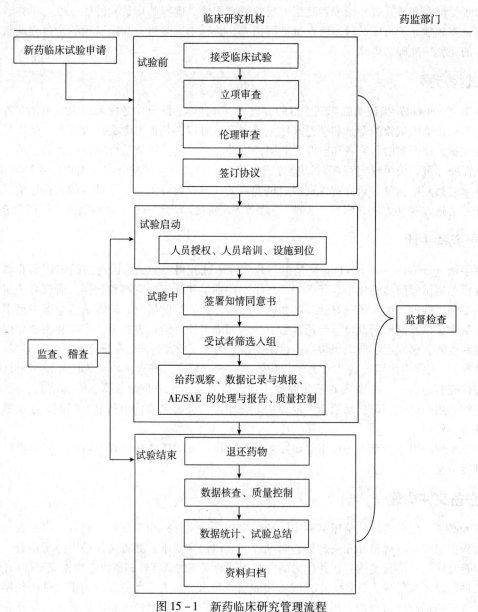

图15-1 新药临床研究管理流程

一、申办者职责

药品临床研究的申办者是发起一项临床试验，并承担该项试验的启动、管理、财务和监察等职责，负责试验用药和对照用药的质量和安全性的个人、组织或机构。临床试验开始前，申办者应当向药品监督管理部门提交相关的研究资料，并获得临床试验的许可或者完成备案。药物临床试验申请自获准之日起，三年内未有受试者签署知情同意书的，该药物临床试验许可自行失效。仍需实施药物临床试验的，应当重新申请。

申办者应制定质量管理评价程序、质量管理计划与操作指南，建立系统的、有优先顺序的、基于风险评估的方法，对临床试验实施监察。监督临床试验的进展，并保证临床试验按照试验方案、标准操作规程和相关法律法规要求实施、记录和报告。为使新药的临床试验切实按设计方案进行并保证研究质量，申办者需在临床试验的全过程中设置监察员。监察员（monitor，即 CRA）是申办者和研究者之间的主要联系人，负责对试验全过程进行监察，贯穿在整个临床试验工作的始终。CRA 应有适当的医学、药学或相关专业学历，并经过必要的训练（药品研发、临床试验、GCP、SOPs 等），其职责是：在试验前确认试验承担单位已具有适当的条件；熟悉试验用药品的相关知识，熟悉试验方案、知情同意书及其他提供给受试者的书面资料的内容，熟悉临床试验标准操作规程和本规范等相关法规；工作时应遵循相关标准操作规程，督促临床试验的进行，以保证临床试验按方案执行；了解受试者的入选及试验的进展情况；确认所有数据的记录与报告正确完整；确认所有病例报告表填写正确，并与原始资料一致；核实所有不良反应事件均已记录在案，严重不良事件在规定时间内做出报告并记录在案；核实试验用药品按照有关法规进行供应、储藏、分发、收回，并做相应的记录；协助研究者进行必要的通知及申请事宜，向申办者报告试验数据和结果等。每次监察后做书面报告递送申办者，报告应述明监察日期、时间、监察员姓名、监察的发现等。

申办者除常规监察之外还应开展稽查，对质量体系的依从性进行系统性检查。药物临床试验期间，发现存在安全性问题或者其他风险的，申办者应当及时调整临床试验方案、暂停或者终止临床试验，并向药品审评中心报告。

申办者应当在开展药物临床试验前在药物临床试验登记与信息公示平台登记药物临床试验方案等信息。药物临床试验期间，申办者应当持续更新登记信息（每年提交一次），并在药物临床试验结束后登记药物临床试验结果等信息。登记信息在平台进行公示，申办者对药物临床试验登记信息的真实性负责。

二、合同研究组织职责

合同研究组织（contract research organization，CRO）指通过签订合同授权，执行申办者或者研究者在临床试验中的某些职责和任务的单位。申办者可以将其临床试验的部分或者全部工作和任务委托给合同研究组织，如临床试验立项申请、资料准备、合同签订、项目监管等，但申办者仍然是临床试验数据质量和可靠性的最终责任人，应当监督合同研究组织承担的各项工作。未明确委托给合同研究组织的工作和任务，其职责仍由申办者负责。合同研究组织应当实施质量保证和质量控制。

三、现场管理组织职责

现场管理组织（site management organization，SMO）为试验机构提供全方面的管理，包括协商研究经费、管理项目财务、有效沟通和解决问题、派遣临床研究协调员（clinical research coordinator，CRC）、方案执行和质量保证等。其中，CRC 在 PI 的授权下从事非医学判断相关工作，是试验的参与者、协调者和管理者。CRC 应具有医学、药学、护理、医技等相关专业背景，接受过 GCP 等法规及临床试验技术培训。CRC 主要工作范围包括但不限于：准备试验启动和关闭，协作完成受试者的知情同意、患者筛查和其他试验相关操作，填写病例报告表，进行文件及物资管理，配合、协助监察或稽查，安排受试者随访及其他相关事务工作。但应注意，CRC 只能协助研究者完成一些试验相关的非医学判断的事务性工作，并应加强对 CRC 团队的管理。

四、药物临床试验机构职责

药物临床试验应当在具备相应条件并按规定备案的药物临床试验机构开展。临床试验机构应当设立相应的内部管理部门，承担临床试验各阶段的管理工作，包括立项评估、接受申办者组织的监察和稽查，以及药品监督管理部门的检查，保护受试者权益、健康，及时处理及报告不良事件，接受伦理委员会的监管，协调与本院相关部门的关系等。

临床研究机构在接受临床试验任务时，应审查是否获得临床试验的许可或者完成备案，申办者及合同研究组织的资质是否合格，监察员履历及资质证明，临床前相关资料是否齐备，申办者素质及试验管理操作是否规范，药物试验的研究价值和意义，以及拟承担试验任务部门情况评估等。试验项目负责单位（组长单位）的主要研究者会同申办者，召集各临床试验参加单位的机构办公室人员和主要研究者，召开项目实施协调会，积极参与临床试验文件的讨论，确定研究方案和知情同意书等临床试验文件，并向相关伦理委员会进行临床试验伦理申请。临床试验实施前，机构负责人应与申办者签订项目实施合同，内容包括项目名称、试验目的、试验周期、试验例数、各方职责和义务、损害赔偿、付款方式、试验结果提交日期等。临床试验启动前，临床研究机构应在申办者协助下，进行主要研究人员的培训，包括现行 GCP 及相关法规和临床试验运行管理制度培训，学习试验方案与标准操作规程（Standard Operating Procedure, SOP），统一病例报告表（Case Report Form, CRF）填写要求等，务必保证培训能达到保护受试者权益和保证试验质量的效果。培训参加人员及培训内容需进行书面记录。负责医院多个职能部门的沟通和协调，确保临床试验顺利开展。对开展的临床试验项目制定质控计划进行质量控制，对存在的问题及时反馈和处理。

试验结束后，申办者同研究机构主要研究者根据统计分析结果按规范要求撰写临床试验报告，双盲试验应进行揭盲并记录。此时，需审查资料是否完整，是否符合 GCP 及相关规定要求，受试者知情同意和不良事件处理及其记录是否符合要求，受试者病例资料的真实性溯源，总结报告对试验结果的描述是否与实际情况一致等。所有临床试验档案由研究机构资料室统一保存和管理。

五、药品监督管理部门职责

药品监督管理部门基于法律法规和现有科学认知进行安全性、有效性和质量可控性等审查，应当自受理之日起六十日内决定是否同意其药物临床试验申请，并通过药品审评中心网站通知申请人审批结果；逾期未通知的，视为同意，申请人可以按照提交的方案开展药物临床试验。

对已批准的临床试验，国家药品监督管理局和省、自治区、直辖市食品药品监督管理部门应当进行监督检查。如发生下列情形之一，国家药品监督管理局可以责令申办者修改临床试验方案、暂停或者终止临床试验：①伦理委员会未履行职责；②不能有效保证受试者安全；③未按照规定时限报告严重不良事件；④未及时、如实报送临床试验进展报告；⑤已批准的临床试验超过原预定研究结束时间 2 年仍未取得可评价结果；⑥已有证据证明临床试验用药物无效或发生了严重不良事件；⑦临床试验用药物出现质量问题；⑧临床试验中弄虚作假；⑨存在违反《药物临床试验质量管理规范》的其他情形。凡国家药品监督管理局责令修改临床试验方案、暂停或者终止临床试验者，申办者或者临床研究机构应当遵照执行。如临床试验中出现大范围、非预期的不良反应时，国家药品监督管理局或者省、自治区、直辖市食品药品监督管理部门可以采取紧急措施，责令暂停或者终止临床试验，申办者和研究机构必须立即停止临床试验。

临床试验完成后，对申办者注册申请材料的真实性进行审核：注册申请方案版本及内容、总结报告版本及内容是否与机构保存的一致；数据库锁定后是否有修改及修改说明；注册申请的总结报告的数据是否与锁定数据库、临床试验机构原始记录一致；注册申请的总结报告中筛选、入选、完成和脱落例数是否与统计报告中的例数、数据库中例数、试验机构原始记录的例数一致；注册申请的总结报告中临床试验人员的签名及医疗机构签章是否属实。

知识拓展

《关于深化审评审批制度改革鼓励药品医疗器械创新的意见》

2017 年 10 月 8 日，中共中央办公厅和国务院办公厅联合印发《关于深化审评审批制度改革鼓励药品医疗器械创新的意见》（以下简称《意见》）。这是深化药品医疗器械审评审批制度改革的纲领性文件，对我国医药产业创新发展具有里程碑意义。

原国家食品药品监管总局贯彻党中央、国务院改革部署，认真落实"四个最严"重要指示和"深化药品医疗器械审评审批制度改革"的要求，下大力气改革药品医疗器械审评审批制度，紧紧抓住国家实施创新驱动发展战略的有利时机，坚持以人民为中心的发展思想，努力营造鼓励创新的政策环境，推进医药产业转入创新驱动发展轨道；坚持鼓励新药创新医疗器械研发和提升仿制药质量疗效"两手抓、两促进"，促进提高知识产权保护力度；坚持运用法治思维和法治方式推进改革，加快完善食品药品监管体制。

《意见》提出，临床试验机构资格认定改为备案管理；加快临床急需药品医疗器械审评审批，允许可附带条件批准上市，上市后按要求开展补充研究；支持罕见病治疗药品医疗器械研发，对境外已批准上市的有关药品医疗器械，可附带条件批准上市；明确建立中国上市药品目录集，注明药品各类信息；提出探索建立药品审评审批与药品专利链接制度、专利期限补偿制度、临床数据保护制度等一系列改革"组合拳"；明确推动上市许可持有人制度全面实施，上市许可持有人对药品医疗器械研发、临床试验、生产制造、销售配送、不良反应报告等承担全部法律责任；要求完善技术审评体系和制度，加强审评检查能力建设，建设职业化检查员队伍。从医药产业参与国际竞争、促进人民群众健康的战略高度，立足产业实际，放眼国际市场，对深化审评审批制度改革作了积极、系统的制度设计，有利于鼓励创新，减少低水平重复，满足临床治疗需求，最终促进医药产业健康发展。

本章小结

药物临床研究包括新药临床研究和药品上市后再评价。新药临床研究包括临床试验和生物等效性研究。我国现行《药品注册管理办法》将药物临床试验分为 I 期临床试验、II 期临床试验、III 期临床试验、IV 期临床试验以及生物等效性试验。

I 期临床试验是初步的临床药理学及人体安全性评价试验。包括耐受性试验和药动学研究，受试者例数一般要求在 20～30 例。II 期临床试验是对新药治疗作用的初步评价阶段。III 期临床试验是治疗作用确证阶段。IV 期临床试验是新药获批上市后所做的临床研究阶段，其目的是考察在广泛使用条件下的药物的疗效和不良反应。生物等效性试验是以人为受试者评价两种或两种以上药物临床效应是否一致的临床研究，通常是受试药物与已上市药物进行比较。生物等效性试验可以选择临床试验或临床药动学方法进行。以临床药动学方法进行的生物等效性试验又被称为生物利用度试验。

《药物临床试验质量管理规范》是药物临床试验全过程的技术要求，也是药品监管部门、卫生健康主管部门对药物临床试验监督管理的主要依据。主要内容包括：总则，术语及其定义，伦理委员会，研究者，申办者，试验方案，研究者手册，必备文件管理及附则，共 9 章 83 条内容。

药物临床试验质量的好坏依赖于整个临床试验过程的规范化管理。参与试验的各个机构和部门必须各司其职、各尽其能，明确责任和分工，从而保证临床试验质量。

题库

练 习 题

一、选择题

A 型题（单选题）

1. Ⅱ期临床试验主要推荐（　）方法
   A. 自身前后对照试验 　　　　　B. 交叉试验 　　　　　C. 随机盲法对照临床试验
   D. 序贯试验 　　　　　E. 非随机同期对照试验

2. 我国新药有效性评价一般采用的评定标准是（　）
   A. 一级 　　　　　B. 二级 　　　　　C. 三级
   D. 四级 　　　　　E. 五级

3. 药物临床试验考虑的首要因素是（　）
   A. 科学和社会的获益 　　　　　B. 受试者的权益和安全 　　　　　C. 伦理审查和知情同意
   D. 数据和结果的科学、真实、可靠 　　　　　E. 预期风险和获益

4. 申办者和研究者之间的主要联系人是（　）
   A. CRC 　　　　B. SMO 　　　　C. CRO 　　　　D. CI 　　　　E. CRA

二、思考题

1. 简述药物临床研究的意义及重要性。

2. 简述药物临床研究的基本内容。

3. 简述临床研究管理流程。

4. 什么是 GCP？其具体内容有哪些？

5. 什么是 RCT？其具体有哪些要求？

（黄小容）

PPT

微课

第十六章

上市后药品再评价的进展

学习导引

知识要求

1. **掌握** 上市后药品再评价的概念及主要内容。
2. **熟悉** 基于真实世界证据的上市后药品再评价的基本内容和方法。
3. **了解** 药品临床综合评价的概念、意义和主要内容。

能力要求

1. 通过案例体会并掌握基于真实世界证据的药品评价工作的思路。
2. 学习应用上市后药品再评价的技术方法，对药品的综合价值进行多维度的分析探讨。

素质要求 认识到上市后药品再评价作为药品生命周期中的重要研究阶段的重要性以及复杂性；对经济学、管理学、政策与法规等社会科学有所涉猎，具备多角度综合考虑科学问题的发散性思维潜质。

一般而言，新药在获批上市前的研究包括临床前与临床阶段的研究，为新药的安全性和有效性提供了最关键的证据。然而，上市前研究因各种因素的限制未能充分挖掘新药的安全性和适应证等信息，此外，药品评价工作还需考虑更多维度的指标，如经济性和可及性等社会属性。因此，有必要依托药品上市后更大范围人群中使用所累积的各方面数据，进行药品上市后再评价工作，以取得对药品更全面深入的了解，促进药品的合理应用。

第一节 概 述

课堂互动

1. 为什么要开展上市后药品再评价工作？
2. 上市后药品再评价可能为药学从业人员提供哪些就业岗位？

一、上市后药品再评价的概念

上市后药品再评价（post-marketing drug reevaluation）是指根据医药学的最新学术水平，从药理学、药剂学、临床医学、药物流行病学、药物经济学及药物政策等主要方面，对已批准上市的药品在社会人群中的使用情况、疗效（有效性）、不良反应（安全性）、用药方案、稳定性及经济学等是否符合安全、有效、经济的合理用药原则做出科学的评价和估计。上市后药品再评价是药品上市前评价的延续，是全面评价药品不可缺少的一个重要环节，也是药品监督管理工作的重要内容。

我国 2001 年发布的《药品管理法》最早以法规形式提出"药品上市后再评价"一词，对上市后再评价进行了限定，但仍属于原则性的阐述，尚缺乏实施细则的说明。2009 年 2 月，原国家食品药品监督管理局发布了《药品上市后临床试验指导原则（草案）》，对上市后药品临床试验设计目的、试验设计规范、试验操作规范等关键内容进行纲领性规定。2009 年 5 月，国家食品药品监督管理局召集相关专家起草了《药品再评价管理办法（草案）》，对药品再评价的定义、分类、主管及负责部门、备案及管理、结果的评价、发布、风险控制与管理等均进行了明确规定。2010 年 9 月印发《中药注射剂安全性再评价生产工艺评价等 7 个技术指导原则（试行）》，旨在规范和指导中药注射剂安全性再评价工作。2011 年 11 月发布《已上市中药变更研究技术指导原则》，主要包括变更药品规格或包装规格等内容，用于指导申请人开展已上市中药制剂在生产、质量控制、使用等方面变更研究。更多的上市后再评价技术规范还在研究制定当中。

二、上市后药品再评价的必要性和意义

开展上市后药品再评价主要是由于药品上市前的临床研究通常存在局限性，以及药物临床应用面临众多复杂的问题。药品上市前虽然大多经过了严格、规范的临床试验，但这些临床试验通常是在严格控制试验条件下进行的，与药物上市后在"真实世界"、大规模人群中应用的实际情况有很大差异。因此，药品上市前的临床研究通常存在以下局限。

1. 病例数少　上市前药品的临床试验病例数较少。根据我国《药品注册管理办法》（局令第 28 号）规定，化学药品的上市前临床试验的最低病例数（试验组）要求为：Ⅰ期 20～30 例，Ⅱ期 100 例，Ⅲ期 300 例。

2. 研究时间短　上市前药品的临床试验周期一般较短，即使是终生用药的疾病也不可能长期进行观察。研究时间和病例数的限制，导致一些发生频率低于 1% 的药物不良反应（adverse drug reaction，ADR）不能在临床试验中发现，另一些需要较长时间应用才能发现或迟发的 ADR 可能未能监察到。

3. 试验对象不能充分反映真实世界人群的情况　药品上市前的临床研究有严格的纳入和排除标准，研究对象与真实世界的患者存在差异，如试验对象通常不包括老年、儿童与孕妇等特殊人群。因此，临床实际运用时无法完全与上市前研究的给药方案和研究结果相一致。

4. 用药条件控制较严　有心、肝、肾等重要器官功能异常、妊娠、哺乳期、精神异常及造血系统异常的患者通常不参加临床试验。

5. 目的单纯　药品上市前临床试验的观察指标只限于试验所规定内容，未列入的指标一般不予评价。

由于存在药品上市前临床研究的局限性、上市后临床用药的复杂性和上市后可能存在临床应用方法的不合理等问题，药品被批准上市并不意味着药品评价的结束，而是表明具备在更大范围更广泛人群中进行深入研究的条件。一种药品只要在使用，就需要上市后再评价，以保证药物治疗符合安全、有效、经济的合理用药需求。

开展上市后药品再评价工作有诸多重要意义。第一，发现新药上市前未发现的风险因素，有利于指导和规范临床合理用药。第二，有利于加快新药审批，从而鼓励创新药品的研发。这对于提高我国医药工业的创新能力和国际竞争力有重要作用。第三，有利于药品监管部门制订、实施医药发展战略规划、药品管理法规，加强药品市场监管，提高药品监管科学水平。第四，有利于企业对其所生产、销售的药品有更加清晰、全面、深入的认识，从而减少或规避潜在的药品风险。这不仅有利于企业的长远发展，而且也是企业应当承担的社会责任。

三、上市后药品再评价的主要内容

上市后药品再评价的核心是对药品的安全性、有效性、经济性、依从性、适宜性、规范性和质量可

控性等进行再评价。它研究内容与方法均不同于经典的随机对照临床试验，内容广泛，基本方法包括药品不良反应监测（安全性评价）、药物经济学评价、药品使用监测和药物利用研究、循证药学评价等。近年来，基于真实世界证据的上市后药品再评价和药品临床综合评价日益得到监管部门的重视，并随着时代发展不断产生新的内涵，其技术方法也日益进步。

第二节　药品上市后再评价的基本方法

一、药品不良反应监测

药物不良反应是合格药物在正常用法用量下出现的与治疗目的无关的有害反应。药品不良反应监测是指药品不良反应的发现、记录、报告、评价和控制的过程。20 世纪 60 年代出现的"反应停事件"使各国卫生监管部门对药品安全性高度重视，现代意义上的药品不良反应监测报告制度随之建立，到目前已发展成为有组织、科学性的全球监测预报系统。按照《药品不良反应报告和监测管理办法》（2011 年 7 月）的规定，药品生产、销售企业和医疗机构应主动收集药品不良反应，详细记录、分析并谨慎处理，按规定向所在辖区的药品监督管理部门报告，由药品监督管理部门汇总后上报国家药品不良反应监测中心。药品不良反应监测是上市后药品安全性监测的重要组成部分和主要内容，有利于发现、评价和预防药物不良反应或其他与药物有关的问题。这部分内容详见第十四章。

二、药品使用监测

医院临床药学工作实践中，合理用药不是单纯的技术问题，它涉及医疗卫生大环境的综合治理和药品使用过程的科学管理。药品使用数据是重要的医药情报，结合药物流行病学、临床医疗情况及药品市场状况等对药品使用数据进行分析，有助于研究临床用药趋势和发现药品使用中存在的问题，从而考察临床用药的合理性，便于对医院的宏观用药行为进行把控。药品使用监测有全面监测和重点监测。全面监测工作要求所有公立医疗卫生机构系统收集并报告药品配备品种、生产企业、使用数量、采购价格、供应配送等信息。重点监测工作是在全国各级公立医疗卫生机构中抽取不少于一定数量的机构，在全面监测工作基础上，对药品使用与疾病防治、跟踪随访相关联的具体数据进行重点监测。医疗卫生机构通过对监测信息的分析利用，针对医疗机构药品实际配备和使用情况，分析用药类别结构、基本药物和非基本药物使用、仿制药和原研药使用、采购价格变动、药品支付报销等情况，为临床综合评价提供基础信息。

三、药物利用研究

WHO 对"药物利用（drug utilization）"的定义是，药物在社会中的销售、分配、处方和使用，特别强调这些活动所产生的医学、社会和经济的结果。药物利用研究是指全社会的药物市场、供给、处方及其使用的研究，其重点是药物利用所引起的医药、社会和经济的后果以及各种药物和非药物因素对药物利用的影响。根据研究目的，药物利用研究可分为定量研究和定性研究。定量研究以获得药物利用状况的量化数据为目的，通过对所需资料的收集、整理、归纳和分析，得到描述疾病、健康、药物使用的客观数据，进而与以前资料的纵向比较或与其他地区的横向比较，分析有关事件在人群、时间和空间分布的特点。药物利用的定量研究的测量指标很多，如药品消耗数量（以片、支等为单位）、药品消耗金额、活性药物成分总重量（以克为单位）、处方调配数、限定日剂量（defined daily dose，DDD）或处方日剂量（prescribed daily doses，PDD）、药物利用指数（drug utilization index，DUI）、日均药费（DDDc）等。定性研究是在定量研究的基础上，对药物利用的质量、必要性和恰当性进行的评价性研究，旨在提供一个可供对照的、明确的、超前决策性的技术规范，以促进临床合理用药。

四、药物经济学评价

药物经济学是为药物资源的合理配置和有效利用提供科学依据的一门新兴学科。药物经济学通过对药物研发、生产、流通及使用全过程及各环节的投入与产出进行识别、计量与比较，旨在以有限的药物资源实现健康水平的最大程度改善和提高。国内外近数十年的研究与实践证明，药物经济学对临床药物合理应用和治疗决策优化发挥着越来越重要的影响，在药品的研制、生产和监督管理等方面具有重要指导作用，此外还为国家医药卫生相关政策的制定提供参考依据。药物经济学的具体内容详见第七章。

五、循证药学评价

循证药学与循证医学是紧密联系的。循证药学遵循循证医学的原则，结合临床药学和药物流行病学的知识来研究、评价药物的临床应用，其侧重在药物的疗效、安全性、经济学意义等方面，强调尽量以现有的最新、最可靠的客观依据，进行治疗方案制定与评价、治疗指南制定与修订、与药品有关的医疗决策等。伴随临床药学学科的发展，循证药学已成为贯穿于临床药学各个领域的重要原则和方法学，指导和推动着治疗决策、药物选择、药物不良反应、经济学评价等方面的临床药学工作的开展。循证药学的具体内容详见第八章。

第三节　基于真实世界证据的上市后药品再评价

一、真实世界药品评价研究的概念

真实世界研究是指针对预设的临床问题，在真实世界环境下收集与研究对象健康有关的数据（真实世界数据）或基于这些数据衍生的汇总数据，通过分析，获得药物的使用情况及潜在获益－风险的临床证据（真实世界证据）的研究过程。真实世界数据（real world data，RWD）是指来源于日常所收集的各种与患者健康状况和（或）诊疗及保健有关的数据。其核心是，区别于传统临床试验的研究环境，强调数据来源于实际临床医疗环境，数据的产生和收集过程与实际临床医疗实践保持较好一致性。真实世界数据包括常规收集的健康医疗数据（routinely collected health data，RCD）和基于一定研究目的主动收集的数据。前者不带有研究目的，更多是以某种管理为目的而产生的数据，例如医院电子病历数据。随着对真实世界数据的研究日益深入，这些常规收集的数据无法满足研究的需求，还需要按照研究目的主动收集的数据。并非所有的真实世界数据经分析后都能成为真实世界证据（real world evidence，RWE），只有满足适用性的真实世界数据才有可能产生真实世界证据，适用性主要通过数据相关性和可靠性进行评估。通过对适用的真实世界数据进行恰当和充分的分析所获得的关于药物的使用情况和潜在获益－风险的临床证据便是真实世界证据，包括通过对回顾性或前瞻性观察性研究或者实用临床试验等干预性研究获得的证据。真实世界证据可用于支持药物监管决策，涵盖上市前临床研发以及上市后再评价等多个环节。要实现从真实世界数据向真实世界证据的转化，需要围绕具体研究问题或总体研究目的，基于真实世界数据资源，构建研究型数据体系，并通过研究的方式转变为研究结果，这样的形式通常被称为真实世界数据研究，即真实世界研究。真实世界研究具有以下几个特点：研究的实施地点以及干预条件为真实的临床实践环境；受试者的选择一般不加特别的限制条件；干预措施和临床实际一样，并可由患者和医师进行交流而改变干预方法；需要良好设计的数据库，并记录患者（相对）长期随访结果。

药品从最早的线索发现到上市前临床研究与审批，再到上市后的使用、监测与评价，要经历多个阶段。药品在上市后仍要开展系列研究以满足不同的政策要求和解决临床实践问题。从药品监管角度出发，有必要对上市后药品进行进一步监测和评价，解决上市前临床研究未充分解决的问题（如有条件上市的药品），明确药品的实际使用效果，评估药品罕见或非预期的严重不良反应及长期安全性等。从临床决策角度出发，可评估药品在不同人群中的实际治疗效果及差异、比较其与其他药品的效果、药品使用的依从性、药品可能存在的危害及其风险-获益等。支持药物监管决策的真实世界研究路径见图16-1。真实世界研究的类型大致分为非干预性（观察性）研究和干预性研究。前者包括不施予任何干预措施的回顾性和前瞻性观察性研究，患者的诊疗、疾病的管理、信息的收集等完全依赖于日常医疗实践；后者与前者最大的不同是主动施予某些干预措施，如实用临床试验等。由于真实世界研究的多样性、设计的复杂性、分析方法的高要求和对结果解释的不确定性，对药物的安全性和有效性的评价以及监管决策提出了更高的要求。

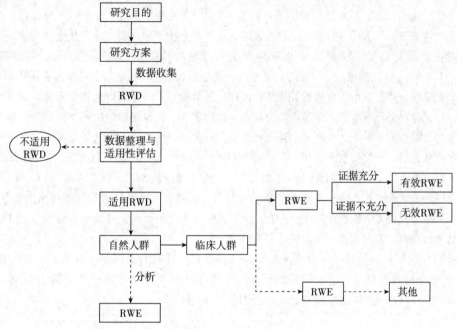

图16-1 支持药物监管决策的真实世界研究路径（实线）

二、真实世界药品评价研究的方法

（一）患者登记研究

在药品上市早期，由于尚未广泛用于临床，前瞻性真实世界研究（包括实效性随机对照试验和注册登记研究）是最主要的真实世界证据来源。基于患者注册登记的研究（registry - based study）是为达到一种或更多预定的科学、临床或政策目的，利用观察性研究方法收集统一的数据来评估某一特定疾病、状况或暴露人群的特定结局。患者登记研究的对象可以是药品或医疗器械、医疗服务注册、疾病或健康状况，以及多种混合。可以使用单个登记库或协调登记网络的基础结构，并且可以在单独的患者水平上链接来自不同登记库的数据。药品上市后注册登记研究可能是一项临床试验，也可能是非干预性研究，其研究类型可以是许可后安全性研究、许可后有效性研究或具有其他目的的其他类型的研究。患者登记研究通常具备几个要素：首先，患者登记研究往往有明确的研究目的，或至少部分数据需要基于特定目的专门进行收集，这是区分于其他登记系统的重要特征；其次，患者登记的数据来源于医疗环境中的"自然"状态，是属于真实世界数据的范畴；再次，研究设计者并不干预患者诊疗方案，仅属于观察性研究；最后，患者登记是在既定研究目的的基础上，收集真实世界患者数据，建立患者登记数据库，研究并回答多种与医疗相关的问题，其研究设计与观察性研究无异。基于患者登记的上市许可后研究可以在诸如评价合适的药物剂量方案的有效性等情况下提供帮助，可以帮助理解在更广泛的与疾病相关的临床背景下和更多样化的患者群体中药品的有效性和安全性。2020年9月，欧洲药品管理局（EMA）发布有关基于患者登记的研究指南草案，为在药品许可前和许可后阶段使用患者登记提供了详细的建议。指南详述了上市许可申请人和持有人使用患者登记信息进行研究的要点，包括疾病和病症登记、在完成研究设计之前应考虑的可行性分析、数据收集的方法、研究人群的选择、数据分析与报告等。

案例解析

TNF-α抑制剂在妊娠期妇女群体应用安全性的患者登记研究

【实例】 既往研究显示，炎症性肠病（IBD）活性期的妊娠期妇女，更可能发生不良妊娠结局，包括流产、早产、低出生体重、先天性异常，剖宫产的比例也更高。因此，使用有效、安全的药物治疗来控制 IBD 患者的疾病活动，同时避免增加婴儿先天性异常或其他潜在风险。根据目前的证据，在临床实践中一般认为抗肿瘤坏死因子（TNF）药物妊娠期使用的安全性存在争议。为评估此类药物的长期安全性，研究者在北美发起了一项开始于 1999 年的克罗恩病（CD，IBD 的一种）患者疾病登记研究（TREAT）。TREAT 是一项前瞻性、观察性、多中心、长期登记研究。超过一半的参与者接受 TNF-α 抑制剂英夫利西单抗治疗，其余患者接受其他药物治疗。虽然研究并不是专门的怀孕患者登记研究，但研究设计中，登记期间怀孕和新生儿结果被列为重点关注的事件。在整个登记研究随访期间，每半年一次收集患者数据，随访至少 5 年。根据使用英夫利西单抗的情况，将患者分为 3 组，妊娠期使用组、妊娠前使用组和未使用组。研究共获得了 92.3%（324/351）患者明确的分娩结局。其中，整体 CD 产妇的新生儿并发症发生率较低，妊娠期使用、妊娠前使用及未使用组之间的新生儿并发症，无统计学差异。妊娠期使用组的自发流产率，高于妊娠前使用组或对照组，猜测可能与妊娠期间的疾病严重程度有关。总之，这项大型前瞻性 CD 登记研究结果显示，妊娠过程中（无论是妊娠前还是妊娠期间）IBD 患者接受英夫利西单抗治疗，没有增加不良妊娠结局的风险。

【解析】 针对医疗器械以及针对疾病的患者注册登记，通过对医疗信息数据的收集、整理和分析，在产生安全性和有效性的临床证据方面发挥了重要的作用。这些注册登记数据的成功使用使患者的合理用药、安全性和适应证扩展得到了极大的改善。

（二）实用临床试验

实用临床试验（pragmatic clinical trial，PCT）是指尽可能接近真实世界临床实践的临床试验，是介于随机对照临床试验（RCT）和观察性研究之间的一种研究类型。与 RCT 不同的是：PCT 的干预既可以是标准化的，也可以是非标准化的；既可以采用随机分组方式，也可以自然选择入组；受试病例的入选标准较宽泛，对目标人群更具代表性；对干预结局的评价不局限于临床有效性和安全性；PCT 一般使用临床终点，而避免使用传统 RCT 中可能使用的替代终点；可以同时考虑多个对照组，以反映临床实践中不同的标准化治疗；一般不设安慰剂对照；在大多数情况下不采用盲法，但对于如何估计和纠正由此产生的测量偏倚，需给予足够的重视；数据的收集通常依赖于患者日常诊疗记录。与观察性研究不同的是，PCT 是干预性研究，尽管其干预的设计具有相当的灵活性。PCT 专注于在更接近真实应用的情况下完成 RCT，使其更有实际应用的借鉴价值，在上市后药品早期评价中起着非常关键的作用。首先，它克服了观察性研究的不足。其次，与传统临床试验不同，实用试验研究设计可做到成本和资源使用的最优化。如大样本简单化临床试验（large simple trial）在简化数据收集、成本控制等方面具有得天独厚的优势，是开展新药上市后早期评价的理想方式。同时，它也为评价上市后药品安全性和有效性提供了可能，其形成的证据不仅可作为药监部门决策的证据，也为临床决策（如临床指南制定等）提供了关键证据。在可能的情况下，实用临床试验是新药上市后评价的重要选择，但如何建立研究设计与数据收集之间的平衡是一个关键问题。

案例解析

PCT 评估西格列汀在 2 型糖尿病合并心血管疾病患者中的安全性

【实例】心血管疾病对糖尿病的死亡率贡献近 2/3，并且老年患者相关风险更高，但是既往的大型研究中很少纳入较大比例的老年和合并心血管疾病的患者。西格列汀是一种口服二肽基肽酶 -4 抑制剂，当单独使用或与其他降糖药物联合使用时可以降低血糖。研究者设计了一个实效性、多国多中心、随机、双盲、安慰剂对照的事件驱动型研究（TECOS），评估在常规糖尿病治疗中添加西格列汀对心血管预后和临床安全性的影响。该研究招募了 38 个国家的大约 14000 名 2 型糖尿病（T2DM）患者，年龄至少 50 岁，有心血管疾病，血红蛋白 A1c 值在 6.5% ~8.0% 之间。符合条件的受试者将接受稳定的二甲双胍、磺酰脲或吡格列酮单药或双药治疗，或单独或联合使用二甲双胍。除了在常规护理环境中现有的治疗外，西格列汀或安慰剂按 1：1 双盲随机分组。第一年每 4 个月随访一次，以后每年随访两次，直到 1300 个确定的主要终点出现。主要复合心血管终点是首次发生心血管死亡、非致死性心肌梗死、非致死性卒中或不稳定心绞痛住院的时间，心血管事件由一个对治疗进行盲法研究的独立委员会判定。TECOS 研究全面评估了西格列汀在 2 型糖尿病合并心血管疾病患者中的安全性，时长达 3 年，进一步的亚组分析中评估了西格列汀在心衰、老年、肾功能不全患者中的安全性以及对骨折风险的影响。

【解析】TECOS 作为经典的 PCT，它的临床试验设计较好的平衡了内部有效性和外部真实性，展示的信息维度更广更全面，这是传统的 RCT 无法提供的。

（三）Meta 分析和 GRADE 质量评价用于上市后药品评价

随着新药上市证据的累积，使用系统评价、Meta 分析及 GRADE 质量评价体系整合上市前传统临床试验与上市后研究数据，也是上市后药品评价的重要方式，特别在评估药品的罕见或严重不良事件和制定临床指南时起到非常重要的作用。在药品上市中后期阶段，药品的相关数据累计已较充分，系统评价、Meta 分析及 GRADE 质量评价体系可成为药品效果评价的理想研究工具。通过 Meta 分析等证据合成技术，可获得更精确的估计值、更具代表性（外推性）的结果，也可通过间接比较或网状 Meta 分析比较不同药品的有效性。同时，还可进一步发现和核实发生率极低的药品不良事件情况。使用 GRADE 可对研究结果的精确性、准确性和治疗效应大小进行综合全面的评价，从而明确药品在治疗体系中的价值和地位。

知识拓展

GRADE 体系评价肠促胰岛素类药品的胰腺炎、心衰和死亡风险

胰高血糖素样肽 -1（GLP-1）受体激动剂和二肽基肽酶 -4（DPP-4）抑制剂是两类基于肠促胰岛素的治疗 2 型糖尿病的药品，可有效降糖且低血糖发生风险较小，上市十余年来得到广泛应用。自 2008 年以来，美国 FDA 陆续收集到使用该类药品后发生胰腺炎的病例报告。2009 年，美国 FDA 发布通告告知患者和医生应注意西格列汀和西格列汀二甲双胍片的胰腺炎发生风险。2012 年起，BMJ 连续发表文章讨论肠促胰岛素类药品的胰腺炎风险。2013 年，SAVOR-TIMI 53 研究报告沙格列汀可增加糖尿病患者的心衰住院风险和死亡风险，但来自其他大型临床研究结果与其不一致。

通过整合全球临床试验数据和观察性研究数据，基于罕见事件统计模型，运用 GRADE 体系评价总体证据质量是解决以上安全性问题的有效手段。四川大学华西医院中国循证医学中心和 CRE-AT 团队自 2012 年开始开展了系列研究，分别严格评价了肠促胰岛素类药品的胰腺炎、心衰和死亡风险。对于胰腺炎风险，系统收集了全球 60 个研究，共 353639 例糖尿病患者数据，结果显示，与其他降糖药品相比，肠促胰岛素类药品不增加 2 型糖尿病患者的胰腺炎风险。对于心衰风险，收集了全球 55 个评价 DPP-4 抑制剂的研究（1846133 例患者）和 25 个评价 GLP-1 受激动剂的研究（129299 例患者），结果显示，GLP-1 受体激动剂不增加 2 型糖尿病患者的心衰风险，但 DPP-4 抑制剂可能增加 2 型糖尿病患者的心衰入院风险。对于死亡风险，收集了全球 189 个 RCT 共 155145 例糖尿病患者数据，结果显示，肠促胰岛素类药品不增加 2 型糖尿病患者的死亡风险。相关研究结果为评价该类药品的安全性提供了关键证据。

（四）回顾性数据库研究

尽管前瞻性真实世界研究仍然是开展药品评价研究的选择之一，但随着药品上市时间的推移，因受到研究时间、成本和资源等方面的限制，越来越多的研究者考虑使用回顾性数据库研究的方式进行研究。同时，随着时间推移，药品使用及相关结局指标的数据累计也使回顾性数据库研究成为可能。回顾性数据库研究常常具有大数据的特征，可以回答多种多样的监管和决策问题。但是，这种研究方式由于本身的局限，在因果推断上可能存在较大挑战，证据质量有限。相比前瞻性研究，回顾性研究对资源要求较低，研究时间较短，在临床研究中应用广泛。但数据不等于证据，当前回顾性数据库的使用存在一些共性问题，如过于强调回顾性数据资源的价值，对回顾性数据处理的复杂性认识不够；强调回顾性数据的海量信息，忽视数据质量的重要性。基于较高质量的数据库数据，选择最佳研究设计、采用规范的清理规则及科学分析，回顾性数据库研究可得到高质量证据以支持临床实践及医疗决策。是否选择回顾性数据库作为数据来源，以及选择何种回顾性数据库很大程度上需要监管部门、研究者和申请人等根据研究问题及对偏倚的容忍度进行多方讨论后共同决定。需要注意的是，回顾性数据库研究可能无法完全解决监管和临床决策需回答的问题（如基于医院电子病历数据评估院外长期治疗结局）。

知识拓展

回顾性数据库研究调查阿片类药物滥用

美国目前正面临严重的阿片类药物滥用问题，由于美国将疼痛纳入第五项生命体征，出现大量阿片类药物过量导致死亡的案例。在欧洲，阿片类药物（主要是羟可酮）的医疗使用自 2009 年以来也有所增加，但此类药物的滥用情况还没有被认真研究。研究者通过一项回顾性研究，从荷兰的几个国家数据库获取数据，评估了该国 2008～2017 年使用阿片类药物处方的人数，因阿片类药物中毒住院的人数，因阿片滥用而接受治疗的人数以及死于阿片类药物中毒的人数随时间的变化趋势。所有数据库均涵盖了几乎所有的荷兰人口。2008～2017 年，处方阿片类药物使用者总人数几乎翻了一番，从每 10 万居民 4109 人增至每 10 万居民 7489 人，主要原因是羟考酮使用者人数翻了两番，从每 10 万居民 574 人增至 2568 人。与此同时，阿片类药物相关的住院人数增加了两倍，从每 10 万居民 2.5 人增加到 7.8 人；2008～2015 年，因非海洛因使用阿片类药物成瘾而接受成瘾护理的患者人数从每 10 万居民 3.1 人增加到 5.6 人。阿片类药物相关死亡率在 2008～2014 年期间保持稳定，为每 10 万居民死亡 0.21 人，但 2014 年之后，这一数字在 2017 年增至每 10 万居民死亡 0.65 人。2008～2017 年期间，处方阿片类药物使用大幅增加，一些滥用指标也显示出类似的增长趋势。研究者认为，虽然该国远没有美国面临的阿片滥用问题，但应当严格实施阿片类药物处方指南，以防止情况恶化。

知识链接

真实世界研究用于中药安全性评价

中药在临床的使用十分普遍，源远流长。与现代医学药物研发和应用的模式不同，中药需要基于中医理论基础实行个体化治疗，其有效性通过数千年的应用历史被民众认可，但中药普遍没有进行过严格设计的随机对照临床试验。近年来，一系列药害事件的发生使得中药安全性备受关注。2009 年，原国家食品药品监督管理局要求开展中药注射剂安全性再评价，并提出了具体要求。中共中央、国务院发布的《关于促进中医药传承创新发展的意见》中也明确提出要加强中药质量安全监管，加强中药注射剂不良反应监测。

真实世界研究用于药物安全性评价具有天然的优势。由于真实世界研究更贴近真实诊疗环境，能纳入很多 RCT 研究无法纳入的人群（比如儿童、老年人、合并其他严重疾病的患者等），能够获得在复杂未知条件下发生的不良事件，也能获得一些迟发的安全性事件。真实世界研究与以往自发呈报的本质差异在于是否为主动收集，可以避免漏报，获得更加全面的信息，且实施较为容易，研究费用也比医院集中监测研究低，可以实现研究样本的连续累积，实现全生命周期管理。真实世界研究十分符合中药上市后临床安全性评价的要求。通过科学收集真实世界中医临床活动中产生的海量数据，并进行科学的规范、处理、分析，可以对中医药理论进行创新以及对临床疗效进行评价。中医药真实世界研究可以为中医药研究向纵深发展、数据关联及潜在知识的发现提供合理、高效的支持平台。中医临床独特的诊疗方式，常常使传统随机对照试验得出的结论缺乏实际应用价值。同时，随机对照试验中干预措施等数据也因为中医辨证论治所强调的个体差异性和不可重复性而受到限制。中医临床医生在医疗实践过程中，往往善于整体全面综合观察，可得到相对丰富且全面的临床个案数据，这对于需要更丰富资料的真实世界来说恰好是一项长处。中医强调治病必求于本、标本兼治，这与真实世界研究更注重临床实际真实疗效的特点也不谋而合。真实世界研究基于真实的、常规的医疗环境，在这一过程中，医务人员以改善和保障患者健康状态为目标，采用恰当的方法，以患者为核心进行医疗活动，这与中医医疗实践的特点高度一致。真实世界研究可以让临床医生根据患者的实际病情和意愿选择治疗措施，增加了患者的依从性，进而开展长期且综合的效应评价，同样适应中医辨证论治、个性化治疗和综合调节的临床特点。因此，真实世界的研究方法与中医药临床实践表现出良好的相适性。

第四节　药品临床综合评价

一、药品临床综合评价的背景

药品临床综合评价是研究药品在临床使用过程中体现出的综合价值，其指标应包括药品的安全性、有效性、经济性、可及性及其他可能的特性。因此，药品临床综合评价工作应全面利用药品上市前大规模多中心临床试验结果、不良反应监测、医疗卫生机构药品使用监测、药品临床实践和"真实世界"数据等资料，围绕上述指标进行定性、定量数据整合分析。药品临床综合评价是基本药物遴选和动态调整、药品采购、临床合理用药等工作的基础支撑，对健全药品供应保障制度的决策部署、及时准确掌握药品使用情况、不断提高药品规范科学使用管理水平、更高质量地保障人民健康具有重要意义。

药品临床综合评价是相对于药品临床评价而言的：药品临床评价包括上市前和上市后评价，而药品临床综合评价的重点在于上市后对药品使用的监测与监管。近年来，随着医药费用上涨、医保资金压力增加、临床用药合理性有待提高等问题日益凸显，结合我国基本国情开展药品综合评价，并以此为抓手，促进药品回归临床价值，能让患者真正用上临床疗效显著、可及且可负担的药品。开展药品临床综评的必要性在于满足以下几方面需求：保障医疗资源合理分配的需求，新型药物更新换代的需求，药品遴选的需求，医院药学学科发展的需求。

我国药品价值评价工作开始于2005年前后，以基于价值的药品定价研究、药物的临床价值、上市后药品价值研究为主。2016年12月，国务院发布的《"十三五"深化医药卫生体制改革规划》提出"建立药物临床综合评价体系和儿童用药临床综合评价机制，提高合理用药水平"。2018年9月，国务院办公厅发布的《关于完善国家基本药物制度的意见》再次明确提出"开展以基本药物为重点的药品临床综合评价，指导临床安全合理用药"。2018年10月，全国药政工作会议将开展药品临床综合评价明确为2018年药政工作的7项重点任务之一，发布了《国家药品临床综合评价总体工作方案（2018－2020）（征求意见稿）》，使药品临床综合评价工作有了正式的实施程序和时间表。2019年4月3日，国家卫生健康委发布了《关于开展药品使用监测和临床综合评价工作的通知》，明确要求各级卫生健康行政部门要"以药品临床价值为导向""加快建立健全药品使用监测与临床综合评价标准规范和工作机制"，并就全面开展药品使用监测（建立健全药品使用监测系统，统筹开展药品使用监测工作，分析应用药品使用监测数据），扎实推进药品临床综合评价做了战略部署。2020年11月，国家卫生健康委药政司委托卫健委卫生发展研究中心（国家药物和卫生技术综合评估中心）、药具管理中心组织制订了《药品临床综合评价管理指南（试行）》，以进一步推进和规范药品临床综合评价工作的开展。

二、药品临床综合评价的主要内容

药品临床综评的关键在于"综合"二字，体现在评价指标、评价方法和评价结果的综合性。药品临床综合评价重点围绕药品使用与供应保障体系关键决策要素开展，聚焦临床实际用药问题及其涉及的药物政策决策问题，选择适宜的评估理论框架、方法和工具，收集分析药品使用与供应等相关环节数据及信息，重点评估临床疗效和药物政策实际执行效果。药品临床综合评价是评价主体应用多种评价方法和工具开展的多维度、多层次证据的综合研判。根据《药品临床综合评价管理指南（试行）》，药品临床综合评价应从安全性、有效性、经济性、创新性、适宜性、可及性6个维度开展科学规范的定性定量相结合的数据整合分析与综合研判。

安全性和有效性是选择某种药品的首要考虑因素。安全性代表了各利益相关方对药品风险可接受程度的价值判断。安全性指标通常以健康效果指标以外的在服用药品的患者中发生的健康危害事件数来描述。纳入评价信息包括：上市前药品安全性（药品说明书内容）及相对安全性（与同类产品比较）信息；上市后药品安全性（不良事件及不良反应）及相对安全性（与同类产品比较）信息；药品质量、药品疗效稳定性。有效性评价则通过定量分析，对拟评价药品及参比药品的临床效果进行大人群测量，判断是否获得重要的健康收益。核心指标主要包括生存率、控制率、疾病进展，以及用于计算质量调整生命年（QALY）的生活质量指标，还可使用疾病效果指标或结合实际临床药品应用的数据（真实世界数据）定义其他可测量的效果指标。开展临床效果分析的数据应来源于所有当前可获得的质量最佳的相关研究证据和真实世界数据，必要时应分析亚组患者效果数据，同时重视参比药品的选择及效果比较分析。综合利用现有国家大型数据库等真实世界数据资源，规范开展基于真实世界数据研究的分析测量，利用规范严谨的方法，在可接受的不确定性范围内实现临床实际用药效果的测量及判断。有效性评价需要确定临床终点，认为人群的平均反应比个体反应更重要，强调反应变量分布位置的变化；安全性评价不需要事先制定临床终点，更加关注个体的异常值，重视极端值的分布。

经济性评价应综合运用流行病与卫生统计学、决策学、经济学等多学科理论及方法，分析测算药品的成本、效果、效用和效益等。同时，强化增量分析及不确定性分析，必要时进行卫生相关预算影响分析，全面判断药品临床应用的经济影响及价值。公共决策视野下应从全社会角度考虑药品的全成本即药品使用过程中所消耗的所有资源的货币价值。除了患者角度发生的或医疗机构提供服务过程中涉及的药品、检查、化验、诊疗、护理费用等直接医疗成本，还包括患者为使用药品或接受治疗方案所增加的非直接医疗成本（如交通、特殊营养费用等），以及患者在接受治疗过程中产生的间接成本。根据药品决策的具体需求，可选择开展成本－效果分析（CEA）、成本－效用分析（CUA）、成本－效益分析（CBA）、最小成本分析（CMA）等，在条件允许的情况下优先推荐开展成本－效用分析。充分利用基于二手证据的系统评价结果构建分析模型、选择适宜的参数，必要时可开展原始研究支持经济性评价开展。

创新性评价通过分析判断药品与参比药品满足临床需求程度、鼓励国产原研创新等情况，进行药品的创新性评价。开展创新性评价，应突出填补临床治疗空白，解决临床未满足的需求，满足患者急需诊疗需求和推动国内自主研发等创新价值判断。

适宜性评价重点包括药品技术特点适宜性和药品使用适宜性。药品技术特点适宜性可从药品标签标注、药品说明书、储存条件等方面进行评价；药品使用适宜性主要包括患者服药时间间隔是否恰当，用药疗程长短是否符合患者、疾病和药品药理特点，临床使用是否符合用药指南规范等。同时从分级诊疗等卫生健康服务体系的视角研判上下级医疗机构药品衔接和患者福利及社会价值的影响。

药品的可及性反映了系统促进药品从物质状态转化为健康价值的过程。参考 WHO/HAI（世界卫生组织/世界卫生组织国际健康行动机构）药物可及性标准化方法，主要涉及药品价格水平、可获得性和可负担性三个方面。药品价格水平可由国内药品采购价格与最近一年国际同类型药品价格比较获得，必要时应了解医保报销情况以判断患者实际支付水平。可获得性用于界定患者获得药品潜在机会的大小，可由医疗机构药品配备使用情况或有无短缺情况等反映。可负担性是从经济维度评价患者用药的经济负担的程度，可由人均年用药治疗费用占城乡居民家庭年可支配收入比重（%）体现。根据评价需要可从不同渠道获得相关支持信息，如药品生产、供应相关信息，医疗机构药品使用数据，居民和患者代表意见等。

实际上，除以上 6 个指标外，药品临床综合评价还可能考虑公平性、依从性等因素。需要指出的是，有效、安全的药品不一定在经济性和可及性上表现优越，反而在有限的公共资金资源下，价格高、效果优的药品极有可能带来不小的经济压力。卫生决策是一个复杂的过程，决策者需要对各种不同类型的研究证据和价值观进行权衡和取舍。因此，药品临床综合评价应坚持采用多准则评价框架和方法，让不同利益相关决策者在明确证据的基础上根据对不同指标的重视程度各取所需。在评估方法研究上，各国采取的方法主要包括多准则决策分析方法（multi－criteria decision analysis，MCDA）、多重治疗比较（multiple treatment comparison，MTC）、风险－效益评估（benefit－risk assessment，BRA）、网络 Meta 分析、药物创新性评估、药物经济学评估等。例如 MCDA 是多利益相关者在具有相互冲突、面临取舍的方案中集中进行选择的决策分析方法，为国外常使用的评估方法，可为我国借鉴。当前我国药品临床综合评价水平还有待提升，今后的工作应以决策需求为导向，进一步明确药品临床综合评价的发展目标和定位；发挥政府主导作用，加强部门间合作和政策的协同；建立内外部标准可溯质控体系，坚持公开、公正、公平的原则；充分发挥信息化和大数据作用，加强对评价方法学和评价标准的探索；加强评价结果的转化应用，推动评价结果服务于临床和政策决策。

本章小结

药品获批上市并不意味研究的结束，在上市后复杂的使用过程中存在着不为人知的潜在风险与可能的开发潜质。药品上市后再评价是药品临床评价体系的主体，是药品全生命周期管理的重要组成部分，对研发、注册、流通、使用都具有广泛影响。目前上市后再评价的内容主要有药物不良反应监测、药物经济学评价、循证药学研究、药物使用监测和药物利用研究。基于真实世界证据的药品评价和药品临床综合评价近几年日益受到药品监管部门的重视和推广。采用真实世界证据的患者登记研究，实效性随机对照临床试验等已为评估药品上市后在广泛人群中的使用情况、安全性和有效性提供了重要的研究数据支持。药品临床综合评价需坚持多准则评价框架和方法，综合评判药品的有效性、安全性、经济性、创新性、适宜性和可及性等指标，为药品的合理使用和政府部门制定医药相关政策提供可靠的判断标准。我国的上市后药品再评价工作起步较晚，但目前已得到国家层面的高度重视，将为我国医药产业发展提质增速产生巨大贡献。

练 习 题

题库

一、选择题

（一）A 型题（单选题）

1. 对药物应用的质量、必要性和恰当性进行的评价性研究是（　）
   A. 药物不良反应监测 　　　　B. 药品使用监测 　　　　C. 药品利用研究
   D. 药物经济学研究 　　　　　E. 循证药学研究

2. 真实世界研究的数据来源不包括（　）
   A. 回顾性数据库
   B. Ⅳ期临床研究
   C. 常规收集的健康医疗数据
   D. 新药药效评估 RCT 研究
   E. 实用随机对照临床试验

（二）X 型题（多选题）

3. 药品临床综合评价的指标包括（　）
   A. 安全性 　　　　　　　　B. 有效性 　　　　　　　C. 可及性
   D. 经济性 　　　　　　　　E. 适宜性

二、思考题

1. 什么是上市后药品再评价？简述开展上市后药品再评价的原因。
2. 简述上市后药品再评价的主要内容。
3. 简述基于真实世界研究的上市后评价的主要方法。

（王　凌）

第十七章

PPT

中药临床药学

学习导引

知识要求

1. **掌握** 中药临床药学概念及研究内容。

2. **熟悉** 中药合理用药和中药不良反应监测。

3. **了解** 中药临床药学的现状和发展方向以及中药药动学研究内容。

能力要求

1. 熟练掌握中药临床药学的研究内容和中药合理用药的基本知识和原则,提高解决中药临床药学实践问题的技能。

2. 了解应用中药药动学研究理论和方法,为指导开展中药药物治疗实践提供理论依据。

素质要求 树立安全、有效、经济、适当为内容的中药合理用药理念。自觉以中医药理论为指导,以患者为中心,运用现代医药学专业知识,促进中药临床用药安全和有效。

中医药是我国各族人民在几千年生产生活实践和与疾病作斗争中逐步形成并不断丰富发展的医学科学,为中华民族繁衍昌盛做出了重要贡献。扶持和促进中医药事业发展,对于深化医药卫生体制改革、提高人民群众健康水平、弘扬中华文化、促进经济发展和社会和谐,都具有十分重要的意义。随着经济社会快速发展,我国进入全面建成小康社会阶段,满足人民群众的中医药服务日益增长的需求,迫切需要大力发展中药药学服务。随着中医药在世界范围内的应用和发展,如何保证临床用药安全、有效、经济,防止和最大限度减少中药不良反应,促进中药临床合理应用,保障患者用药安全,已成为社会各界关注的焦点。建立中药临床药学理论体系和实践模式,开展中药临床药学工作,提供中药临床药学服务,已成为中医药工作和中医药学发展的必然趋势。

第一节　概　述

2016 年 2 月,国务院颁布《中医药发展战略规划纲要 (2016—2030 年)》,提出拓宽中医药服务领域,增强中医药健康服务能力,大力发展中医药养生保健和健康养老服务,满足人民群众对安全、有效、方便的中医药服务的迫切需求。2016 年 12 月 25 日,第十二届全国人民代表大会常务委员会第二十五次会议通过《中医药法》,2017 年 7 月 1 日起施行。该法提出加强中国中医药服务体系建设,中医药专业技术人员以中医药理论为指导,运用中医药技术方法,为公民提供中医药服务。这些法规和规划的出台,为中药临床药学和药学服务的发展奠定了良好的基础,提供了坚实的政策保障。

一、中药临床药学的概念

中药临床药学（clinical pharmacy of traditional Chinese medicine）是指借鉴现代临床药学工作模式，在中医药理论指导下，以患者为中心，以合理用药为核心，研究并实践中药临床安全、有效、经济用药规律的一门综合性学科。它既是中药学的分支学科，也是临床药学的分支学科，其核心是提供中药药学服务，促进中药合理应用。

中药临床药学为适应各种不同患者的个体差异和复杂多变病情的防治需要，运用现代的药剂学、药理学等专业知识，密切结合临床患者的状况，制订合理的用药方案，监测用药过程及摸索用药规律，以确保临床用药的安全和有效。

中药临床药学并不是指临床中药学，两者在概念上有一定区别。临床中药学是研究中药基本理论及其在中医理论指导下进行中药临床应用的一门学科，它是中医学理、法、方、药体系的一个重要组成部分，又是中药学学科的核心和重要组成部分，其根源是临床，学科任务是实现"老药新用，常药特用，优化量效"。

二、中药临床药学的研究内容

中药临床药学的研究内容与目前开展的临床药学工作有许多共同之处，但由于中药临床药学以独特的中医药理论为指导，这就决定了它的实践模式不同于西药临床药学模式。中药临床药学比西药临床药学更复杂，更需紧密联系临床。中药临床药学的研究内

微课

容包括：以临床实践为主要内容的"中药临床药学服务"，以实验研究和理论探讨为主要内容的"中药临床药学研究"。目前，我国各级医院开展中药临床药学工作主要通过配备中药临床药师，或/并建立中药临床药学室（科），开展以合理用药为核心的中药临床药学服务来实施。

中药临床药师（clinical pharmacist of traditional Chinese medicine）是指以系统中药学专业知识为基础，并具有一定中医学和现代医药学相关专业基础知识与技能，直接参与临床用药，促进药物合理应用和保护患者用药安全的药学专业技术人员。根据我国中药临床药学发展的实际条件，目前从事中药临床药学岗位的药师存在两类：一类是药学类专业，经过一定时长的中医中药理论和知识继续教育培训；另一类是中药学类专业，经过规范化中药临床药学脱产培训。

中药临床药学服务（clinical pharmaceutical service of traditional Chinese medicine）是指中药临床药师在中医药理论指导下，应用中医药理论知识和专业技能，向患者提供直接、负责任的、与中药使用有关的服务。中药临床药师积极开展临床药学服务，发现和解决与中药应用相关的各种问题，帮助临床医师和患者合理选择、正确认识和安全使用中药，最大限度地减少中药对人体的伤害，保证用药安全、有效、经济。

目前中药临床药学服务工作主要围绕以下几个方面展开。

1. 中药调剂服务、煎服方法及中药临方炮制 此工作与中药临床药学工作密切相关。中药调剂是指中药调剂药师根据中医处方将中药饮片或者相关制剂调剂成方剂以供应使用的一个操作过程。按工作流程，中药调剂可分为审方、调配、复核和发药4个环节。这阶段因工作岗位不同，无须临床药师参与，但调剂质量的高低直接影响着临床疗效和患者的用药安全。

煎煮是中药汤剂进入临床的最后环节，煎煮方法及其质量把控对中药临床疗效的发挥、中药毒副反应的降低有着重要的作用，关系到患者的用药安全和疗效。

中药饮片的临方炮制是指医师开具处方时，根据药性和治疗需要，要求中药调剂人员按医嘱临时将需要特殊处理的中药饮片进行炮制操作的过程。临方炮制有利于药物药性（药效）的发挥，有利于煎出其有效成分，提高药效，适应临床治疗需求，又能满足中医临床治疗方案多样化和个性化给药的需求。因此，中

药调剂、煎煮方法及中药临方炮制工作是中药临床药师开展临床药学工作前必须掌握的基础内容。

2. 中药药学查房　是以中药临床药师为主体、以"患者为中心"的查房工作，是对患者药物治疗过程的追踪和监护的重要手段。在查房过程中，药师通过观察并询问患者既往用药史、用药后反应、用法用量等情况，对患者用药进行宣教，同时对患者提出的问题进行系统科学的解答。查房结束后，药师需综合患者情况，对治疗方案做出评价，提出药学监护计划，为患者建立药历。工作流程包括入院药学评估、初始药学查房、在院药学查房、出院前药学查房、出院带药宣教、药学随访和资料记录等。

3. 中药药学会诊　是指符合会诊资质的中药临床药师与临床医师一起对患者的治疗方案进行讨论，重整用药，解决用药相关问题，或中药临床药师单独就患者用药问题进行会诊。会诊是医疗工作的组成内容之一，也是中药临床药师岗位工作重要组成部分。中药临床药师参加会诊主要有两种形式：一是单独会诊；二是联合会诊。会诊范围包括院内会诊（含科内会诊）和院外会诊。会诊程序为：接到会诊请求后，需在会诊前通过医院 HIS 医嘱管理系统对患者病情进行初步了解，随后去病房查看患者的症状，询问患者病情，再与临床医师一起商讨患者的用药问题，必要时也可通过一些简单的身体检查来判断患者病情，进行综合分析，为最终解决患者用药问题提供支持。临床药师会诊结束以后，需给出药物治疗建议，提交给会诊科室。

4. 中药治疗方案的制订与评估　中药临床药师与临床医师一起为患者制订药物治疗方案，并对方案进行评估。针对一个治疗目标往往有多个治疗方案，包含多种治疗药物，临床药师需要综合考虑患者情况（个体差异、生理状况及疾病特征，即通过辨证确定证型）和药物特点（药动学、药效学、剂型、给药途径和方法、联合用药和配伍禁忌等），然后按照安全、有效、经济的原则为患者制订个体化治疗方案。

5. 中药药学监护（pharmaceutical care of traditional Chinese medicine）　是指为获得明确的治疗结果以改善或维持患者生活质量，在中医药理论指导下，直接、负责任地提供与中药治疗相关的服务。药学监护的实施可提高临床药师对药物治疗工作的责任心，提高"以患者为中心"的药学服务质量与水平。中药药学监护的内容主要包括确定监护对象、患者信息采集、患者评估、医嘱审核、用药监护、用药教育、用药指导、随访评估等。由于中医药拥有自身的理论体系和实践特点，中药药学监护有别于西药药学监护。例如，中药药学监护实践中的用药教育与用药指导，除了与西药相同的一些内容外，还要对中药独有的煎煮方法（煎煮器具、浸泡、火候、时间、次数、先煎、后下等）、服用方法等进行指导。中药药学监护实施分为 4 个步骤：患者评估、制订监护计划、执行监护计划、随访评估。

6. 中药用药宣教（medication education of traditional Chinese medicine）　指对患者和公众进行中药或中成药合理用药指导或宣传，普及合理用药知识，预防药物不良反应，提高用药依从性，降低用药错误发生率。2011 年颁布的《医疗机构药事管理规定》第十九条明确要求："临床药师应当全职参与临床药物治疗工作，对患者进行用药宣教，指导患者安全合理用药"。中药用药宣教作为中药临床药学工作的一项重要内容之一，是确保患者用药安全、有效的一个重要手段。根据宣教对象的不同，用药宣教分为：①门诊患者用药宣教，属常规用药宣教；②住院患者用药宣教，主要初步评估住院患者对服用药物的认识和了解程度，向患者介绍用药相关问题，如用法用量、禁忌、注意事项和饮食禁忌等；③公众用药教育，主要通过社区宣教的方式，指导社区居民合理用药，提高药物疗效，预防不良反应发生，保障用药安全。用药宣教方式除了一对一方式外，还可通过药学讲座、用药咨询、书面宣教及网络自媒体等实现。

7. 中药处方点评　医师开具中药饮片处方应以中医理论为指导，遵循辨证论治和方剂配伍原则。中药饮片处方要符合《中华人民共和国药典》和各地区有关中药饮片炮制规范要求，按照《处方管理办法》和《中药处方格式及书写规范》进行开具和书写。中药处方点评是指根据相关法规、技术规范或本医疗机构制定的规定和标准，对门急诊中药处方、病房（区）用药医嘱单书写的规范性及药物临床使用的适宜性（药物选择、给药途径、用法用量、药物相互作用、配伍禁忌等）进行评价，发现实际存在或者潜在的用药问题，制定干预措施和改进措施，同时将评价结果以一定方式予以反馈和公开，促进临床药物合理应用的过程。中药处方点评是中药临床药学工作的重要内容之一，是衡量医院中药药学服务水平高低的一个重要指标，是提高临床中药治疗水平的有力手段。它有利于规范临床医师处方行为，促进中药临床合理应用，保障用药安全。处方点评结果分为合理处方和不合理处方。不合理处方包括不规范处方、用药不适宜处方及超常处方。

中药处方点评工作可根据《医院处方点评管理规范（试行）》（卫医管发〔2010〕28号）《中药处方格式及书写规范》（国中医药医政发〔2010〕57号）和《国家中医药管理局关于进一步加强中药饮片处方质量管理强化合理使用的通知》的有关要求，建立健全系统化、标准化和持续改进的中药饮片处方专项点评制度定期和不定期对中药饮片处方书写的规范性、药物使用的适宜性（辨证论治、药物名称、配伍禁忌、用量用法等）、每剂味数和费用进行评价，发现存在或潜在的问题，制定并实施干预和改进措施，促进中药饮片合理应用。

8. 中药不良反应监测 中药不良反应（adverse reaction of traditional Chinese medicine）指合格中药在正常用法用量下出现的与用药目的无关的有害反应。中药不良反应是中药固有特性所引起的，任何中药（中药饮片、中成药）都有可能引起不良反应。随着中药在全球应用越来越广泛和剂型的多样化，有关中药引起的不良反应事件报道逐渐增多。其中，中药注射剂引起的不良反应尤为引人关注，主要因为中药成分复杂，注射剂直接注入体内后，可引起过敏等多种不良反应。临床上对中药不良反应加强监测，发现不良反应及时上报，对其发生机制进行深入研究，可以在很大程度上防止或减少不良反应的发生，保障中药用药安全。中药不良反应监测方法与西药的相同，主要包括自发呈报系统、医院集中监测、病例对照研究、前瞻性队列研究。

9. 中药药学信息服务 是指向患者、医护人员、药学人员、公众等提供及时、准确、全面的中药相关信息，以期促进中药合理应用，改善中药治疗效果的药学服务活动。中药药学信息服务是中药临床药学工作的重要内容之一，具有全面性、系统性、及时性、技术性、公开性、双向性和法制化等特点。中医药历史悠久，积累的文献信息十分丰富，中医药古籍仍是现代临床应用的重要文献信息，内容包括中药供应、养护、选择、用法用量、配伍禁忌、不良反应防范、注意事项等，和为中药相关政策制订提供科学依据和信息支持。服务的方式有编写宣教手册、制作宣教视频、提供用药咨询服务、参与临床诊疗活动、网络药学信息服务、大众媒介等。

10. 中药药物经济学研究 中药药物经济学（pharmacoeconomics of traditional Chinese medicine）是指运用经济学的基本原理和方法，研究中药资源利用的经济规律，研究如何提高中药资源的配置和利用效率，以有限的中药资源实现最大限度的健康效果改善的学科。以药物经济学作为中药临床研究的现代化评价手段，可以更好地体现中药的价值和优势，有助于在疾病治疗过程中选择更佳的治疗方案，促进合理用药，以最小的成本获得最优的疗效，从而极大地推进中药的现代化与国际化。根据研究目的的不同，中药药物经济学研究方法包括前瞻性研究、回顾性研究、数学模型研究、综合性研究，其评价方法包括最小成本分析法、成本效果分析法、成本效用分析法和成本效益分析法。

11. 中药循证药学研究 中药循证药学（evidence–based practice of traditional Chinese medicine）即"遵循证据的中药学"，指中药临床药师在药学实践中，慎重、准确和明智地应用当前最佳证据，与临床技能和经验相结合，参考患者意愿，做出符合患者需求的中药药学服务过程。中药循证药学的核心是如何寻找证据、分析和运用证据，对疾病治疗做出安全、有效、经济的临床药物治疗决策。开展中药循证药学研究，对于保障患者身体健康、提高临床合理用药水平、丰富完善中医药学科体系、促进中医药与国际接轨，都具有重要的现实意义和深远的历史意义。

三、中药临床药学的现状和发展方向

（一）现状

1. 中药临床药学学科建设 目前探讨中药临床药学理论和实践的论文不断涌现，中国首部全面系统介绍中药临床药学的专著《中药临床药学》于2013年正式出版。2018年底，由高等中医药院校的教师和三甲中医院的中药临床药学专家成立的"中药临床药学系列创新教材建设指导委员会"，编写出版了中药临床药学系列教材，如《中药临床药学导论》《中药药学服务》《中药处方点评》等共计16部，为中药临床药学教育和人才培养奠定基础。

自 2013 年起，国家中医药管理局、中华中医药学会、部分省市卫健委（局）、中医药局也在"十三五"中医药工作规划中论证和建设了一批国家、省、市中药临床药学重点专科项目，极大地推进了我国中药临床药学学科的发展。

2. 中药临床药学教育　目前，我国临床药学教育主要还是培养西药方面的临床药学人才为主。中药临床药学人才培养工作才刚刚起步，目前国内尚未独立设立本科中药临床药学专业的中医药院校。因缺乏专门的中药临床药学教学人才，绝大部分中医药院校在开设中药学专业课程中增加一些简单临床药学理论知识和技能来满足社会对中药临床药学专业人才的需求，但这种方式培养的学生知识体系与临床药师工作匹配度不高。2016 年，国家中医药管理局制定了《关于印发中医药人才发展"十三五"规划的通知》，要求"探索建立临床中药师培训与准入机制"。为了保证临床用药的合理性和安全性，开展中药临床药师培训，培养实用型中药临床药师人才，中华中医药学会于 2016 年启动了中药临床药师培训工作，至 2020 年底，我国中药临床药师培训基地共计 44 家，17 个专业，分通科（半年制）和专科（一年制）培训，并于每年春季或秋季招生。基地对学员的报名基本条件（如思想素质、学历、工作经验、身体条件和考勤等）做了统一要求，具体可登录"中华中医药学会中药临床药师培训管理网"查阅申请。

3. 中药临床药学实践　目前，绝大多数二级、三级综合医院和中医院都设立了临床药学室（科），其中部分医院设立中药临床药师岗位或专职（专科）中药临床药师开展工作，对于促进中药合理应用发挥了积极作用。目前已开展的中药临床药学工作包括：收集、整理上报、反馈中药临床药学信息，处方点评，提供中药咨询服务，药师临床参加查房与会诊。然而，与西药临床药学工作相比，中药临床药学工作还有很大的差距，存在不少问题，如目前专职从事中药临床药学工作的人员很少；人员资质不一；中药治疗药物监测开展得很少；中药处方点评开展得不规范、不深入等。

（二）发展方向

1. 发挥中医药特色，促进中药临床药学学科发展　中医药有其独特的理论体系和学科特色。因此，中药临床药学工作的开展不能完全套用西药临床药学模式，而必须依据中医药理论，发挥中医药特色，加快中药临床药学发展，满足公众的健康服务需求。中药临床药学实践工作应围绕处方合理性、对症下药、依方炮制、适宜剂量、科学煎服、（中西药）合理配伍、用药咨询、临床药物治疗、临床用药评价，提供优质药学服务等方面进行，并试点建立中药临床药师制。在加快中药临床药学实践与服务发展基础上，加快中药临床药学研究与人才培养，共同推动中药临床药学学科发展。

2. 积极探索中药临床药学的工作模式　中药临床药学的工作模式不同于西药临床药学工作模式。目前，中药临床药学工作尚处于起步阶段，应根据各级医院实际情况，鼓励灵活多样，采取多种形式。但无论采取哪种形式，都应遵循"以患者为中心""以合理用药为核心"的药学监护工作模式，确保中药临床药学工作的质量和水平。积极探索科学、合理的中药临床药学工作模式已成为中药临床药学人员的重要任务。

3. 加强中药临床药学研究，开展"以患者为中心"的药学服务　根据 2011 年《医疗机构药事管理规定》要求，医院药学工作模式已从"以药物为中心"转变为"以患者为中心"，以临床药学为基础，对临床用药全过程进行有效的组织实施与管理，促进临床科学、合理用药的药学技术服务和相关的药品管理工作。药师工作转变到"以患者为中心，以合理用药为核心"的临床药学工作模式上来。在现阶段实际工作中，医院中药师存在着中医学知识薄弱、缺乏临床实践经验、中药临床药学知识不全面等多方面问题，还不能很好地承担中药药学服务的工作任务。

为促进中药临床药学发展，应坚持在中医药理论指导下，保持中医药特色，并充分利用现代科学技术和方法，明确研究方向和目标，始终坚持"以患者为中心"的理念，开展中药药学监护、中药个体化药物治疗、中药临床药动学研究、中药治疗药物监测、中药临床合理应用、中药药物相互作用与配伍理论、中药不良反应、中药药物警戒、中药药源性疾病、中药药学信息服务、中药药物经济学及中药循证药学等方面的研究。

4. 开展中药处方点评和不良反应监测　开展处方点评简单易行，是各级医院开展中药临床药学的一个重要途径，更是基层医院开展中药临床药学工作的重点。随着中药的广泛应用，中药引起的不良反应/事件层出不穷。为避免或减少中药不良反应造成的伤害，加强不良反应监测，发现后能及时上报，并积极采取于预措施进行防治，保障中药用药安全，成为当前中药临床药师的重要工作任务。因此，在中药临床药学工作刚刚起步的现阶段，中药临床药学工作宜从中药处方点评和中药不良反应监测开始。

5. 加强中药临床药学人才的培养　中药临床药学的发展离不开中药临床药学人才的培养。中药临床药学教育应当遵循中药临床药学人才的成长规律，体现中药临床药学学科特色，以中医药为主要内容，体现中医药文化特色，注重中医药经典理论和中医药临床实践、现代教育方式和传统教育方式相结合。

建立规范的中药临床药学课程体系和教学体系，进一步明确中药临床药学教育的培养目标、培养模式、修业年限、课程设置、教学形式、教学内容、教学评价、学历教育及岗位培训标准等，将中药临床药学学历教育和继续教育紧密衔接，加强中医药基本知识学习和药学服务技能的培训，加大中药临床药学人才培养力度，对促进中药临床药学可持续发展起到重大意义。

第二节　中药合理用药

随着中医药特色和优势越来越被人们所认识和接受，中药及中成药的应用越来越普及。但由于人们对中药认识的局限，不能正确使用中药的现象较普遍，既影响疗效，又容易引起不良反应，所以中药的合理应用至关重要。马兜铃酸所致肾损害问题的出现给我们敲响了警钟，中药的合理使用也成为中药临床药师面临的一个重要课题。

知识链接

马兜铃酸引起的肾损害

含马兜铃酸的中药包括关木通、广防己、马兜铃、天仙藤、青木香、寻骨风等。1964年我国首次报道了两例患者因服用大剂量木通导致急性肾衰竭，以后偶有相关的个例报道。1993年比利时学者 Vanherweghem 发现部分女性服用了含有广防己的减肥药"苗条丸"后，出现慢性肾功能衰竭，病理学表现为弥漫性肾间质纤维化，即使停止用药也难以恢复，称为"中草药肾病"。1998年，英国发现2例因治疗湿疹而服用含马兜铃酸中药引起肾功能衰竭的病例。此后，日本、美国、加拿大、澳大利亚、法国等国家也先后报道了一些类似病例。1999年，英国药物安全委员会（CSM）建议应立即禁止使用含有马兜铃的中草药，同时英国医药管理局（MCA）也提出了对马兜铃在全英范围内进行暂时性禁用。不久，MCA 对含马兜铃的中草药成品实行无限期禁用。2000年6月，美国食品药品监督管理局命令停止进口、制造和销售已知含有和怀疑含有马兜铃酸的原料和成品，结果多达70余种中药材被列入名单。2000年11月，世界卫生组织在其药物通讯中发出类似的警告，西班牙、奥地利、埃及、马来西亚、菲律宾、日本等国纷纷效仿。2003年4月，原国家食品药品监督管理局取消了关木通的药用标准；2004年8月又取消了广防己、青木香的药用标准，并对含马兜铃、寻骨风、天仙藤和朱砂莲的中药制剂严格按处方药管理。

近几年来，国内大量的临床研究和实验研究均证实，导致肾损害的中药大多含有共同的成分——马兜铃酸，故国内学者建议称为"马兜铃酸肾病"。引起"马兜铃酸肾病"的原因：①剂量的不合理；②疗程的不合理；③医生用药并未遵循传统中药的使用原则；④对于药物肾损害的危险因素缺乏了解；⑤个体差异。

目前，含马兜铃酸中药所致的肾损害已引起医学界和政府有关部门的高度重视，但基层医务人员仍对此种肾损害缺乏认识，致使含马兜铃酸中药肾损害的发病有增加趋势。因此，加强对含马兜铃酸中药肾损害的认识与防治工作，具有重要意义。

中药对人体造成的损害，除了药物本身因素外，很多是由于不合理用药引起的。合理用药是在充分考虑患者用药后获得的效益与承担的风险后所做的最佳选择，既使药效得到充分发挥，不良反应降至最低水平，也使药品费用更为合理，简单来说就是指安全、有效、经济地使用药物。中药的临床应用是在中医的理论基础上进行的，研究探讨中药临床药学及合理应用，就应当从中医中药的理论基础出发，根据其作用机制，指导中医临床合理用药，达到充分发挥药物疗效之目的。

一、中药复方配伍的相互作用

中药复方是按照中医的辨证、理法方药的原则，根据治疗的需要，依照君、臣、佐、使的配伍原则组成的。所谓君药是指针对疾病的病因病机，起主要作用的药物；臣药是指辅助主药以加强疗效的药物；佐药是治疗兼证或制约主药副作用的药物；使药是起调和作用的药物。

现代医学研究表明，中药配伍中可能存在着一种中药有效成分与其他中药有效成分在药理作用方面的相互作用，也可能存在着多种有效成分之间产生物理或化学的相互作用。这种相互作用经常发生在中药方剂的煎煮或其他剂型制备过程中，从而使方剂中的有效成分无论在质的方面，还是在量的方面都与单味药有所改变。从中药临床应用考虑，这种相互作用即指中药的七情配伍。七情是指单行、相须、相使、相畏、相杀、相恶和相反，是中药配伍最基本理论。除了单行外，其他六情讲述都是中药间的配伍作用。常用配伍有相辅相成、相反相成、相互补充、相生配伍、降低或清除毒性、明确主治等方面，起到增效、解毒、生效作用。

二、中西药合用的相互作用

中西药合用又指两者联合使用、并用。近年来，随着中西医结合工作的深入开展，中西药合用的情况越来越普遍。中药与西药两者是在各自理论指导下参与临床治疗，因此中西药物合用如同中药间配伍，合理的合用所产生相互作用是可以增强药效，降低不良反应。而不合理的合用则会降低药物疗效，产生或增强药物的不良反应。

（一）中西药合理联用

中西药合理的联用可以增强药物疗效、降低药物的毒副反应、减少药物的使用剂量、减少不良反应及扩大应用范围。

1. 协同增效 许多中西药联用后能使疗效提高，有时很显著地呈现协同作用，如黄连、黄柏与四环素、呋喃唑酮（痢特灵）、磺胺甲噁唑联用治疗痢疾、细菌性腹泻有协同作用，常使疗效成倍提高。金银花能加强青霉素对耐药性金黄色葡萄球菌的杀菌作用。丹参注射液与间羟胺（阿拉明）、多巴胺等升压药同用，不但能加强升压作用，还能减少对升压药的依赖性。

2. 降低毒副反应 某些化学药品虽治疗作用明显但毒副反应却较大，若与某些适当的中药配伍，既可以提高疗效，又能减轻毒副反应。如肿瘤患者接受化疗后常出现燥热伤津的阴虚内热或气阴两虚，可同时配伍滋阴润燥清热或益气养阴中药而能取得显著疗效。

3. 减少使用剂量 地西泮有嗜睡等不良反应，若与苓桂术甘汤合用，地西泮用量只需常规用量的1/3，其嗜睡等不良反应也随之消除。

4. 减少不良反应，扩大适用范围 碳酸锂治疗白细胞减少症近年被广泛应用，但因其胃肠道反应也限制了其适用范围。如同时用白及、姜半夏、茯苓等复方中药，就可减轻胃肠道反应，使许多有胃肠道疾患的白细胞减少症患者接受治疗。

（二）中西药不合理联用

不合理联用常出现的问题主要有导致毒副反应增加和导致药效降低，临床应用时应尽量避免配伍联用。

1. 毒副反应增加

（1）两类药物毒性相类似，合并用药后出现毒副反应的相加。如虎杖、五倍子、地榆等含鞣质的中药与四环素、利福平等西药联用，肝毒性增加。

（2）产生有毒的化合物。含砷制剂牛黄解毒丸、六神丸等与硝酸盐、硫酸盐同服，在体内砷氧化成有毒的三氧化二砷，引起砷中毒。

（3）中药能增加西药的毒副反应。如麻黄，含钙离子的矿物药如石膏、海螵蛸等，能兴奋心肌而加快心率，增强心脏对强心苷类药物的敏感性而增加对心脏的毒性。

（4）加重或诱发并发症，诱发药源性疾病及过敏反应。鹿茸、甘草具有糖皮质激素样成分，与刺激胃黏膜的阿司匹林等水杨酸衍生物合用，可诱发消化道溃疡。

（5）改变体内某些介质成分含量或环境也能增加毒副反应。某些中药能促进单胺类神经介质的释放，与单胺氧化酶抑制剂合用可使毒副反应增强，严重时可致高血压危象。如麻黄、中药酒剂与呋喃唑酮、格列本脲、甲硝唑等；含钾离子高的中药如萹蓄、金钱草、丝瓜络等与保钾利尿药螺内酯、氨苯蝶啶等合用中引起高钾血症。

2. 药效降低

（1）中西药联用发生化学反应出现沉淀、形成络合物、螯合物、缔合物等而降低药物的吸收。如含生物碱的中药如黄连、黄柏、麻黄等与金属盐类、酶制剂、碘化物合用会产生沉淀。

（2）中西药联用发生中和反应、吸附作用而使药物失效。如含有机酸的中药与碱性西药以及含生物碱中药与酸性西药合用时会出现中和反应；而煅炭的中药其很强的吸附作用可使酶类制剂和生物碱类西药的失效。

（3）中西药合用可因药理作用拮抗、作用受体竞争等因素引起药效降低。如麻黄及其制剂的中枢兴奋作用能拮抗镇静催眠的中枢抑制作用；麻黄也能竞争性阻碍降压药进入交感神经末梢而使降压效果降低。

（4）中西药合用时因一方能加快另一方的代谢速度，缩短半衰期，降低血药浓度而降低疗效。如中药酒剂就能加快苯妥英钠、苯巴比妥、华法林等的代谢速度。

三、中成药的合理用药

中成药是在中医药理论指导下，以中药饮片为原料，按规定的处方和标准制成具有一定规格的剂型，可直接用于防治疾病的制剂。我国的中成药制作生产与应用具有悠久的历史，长期而广泛的临床使用证明，中成药具有疗效确切，携带使用方便，价格便宜等特点。因此，中成药已成为当今防病治病不可缺少的药物，在国内外享有较高的声誉。中成药作为中医防治疾病的一个重要工具，其对人体的效应也具有两重性，即产生治疗作用的同时也会产生不良反应。从国家药品不良反应监测中心每年公布的国家药品不良反应/事件报告数据看，近几年中成药的不良反应不断攀升，其不良反应发生率仅次于抗感染药而排第二位。由此可见，如何合理地应用中成药，避免中药药源性伤害及降低中药不良反应的发生已经成为迫在眉睫的问题。

为提高中成药的临床疗效，规范使用，减少药物不良反应发生，降低患者医疗费用，保障用药安全，2010年国家中医药管理局和原卫生部制定了《中成药临床应用指导原则》，供临床使用中成药时参考。中成药临床应用基本原则主要内容为如下。

（1）辨证用药　依据中医理论，辨认、分析疾病的证候，针对证候确定具体治法，依据治法，选定适宜的中成药。

（2）辨病辨证结合用药　辨病用药是针对中医的疾病或西医诊断明确的疾病，根据疾病特点选用相应的中成药。临床使用中成药时，可将中医辨证与中医辨病相结合、西医辨病与中医辨证相结合，选用相应的中成药，但不能仅根据西医诊断选用中成药。

（3）剂型的选择　应根据患者的体质强弱、病情轻重缓急及各种剂型的特点，选择适宜的剂型。

（4）使用剂量的确定　对于有明确使用剂量的，慎重超剂量使用。有使用剂量范围的中成药，老年人使用剂量应取偏小值。

（5）合理选择给药途径　能口服给药的，不采用注射给药；能肌内注射给药的，不选用静脉注射或滴注给药。

（6）使用中药注射剂还应做到　①用药前应仔细询问过敏史，对过敏体质者应慎用。②严格按照药品说明书规定的功能主治使用，辨证施药，禁止超功能主治用药。③中药注射剂应按照药品说明书推荐的剂量、调配要求、给药速度和疗程使用药品，不超剂量、过快滴注和长期连续用药。④中药注射剂应单独使用，严禁混合配伍，谨慎联合用药。对长期使用的，在每疗程间要有一定的时间间隔。⑤加强用药监护。用药过程中应密切观察用药反应，发现异常，立即停药，必要时采取积极救治措施；尤其对老人、儿童、肝肾功能异常者等特殊人群和初次使用中药注射剂的患者应慎重使用，加强监测。

当疾病复杂，一个中成药不能满足所有证候时，可以联合应用多种中成药。但也要遵循以下原则。

（1）多种中成药的联合应用，应遵循药效互补原则及增效减毒原则。功能相同或基本相同的中成药原则上不宜叠加使用。

（2）药性峻烈的或含毒性成分的药物应避免重复使用。

（3）合并用药时，注意中成药的各药味、各成分间的配伍禁忌。

（4）一些病证可采用中成药的内服与外用药联合使用。

（5）中药注射剂联合使用时，还应遵循以下原则：①两种以上中药注射剂联合使用，应遵循主治功效互补及增效减毒原则，符合中医传统配伍理论的要求，无配伍禁忌。②谨慎联合用药，如确需联合使用时，应谨慎考虑中药注射剂的间隔时间以及药物相互作用等问题。③需同时使用两种或两种以上中药注射剂，严禁混合配伍，应分开使用。除有特殊说明，中药注射剂不宜两个或两个以上品种同时共用一条静脉通道。

（6）中成药与西药联合使用时应针对具体病情制订用药方案，考虑中西药物的主辅地位确定给药剂量、给药时间、给药途径。①中成药与西药如无明确禁忌，可以联合应用，给药途径相同的，应分开使用。②应避免副作用相似的中西药联合使用，也应避免有不良相互作用的中西药联合使用。③中西药注射剂联合使用时，还应遵循谨慎联合使用的原则。如果中西药注射剂确需联合用药，应根据中西医诊断和各自的用药原则选药，充分考虑药物之间的相互作用，尽可能减少联用药物的种数和剂量，根据临床情况及时调整用药。中西注射剂联用，尽可能选择不同的给药途径（如穴位注射、静脉注射）。必须同一途径用药时，应将中西药分开使用，谨慎考虑两种注射剂的使用间隔时间以及药物相互作用，严禁混合配伍。

四、中药不良反应及药源性疾病监测

中药在我国临床应用具有悠久的历史。一般而言，按传统方法应用，多数中药是安全的，但不能就此认为中药"无毒副反应"，在中医药界自古就有"是药三分毒"的说法，可见中医药学对于中药的毒副反应早就有充分的认识。近几年来，随着中药、中成药的广泛应用，在获得肯定治疗效果的同时，也出现毒副反应和过敏问题，甚至有不少的中毒和死亡病例的报道，引起了患者及广大医务工作者对中药毒副反应的广泛关注，作为临床药学人员更应该关注中药的不良反应。

（一）中药不良反应的现状

2021年，国家药品不良反应监测中心发布了2020年度国家药品不良反应监测年度报告。报告显示，在临床发生不良反应的药品中，中药占13.4%。从类别上看，2020年药品不良反应/事件报告涉及的中药中，例次数排名前5位的是理血剂中活血化瘀药（25.8%）、清热剂中清热解毒药（11.9%）、补益剂中益气养阴药（5.7%）、祛湿剂中祛风胜湿药（4.6%）。从给药途径上看，注射给药占33.3%，口服给药占56.4%，其他给药途径占10.3%。注射给药中，静脉注射给药占97.8%，其他注射给药占2.2%。值得一提的是，在所有注射剂报告中，化学药品注射剂占88.1%，中药注射剂占7.8%，生物制品占1.5%。2020年国家基本药物中成药部分7大类中，药品不良反应/事件报告总数由多到少依次为内科用药、骨伤科用药、妇科用药、外科用药、耳鼻喉科用药、儿科用药、眼科用药。报告指出，与2019年相比，2020年中药不良反应/事件报告数量有所上升，但严重报告占比有所下降。从给药途径看，注射给药占比下降较为明显。总体情况看，2020年中药占总体不良反应/事件报告比例呈下降趋势，但仍需要关注

用药安全。中药不良反应监测的难点在于由于中药大都是10味药以上的复方，所以很难确定是其中哪一味药引起的或者是药物相互作用引起，给不良反应报告的填写带来一定难度。

（二）中药不良反应发生的因素

1. 药物因素

（1）品种混淆　中药的品种繁多，现今已达8000多种，品种混乱，特别是不同的地区，地方习用药与《中华人民共和国药典》收载品种有差异。不同品种的药物之间相互替用和乱用，古方用药变迁、用药混淆都是导致不良反应发生的重要原因。

（2）炮制不当　中药的炮制目的在于减毒增效，改变药性。一些有毒药材经过炮制后可缓和药物的毒副反应，达到应用安全、有效的目的。但目前不少中药加工厂在加工中药饮片时不按《炮制规范》的相关要求操作，另外，抽样检查难以全面控制药品质量，这些都为炮制不当引发药品不良反应留下隐患。

（3）超量使用　超量使用中药是中药不良反应发生的原因之一。超量使用中药是指中药的处方剂量超过该药的权威规定剂量的上限范围。权威规定剂量是指公认或法定剂量。收载于《中华人民共和国药典》一部的中药，剂量以药典为依据，未收载的中药，其权威规定剂量以统编教科书《中药学》或《中药大辞典》为依据。

（4）疗程过长　中药和化学药一样，有的中药长期使用，也会造成体内药物蓄积，引发不良反应。

（5）煎服不当　中药汤剂是中药传统剂型之一，历代医家十分重视中药汤剂的煎煮方法，汤剂的质量与煎煮药物的用具、水量、火候、时间和方法有着密切的关系。正确的煎煮方法，能够是药物有效成分溶出而得以充分发挥疗效，也能够降低药物的毒副反应。服用不当也易引起药物的不良反应。中药药性不同，对服药时间和服药温度都是有一定讲究。

（6）药不对症　中医认识和治疗疾病的基本原则就是辨证论治。辨证失准，寒热错投，攻补倒置而引起不良反应或药源性疾病时有发生。滥用补虚类药物也是引发不良反应的原因。

（7）配伍失度　中药配伍讲究"宜"和"忌"。临床处方用药要求配伍的法度，辨证施治，以法统方，君臣佐使合理配伍，组方在于精妙，配伍在于合法，力图小方轻剂解决问题，与西药使用中"适当"原则最接近。

（8）给药途径　中药及其制剂的给药途径多为经皮给药、口服给药和注射给药三种。口服给药经济、方便、安全。注射给药起效快、吸收快，无首过效应，但中药注射剂成分复杂，品质纯度难以达到化学药品标准，常具有免疫原性，因此中药注射剂引发的不良反应在中药不良反应中占有很大比例。

（9）中西药联用　是一个较为复杂的问题，两种药物的相互作用，会产生一些不可预知的不良反应。

2. 机体因素

（1）年龄性别差异　年龄性别不同的人群生理特点会有较大差异。在中药的使用过程中如忽视年龄因素的影响，则极易引发药物的不良反应。婴幼儿、儿童由于生长发育与成年人不同，较易出现不良反应。老年人存在脏器功能退化、代谢速度慢、血浆蛋白低等生理特点，药物不良反应发生率也较高。儿童用药可按年龄或体重折算，老人则应酌情减量，并推荐个体化用药。在性别方面，女性一般对药物较敏感，并且在月经期、妊娠期、哺乳期也会有差异，如经期、妊娠期妇女对泻下药、活血化瘀药敏感；哺乳期妇女需禁用、慎用有回乳作用的药物，如炒麦芽。

（2）个体差异　导致药物个体差异主要是遗传因素，既有药理学上所谓高敏性、耐受性，也有需要较大剂量才会产生药理作用的极不敏感性；另一方面，不同种族、人群对同一剂量相同药物的敏感度不同，产生作用和反应也不同。

（3）病理状态差异　在病理状况下，药物在体内代谢发生质与量的变化，用药者的病理状况可能影响或改变药物的药理作用。如患便秘者，口服药物在消化道滞留导致吸收增加；肝肾功能不全者造成血药浓度升高，更易引发不良反应。

3. 环境因素　生产、生活环境中许多物理、化学因素能够直接影响人体的生理功能，引起代谢酶类变化，影响药物在人体内代谢过程，增加或减少药物不良反应的发生，如地理条件、气候寒暖、饮食起居、家庭环境、居住部位，都对人的健康有较大影响。

（三）中药药源性疾病

近年来，随着中药与中成药的使用不断普及，中药药源性疾病的发生率也在不断增高。如何防止或避免中药药源性疾病的发生是中药临床药学的重要任务之一。中药药源性疾病是特指在疾病的诊断、治疗、预防等过程中由于应用中药所导致的人体器官功能失调或组织损害而出现的疾病。中药在应用过程中会出现药源性疾病早在远古时代即为人们所注意，可以说中药药源性疾病是随着中药药学发展而萌芽的。

中药药源性疾病的现状如下。

1. 中药致药源性肝损害　对我国2003～2008年药源性肝损害调查结果显示，中药引起的肝损害占所有药源性肝损害的20.97%，以中成药常见，单一药物以雷公藤、三七、何首乌、黄药子报道较多。

2. 中药致药源性肾损害　中成药、中药注射剂、中草药引起泌尿系统不良反应的发生率分别为9.9%、1.6%、5.1%。中药及其制剂所致肾损害的报道有逐年增加之趋势，临床表现如夜尿增多、无力、疲倦、恶心、呕吐等。

3. 中药致药源性心血管系统损害　常见的中药致药源性心血管系统损害有心律失常和传导阻滞，影响血压稳定性。临床上以心律失常、心电图异常为特点，甚至可因心脏和呼吸麻痹而死亡。

4. 中药致药源性消化系统损害　胃肠道症状是中药发生中毒和不良反应时出现的较早症状，而且各系统的不良反应又多伴有胃肠道症状，一般可见胃脘不适、恶心呕吐、食欲减退、腹痛腹胀、腹泻、甚至呕血、便血等。

5. 中药致药源性呼吸系统损害　中药可致多种药源性呼吸系统疾病，其形成机制较为复杂，主要与过敏反应有关。目前已发现，口服万年青可发生过敏性肺炎；柴胡、甘草、麻黄、地龙、五味子、部分含丹参制剂，以及蓖麻子和红花外敷均有致哮喘者。

6. 中药致药源性免疫系统损害　中药成分中可诱发过敏反应的物质很多，如蛋白质、多肽、多糖等大分子物质具有完全抗原性；另外，某些小分子物质作为半抗原在体内与蛋白质结合也表现出完全抗原性，这些半抗原在中药中广泛存在，如小檗碱、茶碱、丹参酮等。据报道，中药不良反应中过敏反应占30%～40%。

此外，中药及其制剂若使用不当，还可能导致生殖系统、神经系统等药源性疾病。

第三节　中药药动学研究

一、中药药动学研究概述

中药药动学是借助于动力学原理，研究中药的活性成分、组分、中药单方与方剂的体内吸收、分布、代谢和排泄的动态变化规律及其体内时量－时效关系、并用数学函数加以定量描述的一门边缘学科。它是中药药理学与药动学相互结合、相互渗透而形成的学科，可为阐明和揭示中药作用机制及药物相互作用、中药复方组方原理、设计及优选中药给药方案、剂型改进和质量控制、临床评价制订、指导临床合理使用中药等研究奠定了基础和提供了理论和实验依据。

中药药动学研究对象主要包括中药有效成分、有效部位、中药提取物（单味和复方）、中成药和中西药复方制剂。研究内容主要包括在中医药理论指导下，构建中药药动学的研究理论和体系；运用现有的药动学原理和方法，研究中药有效成分、有效部位，中药单方、中成药在动物或人体内的吸收、分布、代谢、排泄过程，发现动态变化规律，计算动力学参数等；最终运用所得的数据，设计理想剂型，开发新药，设计给药方案，为临床科学合理使用中药提供基础资料；基于中药药动学理论和技术，研究中医药基本理论和中药作用机制。

二、中药药动学的新理论、新方法

（一）中药药动学的新理论

中药药动学作为一门新的边缘学科，是在探索、实践的基础上，经过不断的积累和发展逐渐形成的，产生了许多理论创新。如血清药理学、证治药动学、中药临床药动学、中药胃肠药动学、中药时辰药动学、中药特征图谱药动学、中药复方多效应成分整合药动学等新理论的提出与实践，有力地推动了中药药动学的发展。

1. 中药胃肠药动学　依据中药及其复方多为口服给药，且成分复杂，理化性质各不相同，受胃肠道环境和成分之间相互作用影响大的特点提出的，此研究方法能较明确反映中药及其制剂作为受试物，定位在胃肠道，以有效成分在胃肠道溶出、代谢和吸收的动态变化为研究内容，揭示各有效成分之间的协同或拮抗规律，阐明有效成分在胃肠内的药动学变化。

2. 证治药动学（syndrome and treatment pharmacokinetics）　于 1994 年提出。此假说包括"复方效应成分药动学"和"辨证药动学"两部分。

复方效应成分药动学，是指方剂的药物配伍（君臣佐使）能显著地影响彼此体内化学成分的药动学参数，并与疗效和毒副反应密切相关。"复方效应成分动力学"假说认为，中药复方进入体内的化学成分数目有限，能定性定量，与母方效应相关，存在动力学－药效学的相互关系，并有可能产生新的生理活性物质。

辨证药动学，是指药物在不同证型者体内的药动学参数有数量差异，并且与疗效和毒副反应显著相关。经辨证施治后此差异可减轻或消失。辨证药动学探索了"证"与药动学的关系及变化规律等，中医特色明显，是目前中药药动学中比较活跃的一个领域。

3. 中药血清药理学　是近十多年发展起来的一种研究中药的新方法，最早由日本学者提出，是一种用含药血清代替中药及中药复方粗提物进行药理研究的体外实验方法。具体方法是：将中药的粗提物经口服给药后一定时间采血，分离血清，用含药物成分的血清代替中药粗提物进行体外实验。这一方法综合了体内、体外实验的优点，为中药药理学发展，中药走向世界提供了有力的工具。

4. 中药时辰药动学　时辰药动学（chrono pharmacokinetics）旨在研究药物体内过程中的节律性变化，从而更好地指导临床合理用药。时辰药动学的研究有助于调整给药时间和给药剂量，使之与人体的生理和病理节律相适应。中药药动学亦有明显的昼夜节律性，研究中药时辰药动学对临床合理使用中药意义重大。

5. 中药指纹图谱药动学　即先在体外利用液相色谱等方法测定并建立血浆中中药的指纹图谱（fingerprint spectrum）来进行药动学研究的方法。根据指纹图谱的主要峰面积与药效高度相关，从而通过药物被实验动物或人体吸收入血后的相应指纹图谱的变化得到其药动学参数。

6. 中药复方多效应成分整合药动学　中药多组分整合药动学研究包括确定标志性成分、多组分药动学研究和模型整合。运用数学模型进行多组分整合，从整合血药浓度－时间曲线估算整合药动学参数，从而最大限度地呈现中药复方整体药动学行为。

（二）中药药动学的新方法

1. 血药浓度法　本方法假定药物的血清药物浓度（即血药浓度）与药理作用强弱之间呈平行关系，通过测定给药后生物样本（血液、尿液等）在不同时刻的药物浓度，得到一组血药浓度－时间数据，确定药动学模型归属后，计算其药动学参数（达峰时间 T_{max}、峰浓度 C_{max}、生物半衰期 $t_{1/2}$、药时曲线下面积 AUC、表观分布容积清除率等），绘制血药浓度－时间曲线，以反映该药的体内过程。对于有效成分明确、并能用定量分析方法测定的药物可选用此法。中药单体成分血药浓度法与化学药物的药动学研究方法完全相同，所获得的资料只能够说明活性成分本身的药动学特点，不能反映含有这种成分的中药及其方剂的药动学。检测方法主要有光谱法、色谱法、免疫法、微生物检定法、脉冲极谱法等。

2. 生物效应法　是以药效或毒效为指标，监测给药后该指标变化的经时过程，间接反映药物的体内过程。本法可用于有效成分不明确或无法用化学方法监测的中药。常用的主要有药理效应法、药物累积法、微生物指标法等。

3. 药动学–药效学（PK–PD）模型 该方法将体内血药浓度法和生物效应法两者结合起来组成PK–PD模型，同步进行药动学研究，有利于了解复方中各味药的主要有效成分及成分的化学群与药理效应的关系，并阐明作用原理。随着PK–PD模型在临床、新药研发领域中应用的日益广泛和深入，为药物研究提供了新的技术平台。

三、中药复方药动学研究中的主要问题

中药药动学主要是近20年发展起来的，是一门年轻的边缘学科。由于中药复方成分复杂、中药药效多样、临床需要辨证施治及复方配伍等特点，使得中药复方药动学研究与化学药品的药动学研究存在差异，具有一定的特殊性和复杂性。目前，中药药动学研究方法尚难以完整地分析中药作用的物质基础，难以全面阐述中药作用的科学内涵，对中药新药研发的促进作用还很有限。许多中药中已知的化学成分在体内吸收、转运过程中发生较大变化，并不是原成分产生药效作用，很难在生物体内测定到原成分的存在。此外，由于中药有效成分含量低，尤其是进入人体内后的血药浓度很难检测，这就需要更好的检测技术，同时要采用多种方法、多指标的研究相结合才能得出更准确的结果。

在新药研发和新药临床评价过程中，药动学研究是新药申报注册材料必不可少的项目，也为给药方案制订、剂型评价和合理用药提供基础。由于中药药动学研究偏向微观，很难体现中药的整体性和中药动学的科学内涵和作用机制，还存在一些尚待解决的问题：①分析方法学确证不完善；②研究内容不全面或不深入；③毒代动力学研究薄弱；④结果分析评价与药物开发及临床应用之间未能真正联合起来；⑤难以体现中药的整体观；⑥难以完整地分析中药作用的物质基础；⑦难以全面阐明中药作用的科学内涵。

总之，从目前的研究来看，较之西药，中药及其复方制剂多以经验用药，缺乏对机体体内吸收、代谢等的定量观察，加之中药成分复杂，其药动学研究仍显滞后，只有将中药药动学参数与临床用药方案真正地结合起来，才能提供更精准的中药临床药学服务于广大患者和医务工作者。中药药动学不仅是创新药物研究的一条重要途径，对阐明中医药理论、扩展中药临床药学工作，将中药推向国际社会也具有重要意义。

本章小结

中药临床药学是指借鉴现代临床药学工作模式，在中医药理论指导下，以患者为中心，以合理用药为核心，研究并实践中药临床安全、有效、经济用药规律的一门综合性学科。它是中医药与现代临床药学相结合而发展起来的新学科，既是中药学的分支学科，也是临床药学的分支学科，其核心是提供中药药学服务，促进中药合理应用。

中药临床药学研究内容包括开展中药药学监护、中药个体化药物治疗、中药临床药动学研究、中药治疗药物监测、中药临床合理应用、中药药物相互作用与配伍理论、中药不良反应、中药药物警戒、中药药源性疾病、中药药学信息服务、中药药物经济学及中药循证药学等方面研究，其中指导中药临床合理用药，减少中药不良反应发生，防止或避免中药药源性疾病的发生是中药临床药学工作最重要的工作。

中药药动学可阐明和揭示中药作用机制及药物相互作用、中药复方组方原理和设计，为优选中药给药方案、剂型改进和质量控制、临床评价制订、指导临床合理使用中药基础和提供了理论和实验依据。中药临床药学通过中药药动学参数与临床用药方案真正地结合起来，才能提供更精准的中药临床药学服务于广大患者和医务工作者。

题库

练 习 题

一、选择题

A 型题（单选题）

1. 中药调剂流程可分为（ ）环节
   A. 审方、计价、调配、发药
   B. 审方、计价、调配、复核、发药
   C. 计价、调配、复核、发药
   D. 审方、调配、复核、发药
   E. 审方、计价、调配、复核

2. 处方点评结果分为（ ）处方
   A. 合理和不合理 　　　　　　B. 合法和不合法
   C. 合情和不合情 　　　　　　D. 规范和不规范

3. （ ）是中药药学监护的四个步骤
   A. 患者评估、制订监护计划、执行监护计划、随访评估
   B. 处方审核、处方调配、药品核对、药品发放
   C. 望、闻、问、切
   D. 安全、有效、经济、依从

4. 中药不良反应是指（ ）中药在正常用法、用量时出现与用药目的无关的有害反应
   A. 不合格 　　　B. 合法 　　　C. 合规 　　　D. 合格 　　　E. 炮制

5. 中药药动学是研究中药的活性成分、组分、中药单方与方剂的在体内（ ）的动态变化规律及其体内时量 - 时效关系、并用数学函数加以定量描述的一门边缘学科
   A. 吸收、分布、代谢、排泄 　　　B. 代谢、吸收、分布、排泄
   C. 吸收、代谢、分布、排泄 　　　D. 代谢、分布、吸收、排泄

二、思考题

1. 简述中药临床药学与临床中药学的区别。
2. 简述中药临床药学服务主要围绕哪些方面开展工作。
3. 简述中成药合理使用原则。
4. 发生中药不良反应的因素有哪些？
5. 什么是中药药动学？主要研究对象和内容是什么？

（姚　晖）

参考答案

第一章　绪　论

一、选择题

1. D　2. BCE　3. CD

第二章　药物治疗的药动学基础

一、选择题

1. B　2. D　3. A　4. E　5. C　6. B　7. A　8. C　9. A　10. ABCD　11. ABC　12. ABC　13. ACD　14. AD

第三章　药物治疗的药效学基础

一、选择题

1. B　2. D　3. A　4. C　5. ABD

第四章　药物治疗作用的影响因素与临床合理用药

一、选择题

1. D　2. A　3. D　4. A　5. ABCDE

第五章　临床药物治疗学

一、选择题

1. D　2. D　3. B　4. A

第六章　药物流行病学

一、选择题

1. A　2. B　3. D　4. C　5. D　6. B　7. D　8. B

第七章　药物经济学

一、选择题

1. D　2. B　3. B　4. D　5. C

第八章　循证药学

一、选择题

1. A　2. E　3. A　4. BCDE

第九章　临床药学伦理学

一、选择题

1. E　2. E　3. B　4. C.　5. D

第十章　临床心理学与药师沟通

一、选择题

1. D　2. B　3. C　4. D　5. A　6. E

第十一章　药物治疗相关的药学实践服务

一、选择题

1. A　2. E　3. ABCD　4. ABCE　5. ABCD　6. ABCDE　7. ABCD　　8. ABCDE

第十二章　处方审核与处方点评

一、选择题

1. D　2. A　3. A　4. D　5. E　6. D

第十三章　治疗药物监测与个体化给药方案设计

一、选择题

1. E　2. B　3. D　4. B　5. ABCDE

第十四章　药品不良反应监测和药源性疾病处置

一、选择题

1. A　2. E　3. A　4. E　5. ABCDE

第十五章　药物临床研究

一、选择题

1. C　2. D　3. B　4. E

第十六章　上市后药品再评价的进展

一、选择题

1. C　2. D　3. ABCDE

第十七章　中药临床药学

一、选择题

1. D　2. A　3. A　4. D　5. A

参考文献

［1］李焕德．临床药学［M］．2 版．北京：中国医药科技出版社，2020．

［2］唐富山．内布拉斯加大学医学中心药学博士项目培养模式对我国药学教育的启示［J］．中国药房，2018，29（20）：2737－2741．

［3］周宏灏．药理学［M］．2 版．北京：科学出版社，2017．

［4］马国，蔡卫民，许杜娟．临床药学导论［M］．北京：科学出版社，2017．

［5］Caroline S. Zeind，Michael G. Carvalho（分册主译：姚贵忠，孙路路）．实用临床药物治疗学．精神疾病和物质滥用［M］．北京：人民卫生出版社，2020．

［6］魏群利，吴云明．时辰药理学与时辰治疗学［M］．北京：人民军医出版社，2011．

［7］周宏灏，张伟．新编遗传药理学［M］．北京：人民军医出版社，2011．

［8］中国成人医院获得性肺炎与呼吸机相关性肺炎诊断和治疗指南（2018 年版）［J］．中华结核和呼吸杂志，2018，41（4）：255－280．

［9］中国成人念珠菌病诊断与治疗专家共识［J］．中国医学前沿杂志，2020，12（1）：35－50．

［10］曾繁典，郑荣远，詹思延，等．药物流行病学［M］．2 版．北京：中国医药科技出版社，2016．

［11］胥洋，丁呈怡，詹思延．中国药物流行病学研究方法学指南［J］．药物流行病学杂志，2019，28（1）：5－9．

［12］宫建，郭凤，李翠英，等．预防医学理念在临床药学多维实践考核评价体系构建中的作用［J］．中国公共卫生，2016，32（11）：1602－1604．

［13］李国柱，谢海棠，陈佰锋，等．成人用药依从性调查及影响因素分析［J］．中国临床药理学与治疗学，2015，20（1）：47－50．

［14］于治国．体内药物分析［M］．北京：中国医药出版社，2017．

［15］黎敏，李超乾，卢中秋，等．急性中毒诊断与治疗中国专家共识［J］．中华急诊医学杂志，2016，25（11）：1361－1375．

［16］曹玲娟，颜苗，李焕德，张毕奎，等．雷公藤致肝损伤及与甘草配伍减毒机制的研究进展［J］．中国中药杂志．2015，（13）：2537－2541．

［17］蒋学华．药物现代评价方法［M］．北京：人民卫生出版社，2008．

［18］梅全喜，曹俊岭．中药临床药学［M］．北京：人民卫生出版社，2013．

［19］刘建平．生物药剂学与药物动力学［M］．北京：人民卫生出版社，2019．

［20］杨长青．医院药学［M］．北京：中国医药科技出版社，2019

［21］孙利华．药物经济学［M］．3 版．北京：中国医药科技出版社，2015．

［22］卢杉杉，沈爱宗．药物经济学在临床药物治疗学中的应用［J］．中国药物经济学，2020，15（5）：15－18．